Selbstbehandlung mit

Schüßler-Salzen

Dr. Dipl.-Psych. Claudia-Viktoria Schwörer

Selbstbehandlung mit
Schüßler-Salzen

Weltbild

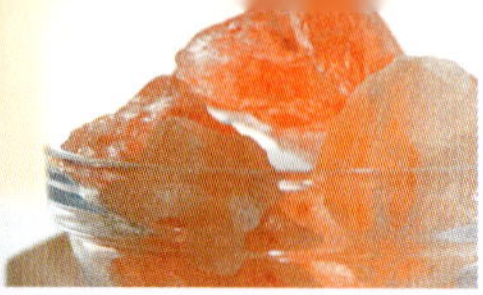

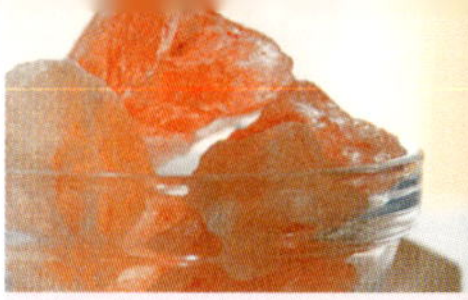

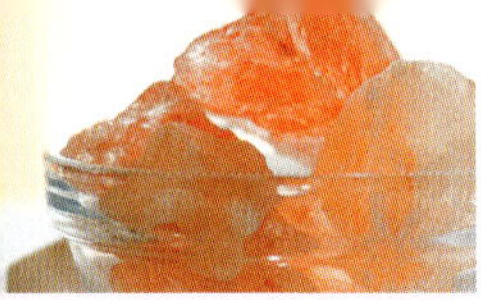

128 Beschwerden von A bis Z

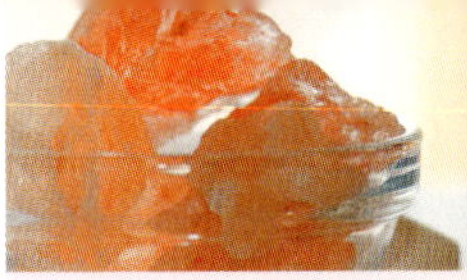

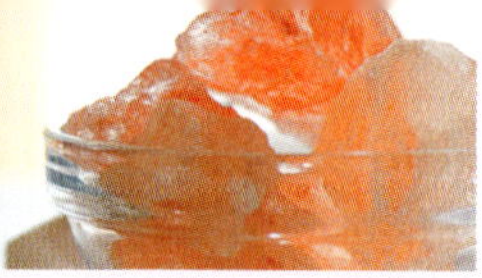

Vorwort

Gesundheit steht auf der Wunschliste vieler Menschen an oberster Stelle. Gesund zu sein und zu bleiben ist den meisten wichtiger als Reichtum oder eine erfolgreiche Karriere. Und das hat seinen guten Grund. Was nützt uns alles Geld dieser Welt, wenn das Leben durch eine Erkrankung zur Last wird, wenn wir nicht mehr aktiv und beschwerdefrei am Leben teilhaben können?
So hoch die Gesundheit eingeschätzt wird, so selten ist sie hingegen zu finden. Millionen von Bundesbürgern leiden an chronischen Erkrankungen und an den unterschiedlichsten Alltagsbeschwerden, für die ihnen die klassische Schulmedizin keine Lösung anbieten kann. Trotz aller Erfolge, die die medizinische Forschung in den letzten Jahrzehnten erzielt hat, schwören deshalb immer mehr Menschen auf die Heilmethode Dr. Schüßlers. Sie haben erlebt, dass diese ganzheitliche Heilmethode, die weder Risiken noch Nebenwirkungen birgt, zur Behandlung leichter Erkrankungen und vieler Alltagsbeschwerden wesentlich besser geeignet ist als die spezialisierte »Reparaturmedizin«.

Mit den biochemischen Funktionsmitteln Dr. Schüßlers ist es möglich, die physische und psychische Gesundheit wieder herzustellen. Die Natur hat Körper, Geist und Seele darauf ausgerichtet, im harmonischen Gleichklang den Organismus gesund zu erhalten; Beschwerden drücken dagegen aus, dass etwas nicht in Ordnung ist. Dieser »Hilfeschrei« wird bei der Selbstbehandlung mit Schüßler-Salzen ernst genommen und dem Organismus und seinen Zellen das Lebenssalz zugeführt, das zu den jeweiligen Mangelerscheinungen geführt hat. Da der ganze Mensch von den Haarspitzen bis zum kleinen Zeh aus spezialisierten Zellen besteht, tritt so eine umfassende Heilung ein. Bemerkbar macht sich dies durch körperliches Wohlbefinden, seelische Ausge-

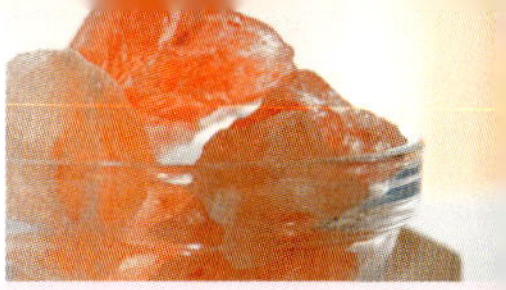

glichenheit und geistige Leistungsfähigkeit. Man fühlt sich wieder rundherum wohl – und dies drückt sich in allen Lebensbereichen aus. Wer war dieser Dr. Schüßler, dem es vor etwa 130 Jahren gelang, einer bis heute wirksamen Heilmethode auf die Spur zu kommen? Weshalb sind seine Erkenntnisse trotz des medizinischen Fortschritts bis ins 21. Jahrhundert aktuell? Wie können seine Lebenssalze eingesetzt werden, um wieder gesund, leistungsstark und vital am Leben teilzunehmen? Die Antwort auf diese und viele andere Fragen zur Biochemie nach Dr. Schüßler liefert Ihnen dieses Buch. Es stellt Ihnen die Biochemie der Schüßler-Salze und ihre Anwendung vor, mit der die Lücke zwischen Gesundheit und schweren Erkrankungen geschlossen werden kann, die die klassische Schulmedizin mit synthetischen Medikamenten nicht ausfüllt.

Hamburg, im Sommer 2006
Dr. Dipl.-Psych. Claudia-Viktoria Schwörer

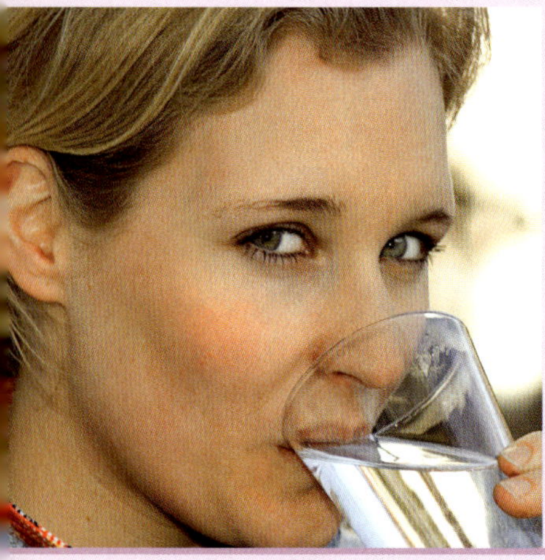

Kapitel 1
Einleitung

Über 130 Jahre ist sie alt – und heute so aktuell wie je: die Heilmethode des Dr. Schüßler. Mit seinen Lebenssalzen ist es möglich, ohne Risiken und Nebenwirkungen die Gesundheit zu erhalten sowie Alltagsbeschwerden und leichtere Erkrankungen tief greifend zu behandeln. Dr. Schüßlers Mineralstoffe wirken nämlich an der Basis des Lebens und führen damit zu einer grundlegenden Heilung von Körper, Geist und Seele.

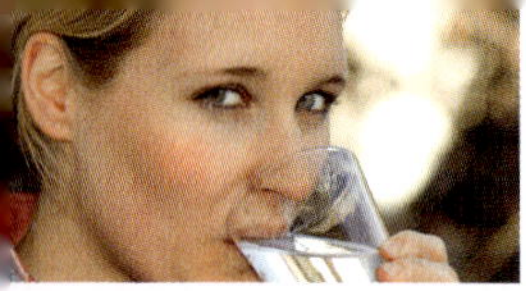

Die Geburtsstunde einer erfolgreichen Heilmethode

Wir schreiben das Jahr 1873. In der »Allgemeinen Homöopathischen Zeitung« erscheint ein Artikel mit dem Titel »Eine abgekürzte homöopathische Therapie« des Oldenburger Homöopathen und Arztes Dr. med. Wilhelm Heinrich Schüßler, der für große Aufregung sorgt. Viele Homöopathen bezichtigen Schüßler des Verrates an der klassischen Homöopathie, andere fordern ihn auf, seine Heilmethode fundiert zu belegen. Niemand möchte so recht glauben, was Schüßler da behauptet und 1874 in einer kleinen Broschüre mit dem Titel »Eine abgekürzte Therapie« veröffentlicht: Dass mit 12 Mineralsalzen »alle Krankheiten, welche überhaupt heilbar sind, geheilt werden können«.

Letztendlich konnten sich nur die Heilmethoden durchsetzen und bis heute ihre Gültigkeit behalten, die wirksam und gut verträglich sind. Alle anderen »Gesundheitsmoden« verschwanden wieder genauso schnell, wie sie auftauchten.

Mit seiner »abgekürzten Therapie« gerät Schüßler ins Kreuzfeuer der öffentlichen Kritik und verteidigt sich beharrlich – nicht nur gegenüber schulmedizinischen Ärzten, die die Homöopathie als Heilmethode nicht akzeptieren, sondern auch gegenüber seinen homöopathisch tätigen Kollegen. Diese weigern sich, Schüßlers neue Heilmethode, die er Biochemie nennt, als homöopathische Behandlungsmethode anzuerkennen, weil sie das Selbstverständnis der Homöopathie in Frage stelle. Homöopathen mussten nämlich Hunderte von verschiedenen Arzneimittelbildern lernen, um die geeigneten Substanzen auswählen zu können; und viele hervorragende Forscher waren tätig, um diese Arzneimittelbilder zu erstellen. Nun sollte diese ganze Arbeit umsonst gewesen sein? Nur zwölf Mittel sollten ausreichen, um alle heilbaren Krankheiten zu therapieren? Das war einfach unvorstellbar.

Heilerfolge machen Schüßlers Salze bekannt

Vom Expertenstreit unberührt, ist Schüßlers Wartezimmer vom frühen Morgen bis spät am Abend überfüllt. Die Menschen strömen in seine Praxis, um sich von ihm mit seiner neuen Heilmethode kurieren zu lassen. Pro Jahr behandelt er 12.000 Patienten mit seinen »biochemischen

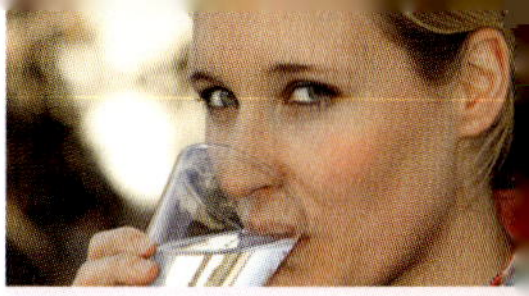

Funktionsmitteln«. Vielen rettet er damit das Leben, so auch 1.000 an Diphtherie erkrankten Kindern.

Durch seine unbestreitbaren Behandlungserfolge wird Schüßlers Anhängerschaft immer größer und beginnt sich zu organisieren. In Oldenburg wird 1885 der erste biochemische Verein gegründet, dem bald viele weitere in anderen Städten folgen. Diese wiederum schlossen sich zum Biochemischen Bund Deutschlands zusammen, der bis heute besteht und mit seiner hohen Mitgliederzahl zeigt, wie groß das Interesse an der Biochemie nach Schüßler bis in unsere heutigen Tage hinein ist.

Wissenschaftliche Anerkennung contra Heilerfolge

Der Expertenstreit ist bis heute nicht beigelegt, aber Schüßlers Lebenssalze haben sich durchgesetzt und werden nach wie vor mit großem Erfolg zur Behandlung von Alltagsbeschwerden und Erkrankungen eingesetzt. Trotz fehlender wissenschaftlicher Anerkennung (vgl. Seite 33) und fortschrittlicher Apparatemedizin greifen auch im 21. Jahrhundert die Menschen zu seiner wirksamen, natürlichen und ganzheitlichen Heilmethode und werden durch sie wieder gesund, vital und aktiv.

Dr. Wilhelm Heinrich Schüßler hat uns eine Heilweise hinterlassen, die es ermöglicht, ganzheitlich auf das Leben einzugehen, Vorsorge für die Gesundheit zu treffen sowie bei gesundheitlichen Störungen die geeigneten Maßnahmen zu ergreifen, um diese zu beheben.

Wer war Dr. Schüßler?

Wilhelm Heinrich Schüßler wurde am 21. August 1821 im norddeutschen Zwischenahn im damaligen Großherzogtum Oldenburg in ärmlichen Verhältnissen geboren. Zwar konnte er das Gymnasium besuchen, dieses aber nicht mit der Matura (vergleichbar mit dem heutigen Abitur) abschließen. Über die Gründe für seinen vorzeitigen Schulabbruch ist nichts überliefert. Am wahrscheinlichsten ist, dass der sprachbegabte Schüßler, der umfassende Kenntnisse in Griechisch, Latein, Italienisch, Spanisch, Englisch und Französisch besaß, schon früh als Sprach- und Hauslehrer seinen Lebensunterhalt verdienen musste.

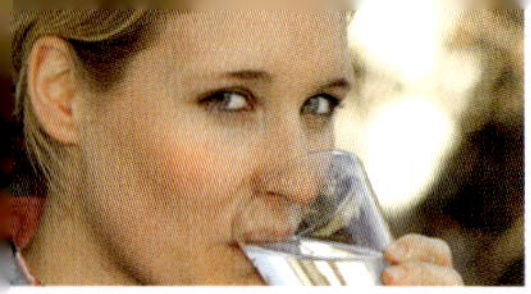

Fundierte Ausbildung zum Mediziner

Erst im Alter von 30 Jahren und mit finanzieller Unterstützung seines älteren Bruders Ernst Georg konnte Schüßler mit dem Medizinstudium beginnen. Da die medizinische Fakultät in Paris zu jener Zeit einen besonders guten Ruf genoss, reiste Schüßler nach Paris und stürzte sich voll Eifer in sein Studium. Ein Jahr später wechselte er nach Berlin und im darauf folgenden Jahr nach Gießen, wo er sein Wissen erweiterte und promovierte. Nach seiner Promotion zog es ihn an die medizinische Fakultät in Prag, wo ausgezeichnete Dozenten in der Homöopathie lehrten. Bereits nach einem Semester Aufenthalt in Prag reichte Schüßler in Oldenburg ein Gesuch auf Zulassung zum medizinischen Staatsexamen ein. Dieses Gesuch wurde abgelehnt, weil er einerseits keine Matura hatte und andererseits noch keine vier Jahre Studium vorweisen konnte, wie es die Oldenburgische Verordnung von 1831 verlangte. Nachdem er das Abitur nachgeholt und die geforderte Studienzeit absolviert hatte, konnte er im August 1857 das Staatsexamen machen und 1858, nach vielen Auseinandersetzungen mit den Behörden, seine Praxis in Oldenburg als homöopathisch tätiger Arzt eröffnen. Die Oldenburger strömten so zahlreich in seine Praxis, dass Schüßler, dessen Honorare stets sehr niedrig waren, zu einem gewissen Wohlstand gelangte. 1877 konnte er einen Bauplatz kaufen und 1880 sein neues Haus beziehen, das er bis zu seinem Tod am 30. März 1898 bewohnte.

> Schüßlers Ansehen als homöopathischer Arzt war in der Bevölkerung sehr groß. Viele Patienten misstrauten der etablierten Schulmedizin und deren Heilmethoden und wandten sich der Homöopathie zu, die mit ihren Heilerfolgen überzeugte.

Ärztliche Heilkunst im 19. Jahrhundert

Die ärztliche Kunst in der Mitte des 19. Jahrhunderts war weit davon entfernt, auf wissenschaftliche Erkenntnisse zurückgreifen zu können. Die Forschung an den Universitäten steckte in den Kinderschuhen, und es sollte noch lange dauern, bis ihre Ergebnisse in die Praxen der Ärzte Einzug hielten. Im Gegensatz zu asiatischen Ländern konnten deutsche Mediziner auch nicht auf das Wissen einer traditionellen Heilkunst zurückgreifen, da dieses mit den Hexenverbrennungen (vgl. Kasten Seite 16) weitgehend vernichtet wurde. Durch die Gedanken der Auf-

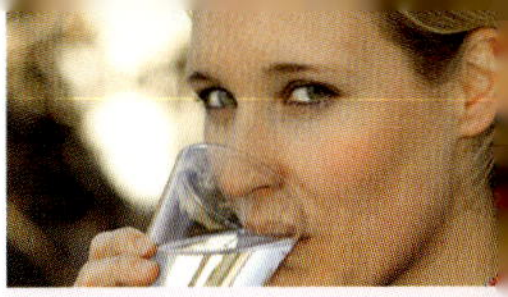

klärung und der Französischen Revolution von 1789 ließ zudem der bedingungslose Glaube nach, dass Krankheiten eine Strafe Gottes seien. In diesem medizinischen Niemandsland waren Scharlatanen, Marktgauklern und Heilsversprecher alle Türen und Tore geöffnet.
Um der Scharlatanerie zu begegnen, wachten die Mitglieder des Collegium medicum und die Ärztevereine darüber, dass nur die damals übliche ärztliche Kunst anerkannt wurde. Allerdings konnten sie nicht verhindern, dass sich neben der Schulmedizin auch die Homöopathie etablierte, und mussten diese widerwillig dulden.

Die klassische Schulmedizin

Die Behandlung der Patienten gehörte zur Domäne der Ärzte. Doch war es Mitte des 19. Jahrhunderts alles andere als einfach, sich als Arzt und dazu noch als homöopathisch tätiger Arzt in Oldenburg niederzulassen. Sowohl über die Zulassung als auch über die Niederlassung entschied das Collegium medicum, eine Art Gesundheitsministerium, das 1818 eingerichtet worden war, um die Qualifikation angehender Ärzte, Wundärzte, Apotheker, Hebammen und Tierärzte sicherzustellen. Ein recht gewagtes Unternehmen, da für die Beurteilung der medizinischen Qualifikation schlicht und einfach das medizinische Wissen fehlte. Vielmehr bestand eine ärztliche Behandlung darin, ohne die Ursachen einer Erkrankung zu kennen, Aderlässe durchzuführen, Klistiere zu setzen, den Patienten große Mengen oft giftiger Substanzen zu verabreichen und Hygienebedingungen zu ignorieren. Neuen Erkenntnissen und dem medizinische Fortschritt standen die etablierten Mediziner nicht nur kritisch gegenüber, sondern bekämpften sie meist sehr vehement. Oft mit verheerenden Folgen, wie im Fall Semmelweis und der Bekämpfung des Kindbettfiebers.

Ignaz Semmelweis, der Retter der Mütter

In den Krankenhäusern starben zu jener Zeit unzählige Frauen nach der Geburt am Kindbettfieber. Die Mediziner erklärten sich das neue Krankheitsbild damit, dass das Wundfieber eine Folge des verletzten

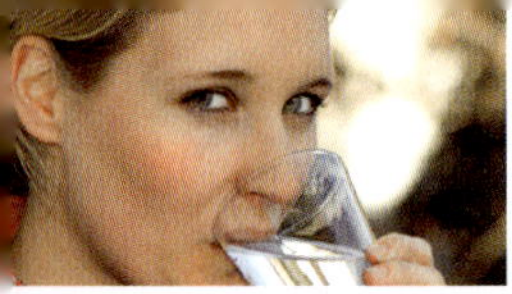

INFO

Traditionelle Heilkunst verbrennt auf Scheiterhaufen

Traditionell war die Heilkunst in Deutschland Frauensache. Kräuterfrauen verfügten über heilkundliches Wissen und waren mit ihren Kräuterarzneien in der Lage, Krankheiten und Beschwerden zu heilen. Von Generation zu Generation wurde dieses heilkundliche Wissen weitergegeben, das von wirksamer Empfängnisverhütung bis zur Behandlung schwerer Erkrankungen reichte.

Von der katholischen Kirche wurden solche Frauen abwertend als Hexen bezeichnet. Mit mäßigem Erfolg, denn Hexen genossen in der Bevölkerung als weise Frauen weiterhin hohes Ansehen. Diese Situation änderte sich, als die Kirche begann, Hexen zu verfolgen. Sie wurden als Bräute Satans angeklagt, die mit dem Teufel im Bunde stünden und über magisch-schädigende Kräfte verfügten, und nach grausamen Folterungen auf dem Scheiterhaufen verbrannt.

Über 300 Jahre Hexenjagd

1487 begann die katholische Kirche mit der systematischen Ausrottung der weisen Frauen, die durch den »Hexenhammer« eingeleitet und legalisiert wurde. Im Schutz der päpstlichen Anordnung und unter der Herrschaft der Dominikanermönche begann eine grausame Jagd auf Frauen. Im ganzen Land wurden in großer Zahl vermeintliche Hexen festgenommen, gefoltert und unsinnigen Hexenprüfungen unterzogen. Über drei Jahrhunderte hinweg loderten in Europa die Scheiterhaufen, bis 1793 in Posen die letzte Hexe verbrannte.

Europäische Heilkunst ging verloren

Mit den Hexen verbrannte jedoch auch das Wissen um eine jahrtausendealte Heilkunst. An ihre Stelle setzte die Kirche den bedingungslosen Glauben, Buße und Gebete. Krankheiten und Seuchen wurden als Heimsuchung Gottes und als eine gerechte göttliche Strafe angesehen. Zwar konnte in den Klostergärten ein kleiner Teil des Wissens der Hexen überdauern, aber ihre allumfassende Heilkunst ging für immer verloren und hinterließ in Deutschland ein medizinisches Vakuum, das erst durch die naturwissenschaftliche Medizin des 19. Jahrhunderts nach und nach gefüllt werden konnte.

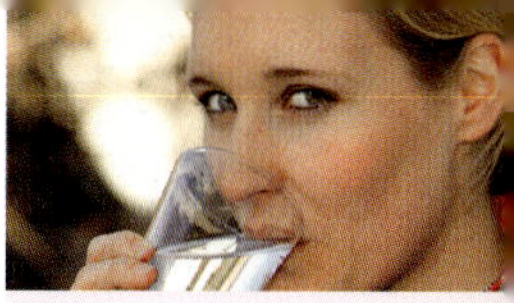

Schamgefühls der Frauen, ihrer schlechten sozialen Verhältnisse oder einer miasmatischen Luftverunreinigung sei. Als 1847 Ignaz Semmelweis erstmals darauf hinwies, Ärzte würden die Giftstoffe von Leichen, die sie aus medizinischen Zwecken untersuchten, bei der Geburtshilfe in den Mutterleib einbringen, nahm ihn niemand ernst. Als er jedoch 1858 diese Theorie und den Beleg veröffentlichte, dass in seinem Krankenhaus kein Kindbettfieber mehr auftrat, seit er und seine Ärzte ihre Hände mit Chlorkalklösungen desinfizieren, kam dies einem Aufstand gegen die etablierte Medizin gleich. Semmelweis wurde massiv angegriffen und öffentlich angefeindet. Trotz seines Beweises beharrten seine Kollegen darauf, dass es nicht notwendig sei, ihre Hände zwischen Leichensektion und Geburtshilfe zu desinfizieren. Erst als Jahre später die Mikrobiologie die für das Kindbettfieber verantwortlichen Keime sichtbar machen konnte, setzte sich langsam Semmelweis' Sichtweise durch. Damit war die Ära des Kindbettfiebers beendet.

Anders als in Asien fehlt in Europa eine jahrtausendealte traditionelle Heilkunst. Diese wurde fast vollständig in der Zeit der Hexenverbrennungen vernichtet. Lediglich in den Klöstern, wie etwa im Garten der Hildegard von Bingen, konnten Teile dieses wertvollen Wissens gerettet werden.

Die Anfänge der Homöopathie

Neben der Schulmedizin hatte sich zum großen Leidwesen der klassischen Ärzte die Homöopathie des medizinischen Außenseiters Samuel Hahnemann (1755–1843) durchgesetzt. Selbst der Begründer der klassischen Homöopathie entsprach in keiner Weise dem medizinischen Standesdünkel der anerkannten Ärzte. Als Sohn eines mittellosen Porzellanmalers studierte Hahnemann unter großen Entbehrungen in Leipzig, Wien und Erlangen Medizin. Da ihn jedoch die vorherrschenden medizinischen Methoden als barbarisch und zur Heilung von Menschen ungeeignet erschienen, arbeitete er nicht als Arzt, sondern verdiente seinen Lebensunterhalt überwiegend mit dem Übersetzen medizinischer Schriften. 1790 übersetze er ein Buch des englischen Arztes Dr. Cullen, der behauptete, Chinarinde sei ein geeignetes Heilmittel für die in Europa grassierende Malaria. Mutig schritt Hahnemann zum Selbstversuch. Er nahm Chinarinde ein und bekam alle Symptome, die eine Malariaerkrankung hervorruft. Hieraus schloss er,

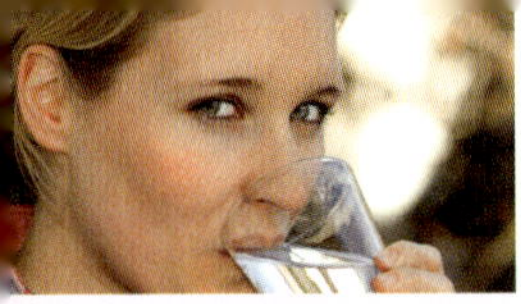

In der Homöopathie werden die Arzneimittel nach dem Prinzip »Gleiches mit Gleichem behandeln« eingesetzt. Dies setzt die exakte Diagnose einer Erkrankung voraus – und für jede Erkrankung eine geeignete Substanz, mit der sie behandelt werden kann.

dass ein Mittel, das bei Gesunden die Symptome einer Erkrankung verursacht, diese bei einer Erkrankung heilt. Damit war der Grundgedanke der Homöopathie (griechisch homoios = gleich, ähnlich; pathos = Krankheit) geboren.
Durch viele Versuche und intensive Forschung vervollkommnete Hahnemann seine Heilmethode und geriet dabei immer wieder mit Apothekern und Ärzten in Konflikt. In der Bevölkerung hingegen wuchs sein Ansehen, da viele Menschen durch seine Heilmethode gesund wurden. Den überzeugendsten Beweis für die Wirksamkeit einer homöopathischen Behandlung konnte Hahnemann jedoch während der großen Cholera-Epidemie 1831 liefern:
Die von ihm behandelten Patienten wurden in weit höherer Zahl gesund als die Patienten, die mit der gebräuchlichen ärztlichen Therapie behandelt wurden.

Oldenburger unterstützen Schüßler

Trotz der vielen Behandlungserfolge, die Hahnemann und seine Nachfolger mit der Homöopathie vorweisen konnten, war die neue Heilweise bei den Ärzten sehr umstritten und wurde oft erbittert bekämpft. In den Ärztevereinen wurden Homöopathen nicht zugelassen, und Ärzten, die sich der Homöopathie zuwandten, wurde die ärztliche Qualifikation regelrecht abgesprochen. Entsprechend gab es nur wenige homöopathische Ärzte, und die wenigen, die es gab, erhielten oft keine Erlaubnis, sich als homöopathisch tätiger Arzt niederzulassen.
Mit diesen Schwierigkeiten hatte auch Schüßler zu kämpfen, als er in Oldenburg eine Arztpraxis aufmachen wollte. Zum Glück kamen ihm die Oldenburger zu Hilfe. Über 300 Bürger reichten beim Collegium medicum ein Gesuch um Zulassung eines homöopathischen Arztes ein. Sie wiesen auf den jungen Arzt Dr. med. Heinrich Schüßler als geeigneten Kandidaten hin, der kürzlich das Examen bestanden hatte und sich zur Ausübung der Homöopathie bereit erklärte. Dieses Gesuch wurde positiv beschieden, und Schüßler bekam die Erlaubnis zur Niederlassung.

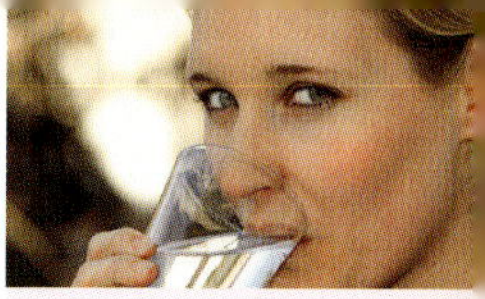

Ein Homöopath auf Abwegen

Schüßler war dort angekommen, wo er immer hin wollte. Er hatte eine eigene Praxis und konnte viele Menschen heilen. Als überzeugter Homöopath ging er ganz in seiner ärztlichen Arbeit auf. Nebenbei begann er, in Fachzeitschriften Artikel zu veröffentlichen, die sich mit aktuellen medizinischen und homöopathischen Problemen auseinander setzten, und trat in einen lebhaften Diskurs mit seinen Kollegen ein.
Doch je länger Schüßler als Homöopath arbeitete, desto umständlicher erschien ihm diese Heilmethode. Zu seiner Zeit waren rund 700 verschiedene homöopathische Arzneimittel bekannt. Schüßler ließ der Gedanke nicht mehr los, dass es möglich sein müsste, auch mit wenigeren Substanzen auszukommen. Auf der Suche nach einer überschaubareren Heilweise beschäftigte er sich verstärkt und gezielt mit den in der Homöopathie verwendeten Mineralstoffen.

Schüßler verbindet Chemie, Medizin und Homöopathie

Dass Schüßler die Lösung des Problems in den Mineralstoffen sah, war kein Zufall, sondern das Ergebnis seiner intensiven Beschäftigung mit der wissenschaftlichen Forschung und der damit verbundenen öffentlichen Diskussion seiner Zeit. Durch seine tägliche Arbeit mit den Patienten war sein Auge zwar geschult für die äußeren Anzeichen einer Erkrankung, aber wie sah es im Inneren des Menschen aus? Woraus bestand der Mensch? War in diesen Bausteinen die Ursache für Gesundheit und Krankheit zu finden? Diese Fragen interessierten Schüßler brennend, und so beschäftigte er sich mit allen großen Wissenschaftlern, die dem Geheimnis des Menschen auf die Spur kommen wollten. Durch sein breit gefächertes Interesse gelang es ihm, über die Grenzen der einzelnen Wissenschaftsdisziplinen hinauszusehen und die Erkenntnisse von drei der größten Forscher mit der Homöopathie zu verbinden – und daraus seine eigene Heilmethode, die Biochemie zu entwickeln.

> Das Wort Biochemie sollte verdeutlichen, dass die natürlichen, biochemischen Funktionsabläufe des Körpers mit Mineralstoffen zu beeinflussen sind. Die Mineralsalze, die das bewirken, nannte Schüßler Funktionsmittel.

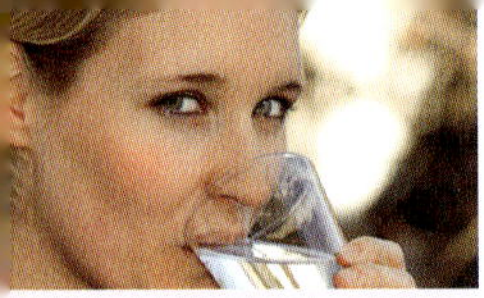

Der Chemiker Justus von Liebig

Stark beeinflusst haben Schüßler die Arbeiten Justus von Liebigs (1803–1873), der als der bedeutendste Chemiker in Deutschland galt. Bereits mit 21 Jahren wurde Liebig Professor an der Universität Gießen. Als Chemiker interessierte sich Liebig vor allem für die chemischen Vorgänge in Pflanzen, Tieren und Menschen. Damals war zwar bekannt, dass die Erträge von Äckern mit der Zeit anfingen zu sinken, aber die Ursache dafür wusste man nicht. Viele Fachleute nahmen an, dass Pflanzen die für ihren Aufbau notwendigen anorganischen Stoffe durch eine Art »Lebenskraft« selbst herstellten und dass sie hierfür lediglich Wasser und Humus oder Stalldung bräuchten.
Liebig gelangte aufgrund seiner Forschungen zu der Überzeugung, dass Pflanzen dem Boden Mineralstoffe entziehen und diese in einem chemischen Prozess in organische Stoffe umwandeln. Wollte man nun die Wachstumsbedingungen einer Pflanze verbessern, müsste man ihr diese anorganischen Mineralstoffe im richtigen Verhältnis zuführen. Mit dieser Erkenntnis legte Liebig den Grundstein für die Entwicklung und Anwendung des Kunstdüngers.

Menschen nehmen Mineralstoffe auf

Doch Liebig ging weiter, indem er untersuchte, was im Körper von Tieren geschieht, die Pflanzen fressen. Er gelangte zu der Überzeugung, dass die Umwandlung der Stoffe auch hier eine chemische Reaktion sein müsse.
1840 wagte es Liebig, in seinem Werk »Die organische Chemie in ihrer Anwendung auf die Agrikultur und Physiologie« seine Erkenntnisse über den Chemismus der pflanzlichen und der tierischen Ernährung zu veröffentlichen. Hierin stand zu lesen: »Den Menschen und Tieren bieten pflanzliche Organismen, also organische Verbindungen, die Mittel zu ihrer Ernährung und Erhaltung. Die Quellen der Nahrung der Pflanzen liefert dagegen ausschließlich die anorganische Natur.« Damit schuf von Liebig erstmals eine Verbindung von den Mineralien zum Menschen, wie wir sie heute in vielen Bereichen unter dem Begriff »Nahrungskette« kennen: Pflanzen nehmen die Mineralien aus dem Boden auf und verwandeln sie in einem

> »Wachstum und Gedeihen jeder Pflanze hängen von dem Mineralstoff ab, von dem am wenigsten im Boden vorhanden ist.« Prof. Justus von Liebig

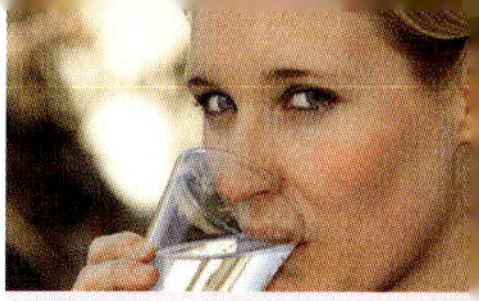

chemischen Prozess in Pflanzenbestandteile. Da Menschen und Tiere diese Pflanzen über die Nahrung zu sich nehmen, essen sie zwangsläufig diese Mineralien. Daraus ist wiederum zu schließen, dass auch Menschen Mineralien benötigen, um gesund zu bleiben.

Schüßler überträgt die Erkenntnisse von Liebig in die Medizin

Liebig gehörte nicht zu den Forschern, die ihr Wissen im Elfenbeinturm pflegten, sondern sein Anliegen war, die Fortschritte der Chemie praktisch umzusetzen. So hoffte er, dass seine Erkenntnisse auch der Medizin neue Möglichkeiten und Wege eröffneten. Mit seinen damals revolutionären Vorstellungen war jedoch die Verständnisfähigkeit der Mediziner überfordert. Es kam zu bösartigen Kontroversen und persönlichen Feindschaften.
Schüßler hingegen war von Liebigs Arbeiten so fasziniert und überzeugt, dass er dessen Erkenntnisse in seiner ärztlichen Tätigkeit umsetzte. »Für die Landwirtschaft haben die anorganischen Stoffe der Pflanzen durch die Agriculturchemie bereits ihre Verwertung gefunden. Ich habe es unternommen, die Chemie der Gewebe des animalischen Organismus auf das therapeutische Gebiet zu übertragen«, so Schüßler 1875 in seiner Schrift »Die anorganischen Gewebebildner«.

Der physiologische Chemiker Jacob Moleschott

Der Niederländer Jacob Moleschott (1822–1893) lehrte an den Universitäten in Heidelberg, Zürich und Turin physiologische Chemie. Im Mittelpunkt seiner Arbeit stand die Erforschung der biochemischen Vorgänge, die in einer Zelle und im Körper ablaufen. Letztendlich bestätigten seine Forschungsarbeiten, was von Liebig bereits hergeleitet und vermutet hatte. Für Moleschott war eindeutig bewiesen, dass der Mensch nicht nur aus Blut und Säften bestand, sondern auch aus anorganischen Bestandteilen, den Mineralstoffen. Im Gegensatz zur damals vorherrschenden Ansicht vertrat Moleschott die Meinung: »Es lässt sich … nicht mehr bestreiten, dass Stoffe, die bei der Verbrennung

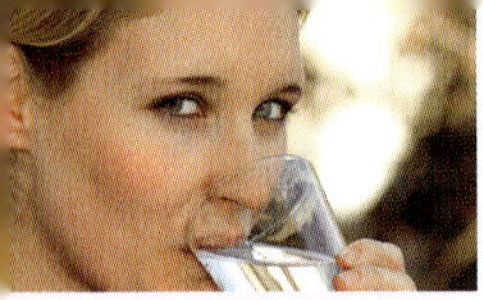

zurückbleiben, die so genannten Aschenbestandteile, zu der inneren Zusammensetzung und damit zu der formgebenden und artbedingten Grundlage der Gewebe ebenso wesentlich gehören wie die Stoffe, welche bei der Verbrennung verflüchtigen.« Heute ist Moleschotts Erkenntnis eine Selbstverständlichkeit, damals kam sie jedoch einer kleinen Revolution gleich, weil sie im krassen Gegensatz zum vorherrschenden Menschenbild stand.

INFO

Was sind Mineralstoffe?

- Mineralstoffe (Salze) sind chemische Verbindungen von Metallen und Nichtmetallen.
- Mineralstoffe sind anorganische Nährstoffe, die der menschliche Organismus nicht selbst herstellen kann. Sie müssen deshalb über die Nahrung aufgenommen werden.
- Mineralstoffe werden entsprechend ihrer Aufgabe in Bau- und Reglerstoffe unterschieden.
- Zu den Baustoffen gehören Kalzium, Phosphor und Magnesium.
- Reglerstoffe sind Natrium, Kalium, Eisen, Jod und Chlor.
- Einige Mineralstoffe besitzen beide Eigenschaften.
- Mineralstoffe werden zudem in Mengenelemente (hohe Konzentration im Körper) und Spurenelemente (geringe Konzentration im Körper) unterteilt.
- Zu den Mengenelementen zählen: Kalzium, Chlor, Kalium, Magnesium, Phosphor, Natrium.
- Zu den Spurenelementen zählen: Chrom, Jod, Silizium, Selen, Eisen, Kupfer, Zink, Fluor.
- Mineralien bezeichnet man auch als Elektrolyte, da sie in wässriger Lösung in positiv oder negativ geladene Ionen zerfallen.

Die Zusammensetzung der Mineralstoffe ist entscheidend

1852 beschreibt Moleschott in seinem Buch »Kreislauf des Lebens« die zentrale Erkenntnis seiner Arbeit. »Der Bau und die Lebensfähigkeit der Organe sind durch die notwendigen Mengen der anorganischen Bestandteile bedingt.« Damit rückten die Bedeutung der Mineralstoffe und ihre Zusammensetzung noch weiter in den Mittelpunkt des Inter-

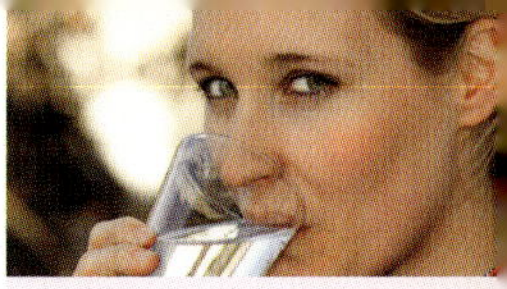

esses und sollten, so die Hoffnung Moleschotts, »der Landwirtschaft und der Heilkunde eine glänzende Zukunft« bereiten.

Moleschotts Erkenntnis, dass Mineralsalze über den Zustand der Organe, über Krankheit und Gesundheit entscheiden, hat Schüßler wertvolle Impulse für die Entwicklung seiner Heilmethode, der Biochemie, vermittelt. 1879 bekennt Schüßler, Moleschotts Worte »haben vor reichlich sechs Jahren in mir die Idee erregt, die betreffenden anorganischen Salze – und nur diese – zu Heilzwecken zu verwenden«.

Damit sich Organe bilden und richtig arbeiten können, müssen Mineralstoffe in einer jeweils ganz spezifischen Zusammensetzung und in der entsprechenden Menge im menschlichen Körper vorhanden sein. Fehlt ein Mineralstoff, kommt es zu Störungen.

Der Zellularpathologe Rudolf Virchow

Sowohl die Persönlichkeit von Rudolf Virchow (1821–1902) als auch seine Leistungen auf den unterschiedlichsten Gebieten wie Anatomie, Ethnologie, Histologie, Philosophie, Sozialwesen, Technik, Kommunalpolitik waren außergewöhnlich. Als man zu seinem 80. Geburtstag ein Verzeichnis seiner ganzen Titel zusammenstellte, wurde es ein Werk von 118 Seiten. Bis heute gilt Virchow als einer der bedeutendsten Mediziner Deutschlands und Wegbereiter der modernen Medizin. Er war Begründer der Zellularpathologie (Krankheitserklärung aus Zellveränderungen), vergleichenden Pathologie (Krankheiten bei Mensch und Tier), Anthropologie (Abstammungslehre, Bevölkerungsbiologie) und Ethnologie (völkerkundliche Kulturforschung).

Der kleinste Baustein des Lebens ist die Zelle

Virchows Forschungsarbeiten ist es zu verdanken, dass veraltertes medizinisches Denken überwunden werden konnte. Nicht irgendwelche Körpersäfte, sondern die Zelle war für Virchow der grundlegende Baustein für alles Leben, für Krankheit und Gesundheit. 1855 schrieb Virchow in einem berühmt gewordenen Aufsatz: »... die Krankheit hat keine andere Einheit als das Leben, von dem sie eine besondere Art darstellt, nämlich die einheitlich lebende Zelle. Sie ist gewissermaßen die Person des Lebens im Gesunden sowohl als auch im Kranken ...«

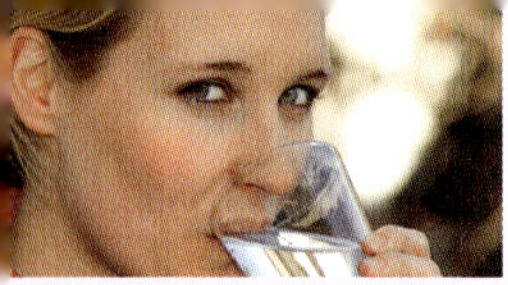

Virchow konnte nicht nur beweisen, dass die Zelle die kleinste lebende Einheit des Organismus ist, sondern auch, dass nicht der ganze Körper erkrankt, sondern immer nur einzelne Zellen oder Zellgruppen. Mit der Erkenntnis »Das Wesen der Krankheit ist die pathogen veränderte Zelle« veränderte Virchow das medizinische Denken und Handeln grundlegend.

Von nun an konnte man nach Krankheitsursachen und Krankheitsherden suchen, indem Zellen unter dem Mikroskop analysiert wurden. Und man konnte beginnen, Strategien und Medikamente zu entwickeln, die in der Lage sind, die kranken (pathogenen) Zellen zu heilen. Damit war die Grundlage gelegt, Erkrankungen objektiv zu erfassen und gezielt zu behandeln.

INFO

Medizin und Technik

Virchows Zellularpathologie war nur durch die Erfindung des Mikroskops möglich geworden. Denn erst mit dem Blick durch das Mikroskop erkannte Virchow, »dass diese kleinen Elemente, die Zellen, die eigentlichen Herde des Lebens und demnach auch der Krankheit, die wahren Träger der lebendigen, pflanzlichen oder tierischen Funktion sind, an deren Existenz das Leben gebunden ... ist«. Als erklärter Verfechter der wissenschaftlichen Mikroskopie, die in der 2. Hälfte des 19. Jahrhundert unglaubliche Triumphe feierte, betonte er immer wieder: »Die gesamte Medizin muss den natürlichen Vorgängen mindestens um 300-mal näher treten.« Und das geht nur mit dem Mikroskop, unter ihm »löst sich alles Lebende in kleine Elemente auf, die ... einen so feinen Bau besitzen, dass eine deutliche Einsicht in denselben ohne mikroskopische Anschauung ganz und gar unmöglich ist«.

Viele Jahre blieben Virchows Erkenntnisse und wissenschaftliche Arbeiten eine verlässliche Basis für ärztliches Denken und Handeln. Allerdings nicht, wie man damals glaubte, »für alle Zeiten«, denn mit der Entwicklung von immer besseren technischen Geräten und Untersuchungsmethoden gelang es der Forschung, bis zu subzellulären Strukturen vorzudringen und die Grundlagen der Molekularbiologie zu erfassen.

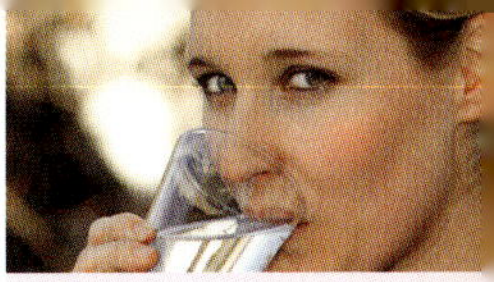

Schüßler zieht eigene Schlüsse

Schüßler war nicht nur von der Arbeit des Wissenschaftlers von Liebig begeistert, sondern auch die Erkenntnisse Moleschotts und Virchows beeindruckten und überzeugten ihn nachhaltig. Jetzt galt es nur noch, alle Erkenntnisse miteinander zu verbinden.

Schüßlers Überlegungen könnten in etwa so ausgesehen haben: Wenn Menschen Mineralstoffe über Pflanzen aufnehmen und die Zusammensetzung der Mineralstoffe entscheidend ist, wie von Liebig belegen konnte, die Mineralstoffe für den Bau der Organe, für Gesundheit und Krankheit wesentlich sind, wie Moleschott zeigte, und die kleinste Einheit aller Lebewesen die Zelle ist, wie Virchow propagierte, dann müsste man kranke menschliche Zellen und damit eine bestimmte Erkrankung heilen können, indem man die Zellen mit der richtigen Mineralstoffzusammensetzung versorgt. Entsprechend müsste es möglich sein, ein Behandlungsverfahren zu finden, das allein mit den natürlichen, im Organismus vorkommenden Mineralsalzen auskommt. Und genau dieses Behandlungsverfahren wollte Schüßler finden, um einerseits die umständliche Prozedur der vielen homöopathischen Mittel zu umgehen und andererseits die Behandlung von Patienten einfacher und überschaubarer zu machen.

Als Homöopath war Schüßler mit dem Einsatz homöopathisch wirksamer Mineralstoffe vertraut. Die Forschungsergebnisse der großen Wissenschaftler zeigten ihm einen neuen Weg, wie diese Salze effektiver eingesetzt werden konnten.

Die Chemie des Lebens oder die Geburtsstunde der Biochemie

Schüßler begann seine Forschungsarbeiten mit dem Wunsch, die homöopathische Behandlung zu verbessern. Herausgekommen ist eine eigenständige Heilmethode, die sehr viel einfacher durchzuführen und sehr erfolgreich ist: die Biochemie.

Aus dem Wissen der Homöopathie, seiner täglichen Arbeit als Arzt und den Forschungsarbeiten von Moleschott, Virchow und von Liebig leitete Schüßler seine eigenen Lehrsätze ab, die gewissermaßen die Grundlage seiner Heilmethoden bilden:

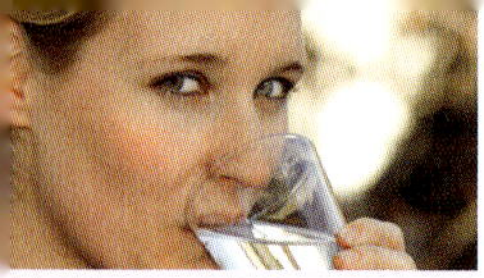

1. Alle Krankheiten entstehen durch einen Mangel an bestimmten lebensnotwendigen Mineralstoffen in der Zelle.

2. Durch Zuführung der fehlenden Mineralsalze tritt die Heilung ein.

3. Die Zuführung der Mineralstoffe darf nur in allergeringsten Mengen erfolgen.

4. Die Zuführung der fehlenden Stoffe muss in einer solchen Verdünnung erfolgen, dass der Übertritt des funktionssteigernden Salzes unmittelbar durch die Schleimhäute in der Mundhöhle, im Schlund und in der Speiseröhre direkt ins Blut erfolgen kann.

Jedoch galt es zunächst die Frage zu klären: Welche Mineralsalze benötigt die Zelle und damit der ganze Organismus, um gesund zu bleiben beziehungsweise es wieder zu werden? Um eine Antwort auf diese Frage zu finden, untersuchte Schüßler ganz im Geiste von Moleschott die Asche von Leichen und gewann dadurch wichtige Erkenntnisse.

Zwölf Salze sind entscheidend

Durch seine Forschungsarbeit kristallisierten sich 12 Salze (vgl. Kasten) heraus, die Schüßler für die Behandlung von Erkrankungen als entscheidend ansah, weil sie am stärksten in den einzelnen Organen und Geweben vertreten sind. Erst später gelangte er zu dem Schluss, dass nicht zwölf, sondern vor allem elf Salze für die Therapie von Bedeutung seien, und verzichtete auf den Einsatz von Calcium sulfuricum. Nach Schüßler konnte dieses Salz eingespart werden, da die gemeinsame Gabe von Salz Nr. 9 Natrium phosphoricum und Salz Nr. 11 Silicea fast die gleiche Wirkung zeigte. Die Nachfolger Schüßlers waren jedoch davon überzeugt, dass in manchen Fällen Calcium sulfuricum einen besseren Heilungseffekt hätte als die Kombination von Salz Nr. 9 und Salz Nr. 11. Deshalb wurde Calcium sulfuricum am Ende der »Salzreihe« als Salz Nr. 12 wieder eingefügt.

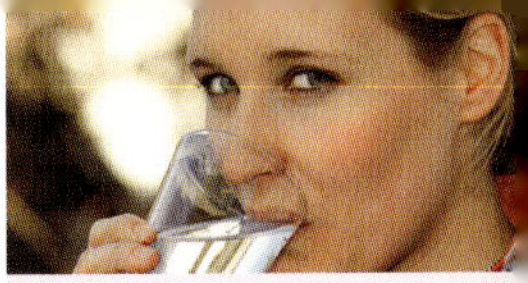

Die zwölf Salze des Lebens nach Schüßler	
Salz Nr. 1	Calcium fluoratum (Flussspat)
Salz Nr. 2	Calcium phosphoricum (phosphorsaurer Kalk)
Salz Nr. 3	Ferrum phosphoricum (Eisenphosphat)
Salz Nr. 4	Kalium chloratum (Kaliumchlorid)
Salz Nr. 5	Kalium phosphoricum (Kaliumphoshat)
Salz Nr. 6	Kalium sulfuricum (Kaliumsulfat)
Salz Nr. 7	Magnesium phosphoricum (Magnesiumphosphat)
Salz Nr. 8	Natrium chloratum (Kochsalz)
Salz Nr. 9	Natrium phosphoricum (Natriumphosphat)
Salz Nr. 10	Natrium sulfuricum (Glaubersalz)
Salz Nr. 11	Silicea (Kieselsäure)
Salz Nr. 12	Calcium sulfuricum (Gips)

Die Chemie des Lebens kann beeinflusst werden

Die Lehrsätze waren aufgestellt, die Salze des Lebens gefunden. Jetzt galt es zu überprüfen, ob die Theorie in der Praxis standhalten konnte und die Salze tatsächlich alle Krankheiten heilten. An Versuchspersonen fehlte es Schüßler nicht, denn seine Praxis war immer gut besucht. Dies änderte sich auch nicht, als er 1872 begann, alle seine Patienten nur noch mit seiner neuen Heilmethode zu behandeln.
Für die Behandlung einer Krankheit wählte Schüßler die Salze nach ihrem Vorkommen in den Organen und ihrer hauptsächlichen Wirkungsweise aus. Diese Salze bereitete er homöopathisch auf und gab sie seinen Patienten. Die Resultate waren verblüffend: Kopfschmerzen schienen wie weggeblasen, Gelenkbeschwerden klangen nach und nach ab, Muskelkrämpfe und Fieber verschwanden, Rückenschmerzen besserten sich und Durchfallerkrankungen waren schnell geheilt, um nur einige wenige Beispiele aus der schier unendlichen Liste seiner Heilerfolge zu nennen. Eine neue Heilmethode hatte den Praxistest bestanden und von Anfang an die angestrebten Heilungserfolge erzielt.

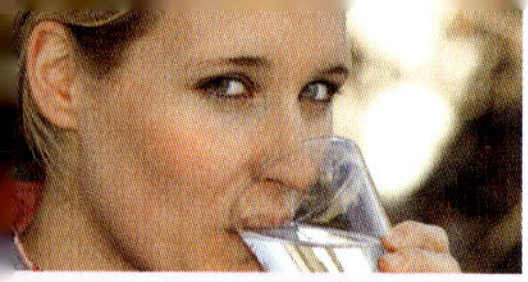

Homöopathisches Wissen wird integriert

Aus seiner täglichen Arbeit als homöopathisch tätiger Arzt wusste Schüßler, dass alle eingesetzten Mittel nur in entsprechender Potenzierung an ihren Bestimmungsort gelangen können. Dieses Wissen setzte er nun auch für seine vereinfachte »abgekürzte homöopathische Therapie« ein. Als Potenzierungsmittel nahm er jedoch nicht Alkohol, wie in der Homöopathie üblich, sondern ausschließlich Milchzucker. Bis heute werden die Tabletten nach diesem Prinzip und in den von Schüßler gebräuchlichsten Potenzen D6 und D12 hergestellt.

Schüßler-Salze und ihre Potenzen

Nr. 1	Calcium fluoratum	D12	Nr. 7	Magnesium phosphoricum	D6
Nr. 2	Calcium phosphoricum	D6	Nr. 8	Natrium chloratum	D6
Nr. 3	Ferrum phosphoricum	D12	Nr. 9	Natrium phosphoricum	D6
Nr. 4	Kalium chloratum	D6	Nr. 10	Natrium sulfuricum	D6
Nr. 5	Kalium phosphoricum	D6	Nr. 11	Silicea	D12
Nr. 6	Kalium sulfuricum	D6	Nr. 12	Calcium sulfuricum	D6

Potenzierung, nicht Verdünnung

Schon Hahnemann erkannte, dass Sprache und Begrifflichkeit mit vielen Vorstellungen verbunden sind. So lag es nahe, dass »Verdünnung« der Ursubstanz gleichgesetzt würde mit weniger Wirkung. Da in der Homöopathie jedoch genau das Gegenteil der Fall war, dass nämlich die Verdünnung die Wirksamkeit eines Mittels vervielfachte bzw. potenzierte, wählte er die Begriffe »Potenzierung« und »Potenz« für die feinstoffliche Aufbereitung der homöopathischen Mittel. Die Begriffe boten sich zudem durch das Mischungsverhältnis an, das Hahnemann wählte und dessen Ergebnisse in 10er Potenzen ausgedrückt werden können.

Schüßler blieb Hahnemanns Potenzierung und seiner Begrifflichkeit treu. Jedoch vertrat er die Ansicht, dass zur Potenzierung von Mineralstoffen Milchzucker am besten geeignet sei.

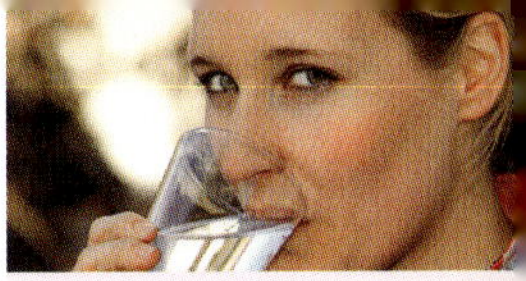

Potenzierung und Potenzen		
Mischung	**Anteile in Zahlen**	**Potenz**
1 Teil des Urminerals wird mit 9 Teilen Milchzucker verrieben	$1 + 9 = 10 = 1/10^{1}$	$1:10^{1}$ = D1
1 Teil D1 wird mit 9 Teilen Milchzucker verrieben	1 D1 $+ 9 = 1/100 = 1/10^{2}$	$1:10^{2}$ = D2
1 Teil D2 wird mit 9 Teilen Milchzucker verrieben	1 D2 $+ 9 = 1/1000 = 1/10^{3}$	$1:10^{3}$ = D3
1 Teil D3 wird mit 9 Teilen Milchzucker verrieben	1 D3 $+ 9 = 1/10000 = 1/10^{4}$	$1:10^{4}$ = D4
1 Teil D4 wird mit 9 Teilen Milchzucker verrieben	1 D4 $+ 9 = 1/100000 = 1/10^{5}$	$1:10^{5}$ = D5
1 Teil D5 wird mit 9 Teilen Milchzucker verrieben	1 D5 $+ 9 = 1/1000000 = 1/10^{6}$	$1:10^{6}$ = D6
1 Teil D6 wird mit 9 Teilen Milchzucker verrieben	1 D6 $+ 9 = 1/10000000 = 1/10^{7}$	$1:10^{7}$ = D7
1 Teil D11 wird mit 9 Teilen Milchzucker verrieben	1 D11 $+ 9 = 1/1000000000000 = 1/10^{12}$	$1:10^{12}$ = D12

Schüßler kreiert neue Begriffe, die seine Therapie beschreiben

Auch Schüßler hatte das Problem mit der Begrifflichkeit. Einerseits fühlte er sich der Homöopathie verbunden und griff auf deren Erkenntnisse zurück, andererseits war seine Heilmethode eine gänzlich andere als die homöopathische. Seine Behandlungsmethode baute auf den wissenschaftlichen Erkenntnissen der chemischen Zusammensetzung und der chemischen Abläufe im Körper auf sowie auf der Erkenntnis, dass die im Körper vorkommenden Mineralsalze chemische Prozesse in und an den Zellen steuern und beeinflussen. Entsprechend nannte Schüßler seine Heilmethode »Biochemie«, die Chemie des Lebens (griechisch: bios = Leben).

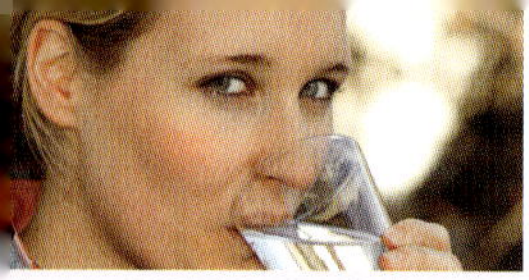

Biochemische Funktionsmittel

Das zweite Problem, das sich Schüßler stellte, war die Abgrenzung und Benennung der Mittel, der Mineralsalze, die er einsetzte. Während in der Homöopathie die potenzierten Arzneimittel (auch die Mineralsalze) nach dem Prinzip »Gleiches mit Gleichem bekämpfen« verwendet wurden, wirken seine potenzierten Mineralstoffe nach einem ganz anderen Prinzip: »Die Salze ersetzten, was im Körper fehlt.« Sie gleichen den Mangel an lebensnotwendigen Mineralien aus, die der Körper für ein einwandfreies Funktionieren von Zellen, Geweben und Organen notwendig brauchte. Durch die Einnahme der Salze können gesunde Funktionen erhalten und gestörte Funktionen wieder normalisiert werden, so die feste Überzeugung Schüßlers.

> »Krankheiten entstehen durch den Mangel an bestimmten lebenswichtigen Mineralien. Durch Zuführen der fehlenden Stoffe tritt Heilung ein.«
> *Dr. Heinrich Wilhelm Schüßler*

Um diese Aufgabe seiner Mittel zu verdeutlichen, nannte er seine zwölf Salze »biochemische Funktionsmittel« oder kurz und knapp: Funktionsmittel.

Die »abgekürzte homöopathische Therapie« im Kreuzfeuer der Kritik

Bereits 1861 war der überzeugte Homöopath Schüßler dem Homöopathischen Zentralverein beigetreten. Und nachdem er seine neue Behandlungsmethode mit den 12 Mineralsalzen über ein Jahr erfolgreich an zahlreichen Patienten überprüft hatte, veröffentliche er seine Erkenntnisse 1873 als »Eine abgekürzte homöopathische Therapie« in der »Allgemeinen Homöopathischen Zeitung«, dem Sprachrohr der Homöopathen, im festen Glauben, die homöopathische Heilmethode verbessert und vereinfacht zu haben.

Entsprechend empört war Schüßler, dass die »tonangebenden Herren meine Therapie nicht als eine homöopathische anerkennen wollten«. Aus Protest trat er 1876 aus dem Homöopathischen Zentralverein wieder aus.

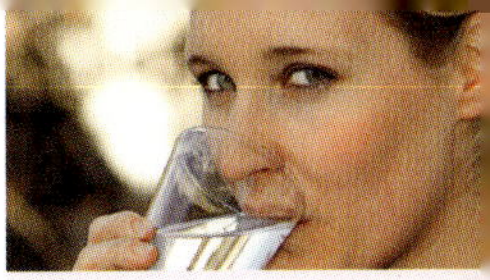

Die Lebenssalze erobern die Welt

Seit 1872 behandelte Schüßler seine Patienten ausschließlich mit seinen Salzen; und dies so erfolgreich, dass seine Therapie bald über die Grenzen Deutschlands hinaus bekannt wurde. Denn Schüßler ging, von seinen Heilerfolgen ermutigt, einen damals recht ungewöhnlichen Weg, um seine Therapie zu verbreiten. Er wandte den »Fachkapazitäten« den Rücken zu, verzichtete auf das Etikett »homöopathisch« und brachte 1874 seine »Abgekürzte Therapie« in einer kleinen Broschüre heraus. Damit begann der eigentliche Siegeszug der »Biochemischen Heilweise nach Dr. med. Schüßler«. Dieses kleine Heftchen, das anfangs nur 16 Seiten umfasste, sollte Medizingeschichte schreiben und immer wieder neue Auflagen erreichen. Schon die zweite Auflage, die bereits nach einem Jahr erschien, umfasste 48 Seiten, weil in ihr viele Anregungen aus der Praxis mit aufgenommen wurden.

Schüßlers Biochemie verbreitete sich in Deutschland wie ein Lauffeuer. Und schon bald waren die Funktionsmittel auch im Ausland bekannt, denn Schüßlers Veröffentlichung wurde in alle bedeutenden Sprachen übersetzt.

Forschung blieb nicht stehen

Auch nach Schüßlers Tod beschäftigten sich viele Forscher mit seiner Biochemie. An Schüßlers Erkenntnissen war nichts zu rütteln. Im Laufe weiterer Forschungsarbeiten wurden jedoch zwölf weitere Salze gefunden, die man Ergänzungsmittel nannte, um sie von den ursprünglichen Funktionsmitteln nach Schüßler besser unterscheiden zu können (vgl. Kasten). Die Nummerierung der Salze wurde einfach fortgeführt, sodass hieran die Ergänzungsmittel schnell zu erkennen sind.

Diese Salze decken u. a. Bereiche ab, die Schüßler durch seine Beobachtungen nicht erkennen konnte, weil beispielsweise im norddeutschen Oldenburg mit seiner Meernähe keine Kropfbildung aufgrund von Jodmangel auftrat. In Jodmangelgebieten wie Süddeutschland und der Schweiz wird hingegen Salz Nr. 15 Kaliumjodid als wichtiges Schilddrüsenmittel eingesetzt, da sein Jodanteil den Jodmangel ausgleichen und damit einer Kropfbildung entgegen wirken kann.

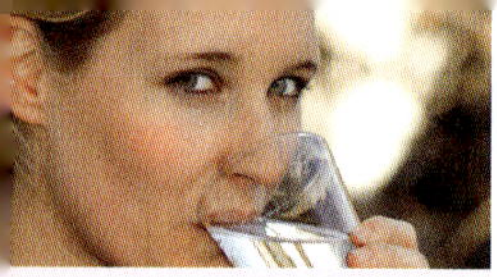

Obwohl der Nutzen der Ergänzungsmittel sicher nicht von der Hand zu weisen ist, konnten sie sich nur zum Teil oder wie Kaliumjodid nur regional durchsetzen. In der Regel werden ausschließlich die zwölf Funktionsmittel nach Schüßler eingesetzt, da sie von den meisten Anwendern als vollkommen ausreichend angesehen werden.

Die Ergänzungsmittel	
Salz Nr. 13	Kalium arsenicosum (Kaliumarsenit)
Salz Nr. 14	Kalium bromatum (Kaliumbromid)
Salz Nr. 15	Kalium jodatum (Kaliumjodid)
Salz Nr. 16	Lithium chloratum (Lithiumchlorid)
Salz Nr. 17	Manganum sulfuricum (Mangansulfat)
Salz Nr. 18	Calcium sulfuratum (Kalziumsulfid)
Salz Nr. 19	Cuprum arsenicosum (Kupferarsenit)
Salz Nr. 20	Kalium-Aluminium sulfuricum (Kalium-Aluminiumsulfat)
Salz Nr. 21	Zincum chloratum (Zinkchlorid)
Salz Nr. 22	Calcium carbonicum (Kalk)
Salz Nr. 23	Natrium bicarbonicum (Natron)
Salz Nr. 24	Arsenum jodatum (Arsentrijodid)

Medizinischer Fortschritt

Dr. Schüßlers Heilmethode wird nunmehr seit über 130 Jahren erfolgreich eingesetzt, auch wenn es lange Zeit relativ ruhig um die Salze wurde. Fortschrittsgläubig richtete sich die ganze Aufmerksamkeit der Menschen auf die Erfolge der klassischen Schulmedizin. Und diese waren in den letzten 100 Jahren sehr beeindruckend. Seuchen wie die Cholera konnten in Deutschland vollständig ausgemerzt werden, niemand stirbt mehr an einer Blinddarmentzündung, durch Impfungen konnten Kinderlähmung und tödlich verlaufende Infektionskrankheiten nahezu ausgerottet werden. Mit modernster Technik und fundiertem medizinischem Wissen ist es möglich geworden, Herz, Niere und Leber zu

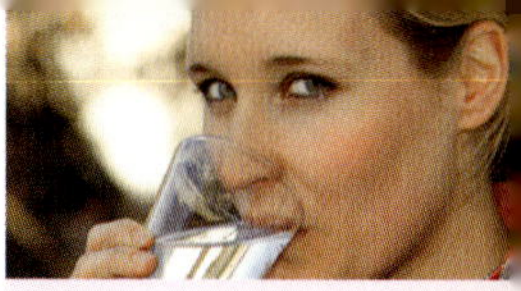

verpflanzen, den Aktivitäten des Gehirns auf die Spur zu kommen und Medikamente zu entwickeln, mit denen heute fast jede Erkrankung geheilt oder zumindest ihre Symptomlage beherrscht werden kann.

Reparaturmedizin und ihre Grenzen

Trotz der Fortschritte, die in der Medizin gemacht wurden, leiden viele Menschen an Beschwerden, die mit den üblichen medizinischen Methoden nur schlecht zu behandeln sind: Ein ständig aufgeblähter Bauch, Darmkrämpfe, Verstopfung, Menstruationsbeschwerden, Cellulite, Halsschmerzen, eine trockene juckende Haut, Kopfschmerzen, Haarschuppen, Haarausfall, verspannte Schultermuskeln, Rückenschmerzen, Mattigkeit, depressive Verstimmungen, Schlaflosigkeit oder überreizte Nerven lassen das, was man heute Lebensqualität nennt, erheblich sinken. Hier hat die klassische Schulmedizin sehr wenig zu bieten, denn als »Reparaturmedizin« kommt sie erst dann zum Einsatz und kann erst dann heilend eingesetzt werden, wenn eine klar definierte Krankheit auftritt. Allgemeinen körperlichen Beschwerden und Unwohlsein steht sie recht hilflos gegenüber.

Renaissance der Schüßler-Salze

Auf der Suche nach einer Lösung rückten in den letzten Jahren erneut die Mineralsalze und ihre Bedeutung für den Körper in den Vordergrund. Ohne Zweifel braucht der Körper Vitamine, um gesund zu sein und es zu bleiben. Weitaus wichtiger jedoch ist, dass sich der Mineralstoffhaushalt im Gleichgewicht befindet. Und so ist es nicht verwunderlich, dass sich immer mehr Menschen auf Schüßlers Salze besinnen und mit ihnen endlich die Heilung finden, die sie seit langem gesucht haben.

Die sanfte und wirksame Heilmethode hat zudem den Vorteil, dass sie sich sehr gut für die Selbstbehandlung eignet, da mit ihr keinerlei Risiken und Gefahren verbunden sind. Der Körper wird nicht durch synthetische Medikamente belastet, sondern erhält ausschließlich das, was er zum Gesundwerden benötigt.

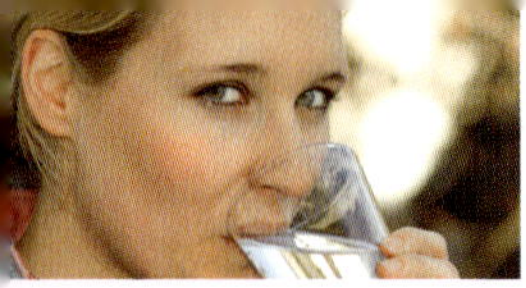

Selbstbehandlung kontra Spezialisierung

Viele Menschen setzen heute auf die Selbstbehandlung, weil sie nicht mehr bereit sind, bei Alltagsbeschwerden oder leichten Erkrankungen »mit Kanonen auf Spatzen zu schießen« und den hohen Preis zu bezahlen, den der medizinische Fortschritt von Patienten fordert: Spezialisierung und Entmenschlichung. Im modernen Gesundheitsbetrieb passiert es leider allzu häufig, dass der Patient auf einen »medizinischen Fall« reduziert wird, den es mit medizinischem Spezialwissen möglichst erfolgreich zu lösen gilt. Ihm wird Blut abgenommen und analysiert, er wird durchleuchtet, vermessen und gewogen, aufgeschnitten und zugenäht, ihm werden Medikamente verabreicht und Spritzen gesetzt, über ihn wird bestimmt, und er hat sich den Verordnungen zu beugen. Der Augenarzt kümmert sich um die Augen, der Internist um den Blutdruck, der Urologe um die Prostata und die Potenz, der Psychiater oder der Psychologe um den Gemüts- und Geisteszustand. Auf der Suche nach immer mehr Detailwissen ist der Mensch auseinander gefallen in seine Einzelteile, in Symptome, die einer Erkrankung und damit einem Spezialisten zugeordnet werden.

> Der Mensch ist mehr als die Summe seiner Teile. Was uns schon der Menschenverstand nahe legt, wird von wissenschaftlichen Studien immer wieder belegt: Körper, Geist und Seele hängen eng zusammen, wenn es um Krankheit und Gesundheit geht.

Erst in jüngster Zeit setzt sich bei Medizinern die Erkenntnis durch, dass der Mensch in vielen Fällen als »Gesamtsystem« erkrankt, dass Körper, Geist und Seele sehr eng zusammenspielen, wenn es um Krankheit und Gesundheit geht. Allerdings gibt es bisher nur sehr spärliche Ansätze, mit denen versucht wird, diese Erkenntnis in der Praxis umzusetzen.

Ganzheitliche Behandlung

Trotz allen Fortschritts, trotz Computer, Telefon, Auto und wandelnder Moden haben sich der menschliche Körper und seine Funktionsweise seit Tausenden von Jahren nicht verändert. Seine Bio-Programme wurden unverändert von Generation zu Generation weitergegeben, sodass Schüßlers Erkenntnisse bis heute nicht veraltet, sondern nach wie vor hochaktuell sind. Auch ist uns die Sehnsucht geblieben, als Mensch

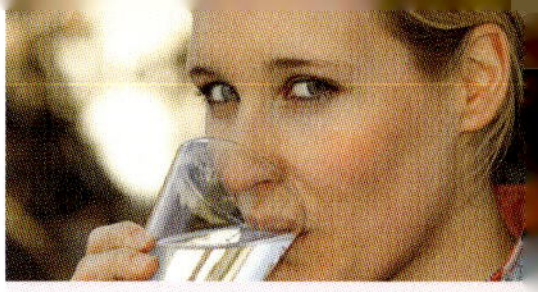

wahrgenommen zu werden – und dies ganz besonders, wenn eine Krankheit uns schwächt und hilflos macht. Ärzte wie Schüßler haben diese Kunst noch verstanden und eine Heilmethode praktiziert, die den ganzen Menschen als Einheit behandelt.

Und genau hierin liegt die große Stärke von Schüßlers Heilmethode und einer Selbstbehandlung mit Schüßler-Salzen. Auch ohne die Mithilfe eines Arztes ist es mit ihnen möglich, Alltagsbeschwerden und leichte Erkrankungen an der Basis zu heilen und damit wieder zu Gesundheit und Wohlbefinden von Körper, Geist und Seele zu gelangen.

> Schüßler-Salze sind eine ganzheitliche Heilmethode, mit der nicht einzelne Symptome behandelt werden, sondern die Ursache des »Übels« behoben wird.

Nachweis der Wirksamkeit

Wie zu Schüßlers Zeiten werden seine Salze auch heute vor allem durch Mundpropaganda verbreitet, indem zufriedene Patienten sie anderen Menschen weiterempfehlen. Und wie zu Schüßlers Zeit, wird die Wirksamkeit der Salze von den Schulmedizinern als »nicht nachgewiesen« eingestuft. Allerdings hat dies weniger mit ihrer tatsächlichen Wirksamkeit zu tun als vielmehr mit den schulmedizinischen Methoden, mit denen die Wirksamkeit eines Medikamentes nachgewiesen wird (vgl. Kasten, Seite 36). Diese Methoden setzen einen klar definierten Wirkstoff und Patienten voraus, die an festgelegten Symptomen leiden. Mit Schüßler-Salzen werden jedoch keine festgelegten Symptome behandelt, sondern der Mensch als Gesamtheit gesehen. Die Anzeichen eines Mangels dienen bei dieser Heilmethode dazu, zu erkennen, welches Salz fehlt, um es zu ergänzen und damit die Gesundheit wieder herzustellen.

Wissenschaftliche Forschung bestätigt Schüßlers Überzeugung

Obwohl die klassische Schulmedizin die Wirksamkeit der Schüßler-Salze nicht anerkennen will, hat sie – wenn auch unabsichtlich – dazu beigetragen, Schüßlers Hypothesen zu belegen. Dank moderner For-

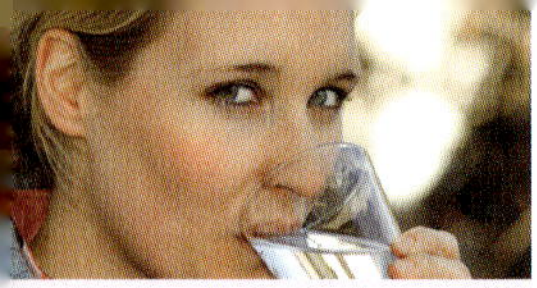

schung wissen wir heute sehr viel mehr über die Zellen, über ihre Funktion und Arbeitsweise. Wissenschaftlich ist eindeutig belegt, dass Mineralstoffe die Stoffe des Lebens sind, da ohne sie kein Leben möglich ist. Beispielsweise ist Magnesium für mehr als 300 verschiedene Stoffwechselprozesse in unserem Körper zuständig. Ohne Kalium und Natrium könnten keine Reize weiter geleitet werden, und wir wären bewegungs- und gefühllos. Ohne Eisen würden die Zellen ersticken, und ohne Kalzium wären unsere Knochen dünn wie Papier.

INFO

Klinische Studien zum Nachweis der Wirksamkeit

Um die Wirksamkeit eines Medikamentes nachzuweisen, müssen klinische Studien durchgeführt werden. An einer solchen Studie dürfen nur Patienten teilnehmen, die eine ganz bestimmte Erkrankung und klar definierte Symptome haben. Wird beispielsweise ein Medikament zur Blutdrucksenkung getestet, dürfen die Studienteilnehmer nur an Bluthochdruck und sonst an keiner weiteren Erkrankung leiden. Diese Patienten werden nun nach dem Zufallsprinzip in zwei Gruppen unterteilt, wobei eine Gruppe das zu prüfende Medikament (in der Medizin Verum genannt) und die andere Gruppe ein Scheinpräparat (Placebo) bekommt. Schneidet nach einer klar festgelegten Zeit, in der Regel vier bis acht Wochen, die Verumgruppe besser ab (z.B. der Blutdruck sinkt im Durchschnitt mehr) als die Placebo-Gruppe, wird davon ausgegangen, dass das Medikament wirksam ist.

In der Ärzteschaft umstritten

Viele Ärzte stehen dieser Form der Wirksamkeitsprüfung sehr kritisch gegenüber, weil es die Patienten, die in klinischen Studien aufgenommen werden, in ihrer täglichen Praxis so gut wie nie gibt. Sie wenden mit Recht ein, dass beispielsweise Menschen mit Bluthochdruck in der Regel nicht nur Bluthochdruck, sondern auch noch andere Erkrankungen hätten, sodass die Ergebnisse der klinischen Studien nur bedingt richtig seien.
Bisher hat man jedoch noch keine Form der Wirksamkeitsprüfung gefunden, mit der Wirkstoffe bei mehreren Symptomen oder unspezifischen Krankheiten getestet werden können.

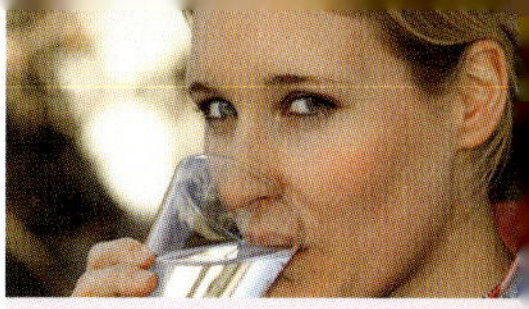

Mineralstoffe wirken an und in den Zellen

Was Schüßler durch seine Beobachtungen und aufgrund des damaligen Wissens lediglich vermuten konnte, ist heute längst bestätigt. Mineralstoffe sind für die Zellarbeit unentbehrlich, da sie direkt an und in den Zellen wichtige Aufgaben zu erfüllen haben. Damit sie das können, müssen sie in die Zellen hinein und wieder heraus gelangen. Dies geschieht folgendermaßen: Die Zellen werden ständig von Blut umströmt, das die gelösten Mineralstoffe mit sich führt. So gelangen sie direkt an die Zellwände und können durch spezielle Öffnungen in die Zelle schlüpfen. Manche werden sogar mithilfe eines speziellen Mechanismus wie der Kalium-Natrium-Pumpe ins Zellinnere transportiert.

Unbestritten und eindeutig bewiesen ist zudem, dass Mineralstoffe in der jeweilig notwendigen Menge vorhanden sein müssen, damit die Zell-, Organ- und Körperfunktionen reibungslos ablaufen können. Jeder Mineralstoffmangel kann daher zu erheblichen Gesundheitsbeschwerden bis hin zu schwerwiegenden Erkrankungen führen.

INFO

Mineralstoffe, die Garanten der Gesundheit

- Mineralstoffe sind essenziell, das heißt, sie sind für den Körper lebensnotwendig. In den meisten Fällen kann der Körper essenzielle Stoffe selbst herstellen. Dies trifft jedoch nicht auf die Mineralstoffe zu, sodass sie ständig über die Nahrung aufgenommen werden müssen.
- Mineralstoffe werden je nach Häufigkeit ihres Vorkommens in Mengenelemente oder Spurenelemente eingeteilt. Das mengenmäßige Vorhandensein eines Mineralstoffes sagt nichts über dessen Wichtigkeit aus, sondern nur darüber, wie viel oder wenig der Körper von diesem Salz benötigt.
- Eingebaut in Knochen, Gewebe und Zellen, gelöst in Blut, Lymphe, Zwischensubstanz und Zellflüssigkeit, erhalten Mineralstoffe die Funktion der Zellen, Organe und damit die Gesundheit.
- Fehlt ein Mineralstoff oder ist er nicht in ausreichender Menge vorhanden, zeigen sich die Folgen in einem »Mangel-Syndrom« mit ganz spezifischen Anzeichen.

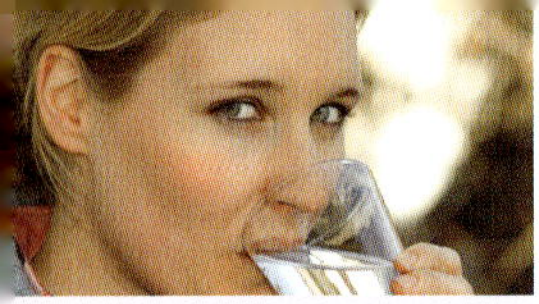

Wie wirken Schüßler-Salze?

Schüßler-Salze zielen darauf ab, die Gesundheit langfristig zu erhalten. Sie bekämpfen nicht einzelne Symptome, sondern entfalten ihre Wirksamkeit an der Basis für Gesundheit und Krankheit, an den Zellen. Hier »ersetzen sie, was fehlt« und greifen damit regulierend in den Stoffwechsel von Zellen ein.

Durch die feinstoffliche Aufbereitung mittels Potenzierung können Mineralsalze über die Schleimhäute direkt ins Blut gelangen und werden nicht vom Verdauungssystem vorzeitig ausgeschieden. Die Potenzierung hat zudem den Vorteil, dass Mineralstoffe in dieser Form vom Immunsystem und von den Reinigungstrupps des Blutes akzeptiert werden; dadurch können sie so lange im Blut zirkulieren, bis sie zu den Zellen gelangen, die sie benötigen.

Hier entfalten die Schüßler-Salze ihre Wirkung als Funktionsmittel sowohl an der Zellmembran, im Zellinneren und an der Zellmatrix. Sie beheben Störungen und Blockaden und wirken regulierend auf die Zellen ein, indem sie ihnen Impulse vermitteln, die dazu führen, dass Zellen wieder richtig arbeiten. Auf diese Weise regen Schüßler-Salze den Körper an, seine Selbstheilungskräfte zu aktivieren und von Grund auf wieder auszuheilen.

Können kleine Mineralstoffmengen wirken?

Schüßler-Salze wirken nach dem Prinzip »ersetzen, was fehlt«. Jedoch werden die Mineralsalze in so kleinen Dosierungen eingenommen, dass immer wieder die Frage auftritt, ob diese geringen Mengen überhaupt einen Mineralstoffmangel ausgleichen können.

Mangel hat in der Biochemie normalerweise nicht die Bedeutung von mengenmäßigem Mangel, sondern bezeichnet die Tatsache, dass nicht alle Zellen ausreichend mit einem Mineralstoff versorgt sind. Es handelt sich also vielmehr um eine »Verteilungsstörung«, die dazu führt, dass einzelne Zellen und Zellverbände nicht richtig arbeiten können. Diese Verteilungsstörung kann durchaus auch dann auftreten, wenn im Blut ausreichende Mineralstoffkonzentrationen beispielsweise von Eisen oder Magnesium vorhanden sind.

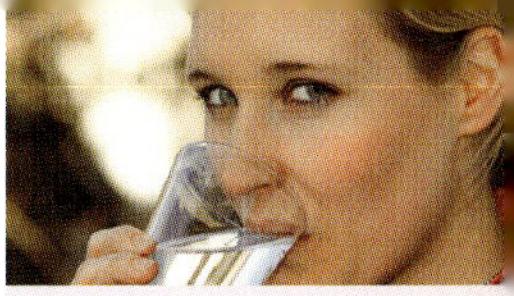

Eine Kurbel, die den Stoffwechsel in Gang bringt

Die Biochemie ist in erster Linie eine Regulationstherapie, die Verteilungsstörungen behebt. »Jedes biochemische Mittel muss so verdünnt werden, dass die Funktionen gesunder Zellen nicht gestört, vorhandene Funktionsstörungen aber ausgeglichen werden können,« erklärte Schüßler und machte damit die Aufgabe der Funktionsmittel deutlich: Sie gleichen nur bedingt einen mengenmäßigen Mineralstoffmangel aus, sondern stoßen die Zellaktivitäten an, sodass die über die Nahrung aufgenommenen Mineralstoffe ihre Zellfunktionen wieder besser erfüllen können und die Stoffwechselfunktionen wieder in Gang kommen. Damit wirken sie in etwa wie eine Kurbel, mit der früher ein Automotor angeworfen wurde, der dann von allein weiterlief. Einmal angekurbelt, können auch Stoffwechselvorgänge wieder reibungslos ablaufen, wodurch sich Heilung einstellt.

Selbst winzige Mengen sind überlebenswichtig

Schüßler-Salze sind jedoch durchaus in der Lage, auch einen mengenmäßigen Mangel zu beheben. Was bei der Mengendiskussion nämlich häufig vergessen wird: Mineralsalze können bereits in winzigen Mengen Funktionsstörungen hervorrufen oder beheben. Beispielsweise sind für die Übertragung eines Nervenimpulses Natriumionen notwendig, die mengenmäßig etwa der Potenz D18 entsprechen. Salz Nr. 8 Natrium chloratum wird in der Potenz D6 eingenommen, sodass es ohne Probleme in der Lage ist, auch einen mengenmäßigen Mangel auszugleichen.

INFO

Was versteht man eigentlich unter Stoffwechsel?

In diesem Buch werden Sie immer wieder auf die Begriffe »Stoffwechsel« und »Stoffwechselstörungen« stoßen. Und dies mit gutem Grund, weil Schüßler-Salze hier ihre Wirksamkeit entfalten. Damit können sie die Gesundheit von Grund auf verbessern und Erkrankungen an der »Basis«, nämlich an den Zellen beheben.

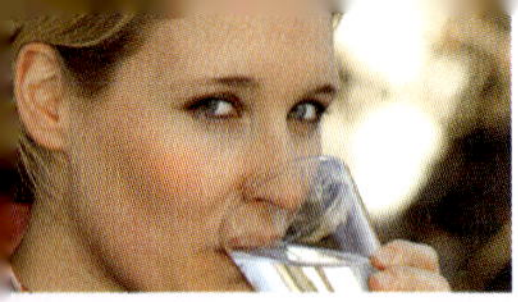

INFO

Verdauung zerlegt die Nahrung in ihre Einzelbestandteile

Im Körper gibt es drei große Funktionssysteme, die eng miteinander korreliert sind: Atmung, Verdauung und Stoffwechsel.
Im Verdauungsprozess wird die aufgenommene Nahrung auf mechanischem (Kauen) und chemischem (mit Hilfe von Enzymen) Weg im Magen-Darm-Trakt in ihre kleinsten Bestandteile zerlegt. So werden aus Kohlenhydraten Glukosemoleküle und aus Eiweiß Aminosäuren. Nur diese Einzelteile können durch die Darmwand ins Blut gelangen.

Stoffwechsel verändert diese Teile

Die Aufspaltung der Nahrung im Rahmen der Verdauung reicht aber noch nicht aus, sie muss im »inneren System« noch weiter verarbeitet werden. Diese Verarbeitung der kleinsten Nahrungsbestandteile nennt man Stoffwechsel, weil ein Stoff von einer Form in eine andere »wechselt« – und zwar in und an den Zellen.
Das Wechseln der Form eines Stoffes lässt sich recht gut mit einem Holzofen vergleichen. Während der Verbrennung im Ofen verändert das Holz seine Form und seinen Energiegehalt: Es wird zu Asche und gibt Wärme ab. Auch wenn der Stoffwechsel des Körpers viel komplizierter ist und viele Hormone, Mineralstoffe, Enzyme und Botenstoffe mitwirken, funktioniert beispielsweise der Glukosestoffwechsel fast genauso. In den Zellen befinden sich nämlich kleine »Öfen«, in denen die Glukosemoleküle »verbrannt« werden. Der »Stoff« Glukose wechselt seine Form und wird zu Bewegungsenergie und Abfallstoffen.

Viele Stoffe werden verarbeitet und wechseln die Form

Auf der Ebene der Zellen gibt es sehr viele verschiedene Stoffwechselvorgänge. Sie werden jeweils nach dem Ausgangsstoff benannt, der in andere Formen »wechselt«, da die Endprodukte oft sehr vielseitig sind. Beim Fettstoffwechsel werden die kleinsten Bestandteile von Fetten u. a. in Energie umgewandelt, beim Eiweißstoffwechsel werden die kleinsten Teile der Eiweiße, die Aminosäuren, u. a. in körpereigenes Eiweiß umgebaut und beim Zellstoffwechsel werden u. a. Nervenimpulse in Muskelarbeit umgesetzt. Für diese vielen Umwandlungsprozesse sind Mineralstoffe unverzichtbar.

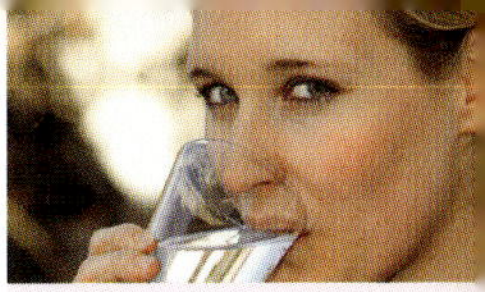

Mangel im Überfluss?

Obwohl heute eine Vielzahl an Lebensmitteln zur Verfügung steht, ernähren sich die meisten Menschen zu einseitig, machen Diäten oder essen hauptsächlich Nahrungsmittel mit wenig oder gar keinem Mineralstoffgehalt.

Dass es Mitte des 19. Jahrhunderts Mangelerscheinungen gab, lässt sich leicht nachvollziehen, da weite Kreise der Bevölkerung nicht ausreichend zu essen hatten. Zudem war im Winter die Ernährung meist sehr einseitig. In der heutigen Zeit muss hingegen niemand mehr hungern, und wir können jederzeit frisches Obst und Gemüse, Fisch und Fleisch essen, sodass unser Mineralstoffhaushalt eigentlich ausgeglichen sein müsste. Das ist er aber nicht. Und deshalb leiden so viele Menschen in unserer Überflussgesellschaft an einer Vielzahl von Beschwerden und Erkrankungen, die von Mineralstoff-Mangel verursacht werden.

Einseitige Ernährung führt zu Mineralstoffmangel

Nicht die Menge, die man isst, entscheidet über die Mineralstoffzufuhr, denn die Deutschen essen viel, sogar viel zu viel, aber zu fett und zu süß – und damit zu kalorienreich und mineralstoffarm. Diese einseitige Ernährung macht nicht nur dick (rund die Hälfte der Deutschen hat Übergewicht), sondern führt vor allem zu Störungen im Säure-Basen-Haushalt, die der Körper ständig ausgleichen muss, um nicht zu übersäuern und dadurch krank zu werden. Eine wichtige Aufgabe der Mineralstoffe ist, den Säure-Basen-Haushalt im Gleichgewicht zu halten; aus diesem Grund werden sie bei einseitiger Ernährung in weit größeren Mengen benötigt und verarbeitet als bei einer ausgewogenen Ernährung.

Obwohl also viel gegessen wird, stehen dem Körper oft nicht genügend Mineralstoffe zur Verfügung, einfach deshalb, weil er für diese Form der Ernährung mehr bräuchte. Da aber gleichzeitig über die Nahrung zu wenig und oft gar keine Mineralstoffe aufgenommen werden, greift der Körper so lange auf seine Reserven zurück, wie es nur irgendwie geht, um aktuelle Mangelsituationen auszugleichen. Doch irgendwann kommt, was kommen muss: Die Reserven sind erschöpft, und das Fehlen des Mineralstoffes macht sich mit Infektionsanfälligkeit, leichteren Beschwerden und sogar schwereren Krankheiten bemerkbar.

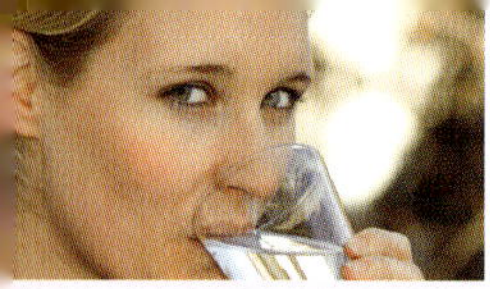

Diäten verstärken den Mineralstoffmangel

Während auf der einen Seite zu viel vom Falschen gegessen wird, wird auf der anderen Seite den Pfunden mit Diäten und starrem Blick auf Kilokalorien zu Leibe gerückt – und zwar meist genauso einseitig. Mit dem Effekt, dass die Pfunde zwar kurzfristig schwinden, der vorhandene Mineralstoffmangel jedoch noch verstärkt wird. Die Folge: Der Körper übersäuert und verschlackt, weil die Mineralstoffe fehlen, die ausgleichend und reinigend wirken. Und das Gewicht sinkt trotz Hungerkur nicht weiter, weil die Stoffwechselakteure, die Mineralstoffe, fehlen und dadurch natürlich auch ihrer Aufgabe nicht mehr nachkommen können. Da sich die meisten Menschen nach einer Diät wieder im alten Stil ernähren, schaukelt sich der Mineralstoffmangel höher und höher. Trotz Nahrungsüberangebot herrscht im Körper ein immer größerer Mangel an Mineralstoffen und macht die Menschen krank, schlapp und depressiv.

> Es kommt nicht darauf an, wie viel gegessen wird, sondern darauf, was gegessen wird. Die heute übliche einseitige Ernährung und industriell gefertigte Nahrungsmittel führen trotz Nahrungsmittelüberfluss zum Mineralstoffmangel.

Nahrungsmittel ohne Stoffe für die Gesundheit

Doch nicht nur die einseitige Ernährung, sondern auch viele Nahrungsmittel sind für den weit verbreiteten Mineralstoffmangel in unserer Überflussgesellschaft verantwortlich. Erdbeeren im Dezember, Kiwis aus Neuseeland, Sauce aus Tüten und Pizza aus der Tiefkühltruhe: Es ist so einfach geworden, sich schnell und bequem und unabhängig von der vorherrschenden Jahreszeit zu ernähren. Unreif geerntetes, in Monokulturen hochgezogenes Obst und Gemüse sowie industriell gefertigte, denaturalisierte Nahrungsmittel haben zwar einen Sättigungswert, aber in ihnen ist meist nichts mehr enthalten, was der Körper benötigt, um gesund zu bleiben.

Mineralstoffräuber: moderne Lebensbedingungen

Stress, Umweltschadstoffe, Strahlenbelastung, Konservierungsmittel, Zigaretten, Alkohol, Kaffee und Bewegungsmangel gehören zu un-

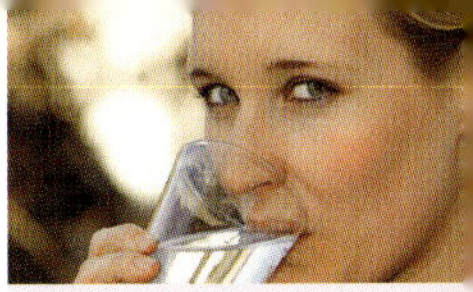

serem modernen Leben genauso selbstverständlich dazu wie das Einatmen von Autoabgasen. Selbst wenn wir es wollten: Es ist fast unmöglich geworden, sich diesen Belastungen zu entziehen. Diese ganzen Giftstoffe kann der Körper jedoch nicht verwerten. Im Idealfall scheidet er sie aus. Doch hierfür werden erhöhte Mengen an Mineralstoffen benötigt, weil die Zellen besonders aktiv sein müssen.
Werden – wie mit der heutigen Ernährung üblich – zu wenig Mineralstoffe aufgenommen, können die Giftstoffe nicht mehr ausgeschieden, sondern müssen im Bindegewebe eingelagert werden. Selbst hier könnten Mineralstoffe noch eingreifen und entgiftend wirken, aber eben nur dann, wenn sie in ausreichenden Mengen vorhanden sind. Und genau das ist in unserer heutigen westlichen Industriegesellschaft nicht der Fall. Anstatt den Mehrbedarf durch eine entsprechende Ernährung aufzufangen, wird die Mangelsituation mit einer mineralstoffarmen Ernährung noch unterstützt.

Habe ich Mineralstoffmangel?

Leiden die Zellen unter einem Mineralstoffmangel, zeigt sich das nicht an einem einzelnen Symptom: Mineralstoffmangel macht sich grundlegend und überall bemerkbar. Etwa so, als wenn im Winter das Heizöl ausgeht und dadurch die Heizung ausfällt. Das Haus verändert sich nicht, aber überall sind die »Symptome« der fehlenden Heizung zu spüren: Es ist im ganzen Haus kalt, und warmes Wasser gibt es auch nicht.
In ähnlicher Weise beeinflusst ein Mineralstoffmangel alle Systeme im Organismus. Er tritt nicht als einzelnes Symptom auf, sondern drückt sich in vielen – und für jeden Mineralstoff typischen – körperlichen, geistigen und seelischen Beschwerden und Erkrankungen aus, die zusammen betrach tet das Erscheinungsbild eines Mangels ergeben. So wie aus vielen einzelnen Puzzleteilen das Bild einer Landschaft, eines Hauses oder eines Tieres entsteht, so entsteht durch das Zusammenfügen von Mangelzeichen das Bild des Salzes, das im Körper fehlt. (In Kapitel 2 werden in den Porträts der einzelnen Salze alle wichtigen Anzeichen vorgestellt.)

> »Der Mensch ist gesund, wenn alle zwölf Lebenssalze in der richtigen Menge am richtigen Ort sind.«
> *Dr. Heinrich Wilhelm Schüßler*

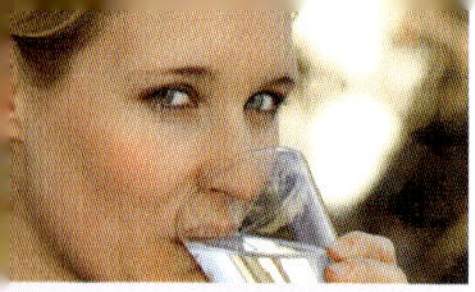

Typische Beschwerdebilder weisen den Weg

An einem solchen »Beschwerdebild« lässt sich ein Mineralstoffmangel sehr gut erkennen. Ein einzelnes Symptom, beispielsweise Kopfschmerzen, reicht hingegen nicht aus, weil Kopfschmerzen mit vielen Salzen behandelt werden könnten. Allerdings kann die Behandlung nur dann erfolgreich sein, wenn das richtige Salz eingesetzt und dadurch der tatsächlich vorhandene Mangel beseitigt wird. Um bei dem Beispiel der Heizung zu bleiben: Warm wird es erst dann wieder, wenn der richtige Brennstoff aufgefüllt wird. Setzt man für eine Ölheizung Kohlen oder Ferngas ein, bleibt es hingegen kalt, weil der falsche »Stoff« nicht verwertet werden kann.

Mit etwas detektivischem Spürsinn und den in Kapitel 2 ausführlich dargestellten Anzeichen ist es jedoch für jeden möglich, das richtige Schüßler-Salz auszuwählen und damit dem Körper wieder das zu geben, was ihm fehlt. Angst vor Verwechslungen müssen Sie dabei nicht haben. Wird das falsche Salz eingesetzt, bemerken Sie es daran, dass es nicht wirkt. Ansonsten hat dies keinerlei unerwünschte Wirkungen. Wird hingegen das richtige Salz eingenommen, tritt eine grundlegende Heilung ein, die Körper, Geist und Seele mit einschließt. Denn alle Symptome, die durch den jeweiligen Mineralstoffmangel auftraten, werden durch die Einnahme des Schüßler-Salzes geheilt.

INFO

Mineralstoffpräparate helfen bedingt

Eine gängige Methode, einen Mineralstoffmangel auszugleichen, ist, den Mineralstoff in hoher Dosierung durch spezielle Präparate zuzuführen. Das lässt zwar den Mineralstoffgehalt im Blut wie gewünscht ansteigen, sagt aber nichts darüber aus, ob die Zellen ausreichend versorgt sind. Die nicht potenzierten Mineralien der Präparate können zudem nur schwer vom Darm ins Blut gelangen und werden oft von den Nieren ausgeschieden, bevor sie ihre Wirksamkeit voll entfalten können. Diese Effekte bleiben bei Schüßler-Salzen aus, da sie vom Blut genau zu den Zellen gebracht werden, die unter einem Mangel leiden. Hier können sie den Mangel ausgleichen und die Zellen anregen, wieder reibungslos zu arbeiten.

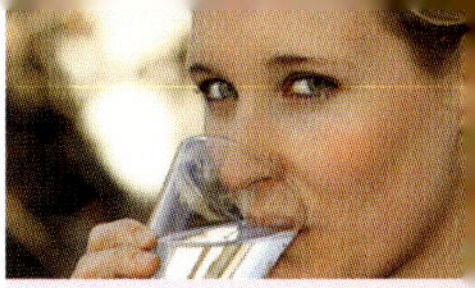

Schüßler-Salze sind sicher

Während Sie Schüßler-Salze einnehmen, sollten Sie mindestens zwei Liter (kalorienfreie) Flüssigkeit über den Tag verteilt trinken, damit überflüssige Mineralien gut ausgeschieden werden können.

Schüßler-Salze sind nahezu ideal für die Selbstbehandlung. Sie können auf eine lange Tradition und auf fundiertes Erfahrungswissen zurückgreifen. Ihre Wirksamkeit wurde immer wieder bestätigt. Und sie sind sicher, denn von ihnen sind bis jetzt keine Nebenwirkungen oder Risiken bekannt. Selbst wenn ein »falsches« Salz eingenommen wird, schadet es nicht, denn es wirkt einfach nicht – weder zum Guten noch zum Schlechten. Auch bei Überdosierungen besteht keine Gefahr für Leib und Leben. Da die Salze natürlicherweise im Körper vorkommen, werden die Mineralien, die zu viel eingenommen wurden, einfach wieder ausgeschieden.

Achtung: Milchzucker ist nicht jedermanns Sache

Nicht die Salze selbst, sondern der Milchzucker verursacht bei manchen Menschen Beschwerden. So kann Milchzucker bei Einnahme einer sehr hohen Tablettenanzahl eine abführende Wirkung haben. Er ist auch dafür verantwortlich, dass Menschen mit einer Laktoseintoleranz einige Besonderheiten bei der Einnahme der Tabletten beachten müssen (vgl. Seite 49). Diese sollten auch Menschen berücksichtigen, die an Zöliakie (Glutenunverträglichkeit) oder Diabetes leiden, um sich auf der sicheren Seite zu befinden.

Mit jeder Therapie kombinierbar: Schüßler-Salze

Wechselwirkungen mit anderen Medikamenten oder homöopathischen Mitteln wurden bisher bei Schüßler-Salzen nicht beobachtet. Sie können also gleichzeitig zu jeder anderen medizinischen oder alternativmedizinischen Behandlungsmethode eingenommen werden. Vielfach verstärken, unterstützen oder ergänzen die Schüßler-Salze sogar eine andere Therapie. Darüber hinaus können sie die Belastungen, die durch die Einnahme von synthetischen Medikamenten entstehen, mildern und in vielen Fällen ganz beseitigen.

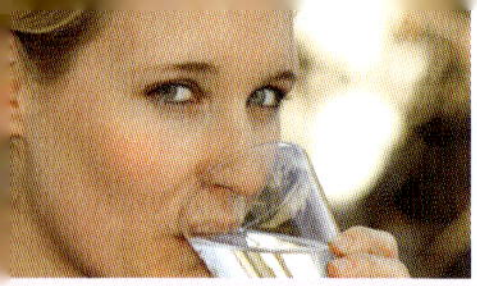

INFO

Sicher ist sicher!

Auch wenn Schüßler-Salze von jedem eingenommen werden können und sogar Säuglinge, alte Menschen und Schwangere von ihnen gefahrlos profitieren, sollten Risikogruppen sich besonders absichern:

- Menschen, die an einer Störung der Nierenfunktion leiden, sollten Schüßler-Salze nur nach Rücksprache mit dem Arzt nehmen.
- Wer in ärztlicher Behandlung ist, sollte den Arzt darüber informieren, wenn Schüßler-Salze eingenommen werden.
- Bei Laktoseintoleranz und bei Zöliakie sollten Schüßler-Salze nicht in Tablettenform eingenommen werden.
- Menschen mit Herz-Kreislauf-Erkrankungen sollten eine Schüßler-Salz-Behandlung mit ihrem Arzt besprechen.
- Wer unter Bluthochdruck leidet und Kalziumantagonisten einnimmt, muss unbedingt mit dem Arzt abklären, welche Schüßler-Salze eingenommen werden können.
- Diabetiker sollten ebenfalls mit ihrem Arzt sprechen, wenn sie Schüßler-Salze einnehmen wollen.

Wann ist eine Behandlung mit Schüßler-Salzen sinnvoll?

Die ganzheitliche Heilmethode nach Dr. Schüßler ist keine »Reparaturmedizin«. Sie wirkt nicht erst dann, wenn bereits eine Krankheit ausgebrochen ist. Eine ihrer Stärken ist, dass mit der Einnahme der Salze Beschwerden und Erkrankungen sehr wirkungsvoll verhindert werden können, weil ein Mineralstoffmangel erst gar nicht entsteht.

Doch auch Beschwerden, die auf einen lang anhaltenden Mineralstoffmangel hinweisen, lassen sich mit den Schüßler-Salzen effektiv behandeln. Durch die Einnahme der Salze wird einerseits der Mangel behoben, andererseits sind sie in der Lage, unwillig arbeitende Zellen wieder dazu zu aktivieren, ihre Arbeit erneut reibungslos aufzunehmen.

Und last but not least können die Salze zur Behandlung von akuten Erkrankungen eingesetzt werden, da sie den Heilungsprozess anstoßen, fördern und unterstützen.

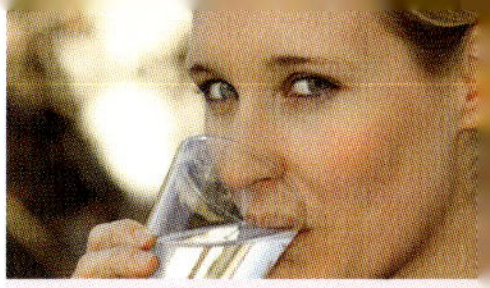

Vorbeugend eingenommen bleiben Sie gesund

»Vorbeugen ist besser als heilen.« Ein Satz, der häufig zitiert – und selten beherzigt wird. Mit Hilfe der Schüßler-Salze ist es jedoch sehr einfach, Mangelerscheinungen vorzubeugen und damit die eigene Gesundheit zu erhalten. Doch auch hier sollte man nicht zu viel des Guten tun und alle zwölf Salze gleichzeitig einsetzen. Dies wäre sinnlos und über einen längeren Zeitraum hinweg betrachtet auch zu lästig.
Wer die Lebenssalze vorbeugend einnehmen möchte, sollte sich zunächst überlegen, in welchen Bereichen er einer besonderen Belastung ausgesetzt ist und wodurch besonders viel Mineralstoffe »verbraucht« werden. So sollten Menschen, die viel an Bildschirmen arbeiten oder oft fernsehen, Salz Nr. 1 oder Nr. 7 vorbeugend einnehmen. Hungergefühle, die kurz nach dem Essen auftreten, können hingegen ein erstes Anzeichen dafür sein, dass dem Körper Kalium phosphoricum fehlt.

INFO

Vorbeugen: So wählen Sie das richtige Salz

Jeder Mensch kennt seine Lebenssituation und die Belastungen, denen er ausgesetzt ist, selbst am besten. Zur Auswahl des richtigen Lebenssalzes, das Sie für die Erhaltung Ihrer Gesundheit und Ihres Wohlbefindens einsetzen können, geben Ihnen die Salzporträts ab Seite 72 sinnvolle Hilfestellungen. Hier werden die Hauptaufgaben und die Wirkung/Funktion der einzelnen Salze vorgestellt, sodass Sie leicht erkennen können, welches Salz für Ihre individuellen Bedürfnisse am besten geeignet ist.

Heilung von Beschwerden und Erkrankungen

Grundsätzlich muss unterschieden werden in akute und länger vorliegende, chronische Beschwerden. Diese Unterteilung ist sehr wichtig, da sie für die Behandlungsstrategien ausschlaggebend ist und Auswirkungen auf Dosierung und Einnahmedauer der Schüßler-Salze hat.
Unter akuten Beschwerden versteht man Symptome und Erkrankungen, die schnell oder plötzlich auftreten und sich mit starken »akuten« Beschwerden bemerkbar machen. Hierzu gehören Verletzungen

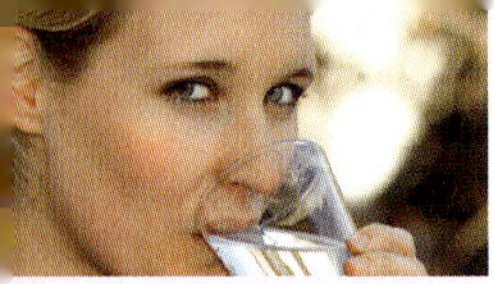

der Haut, ein Migräneanfall, ein Muskelkrampf oder eine Mittelohrentzündung, um nur einige Beispiele zu nennen.
Chronische Erkrankungen und Beschwerden entwickeln sich hingegen sehr langsam, oft über Jahre hinweg. Zunächst werden sie nicht bemerkt, da der Körper über viele Kompensationsmechanismen verfügt. Doch je länger ein Salzmangel vorliegt, desto stärker macht sich die Mangelsituation im ganzen Organismus bemerkbar. Zunächst treten die Mangelerscheinungen im Gesicht und auf der körperlichen und psychischen Ebene nur schwach auf, sodass sie noch recht gut ignoriert werden können. Wird jetzt jedoch nicht gehandelt, werden die Beschwerden immer deutlicher, bis sie sich schließlich zu einer ernsthaften Erkrankung ausweiten können.

Einnahme: Salze als Tabletten

Zur inneren Anwendung werden Schüßler-Salze in Form von kleinen weißen Tabletten eingenommen. Diese dürfen auf keinen Fall wie »normale« Tabletten geschluckt, sondern müssen so lange im Mund behalten werden, bis sie zerfallen. Nur so können die Mineralstoffe über die Mund- und Rachenschleimhaut direkt in den Blutkreislauf gelangen. Vom Blut werden sie dann genau zu den Zellen transportiert, die unter dem jeweiligen Mineralstoffmangel leiden.
Am intensivsten ist die Mineralstoffaufnahme, wenn man die Tabletten einzeln im Mund zergehen lässt. Bei Bedarf können jedoch auch mehrere Tabletten eines Salzes gleichzeitig eingenommen werden, um die Wirksamkeit insgesamt zu steigern.

Schüßler-Salze niemals wie »normale« Tabletten schlucken, weil sie dann nicht wirken können. Einerseits würden die Mineralstoffe von der Magensäure zerstört, andererseits könnten sie aus dem Verdauungssystem nicht ins Blut gelangen, sondern würden ungenutzt ausgeschieden.

Die »Heiße Sieben« ...

Zwar kann auch das Salz Nr. 7 Magnesium phosphoricum in Tablettenform eingenommen werden, doch wirkt das Salz besonders gut, wenn die Tabletten in zuvor gekochtem Wasser aufgelöst werden. Dazu das Wasser kurz aufkochen und 1 bis 2 Minuten ruhen lassen. Geben Sie 10 Tabletten des Salz Nr. 7 in eine Tasse und gießen Sie das

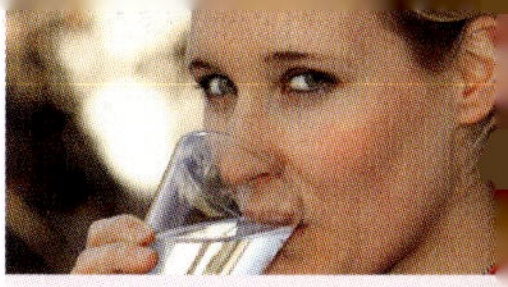

Wasser darüber. Mit einem Holz-, Glas- oder Keramiklöffel umrühren und die »Heiße Sieben« in kleinen Schlückchen, die möglichst gekaut werden sollten, langsam trinken. Je länger die Flüssigkeit im Mund verweilt, umso mehr Mineralstoffe können über die Schleimhäute ins Blut gelangen. Bei akuten Schmerzen und Krämpfen kann dieser Drink mehrmals täglich eingenommen werden. Ansonsten empfiehlt es sich, ihn abends zu trinken und damit seine entspannende und Schlaf fördernde Wirkung zu nutzen.

Achtung: Rühren Sie weder die »Heiße Sieben« noch andere Mineralstoffdrinks mit einem Löffel aus Metall um, sondern verwenden Sie stets einen Holz-, Glas- oder Keramiklöffel.

... und selbst gemachte Mineralstoffdrinks

Schüßler-Salze werden oft in größeren Mengen eingenommen, vor allem dann, wenn akute Beschwerden vorliegen oder verschiedene Lebenssalze gemeinsam eingesetzt werden. In solchen und ähnlichen Fällen wird das Lutschen der Tabletten lästig und mühsam. Zum Glück muss dies nicht sein, weil alle biochemischen Funktionsmittel in gleicher Weise wie die »Heiße Sieben« eingenommen werden können. Während Salz Nr. 7 ausschließlich in der heißen Variante eingesetzt wird, können alle anderen Salze auch in lauwarmem oder kaltem Wasser aufgelöst und kauend getrunken werden.

Strategie bei Laktose-Unverträglichkeit

Da die Mineralsalze mit Milchzucker potenziert werden, um in genau der richtigen Menge an ihren Wirkungsort zu gelangen, sollten Menschen mit einer Laktose-Unverträglichkeit (Milchzucker-Unverträglichkeit) keine Tabletten einnehmen. Auch wenn eine größere Anzahl von Tabletten eingesetzt wird, kann der Milchzucker bei hierfür empfindlichen Menschen zu Durchfällen und Bauchkrämpfen führen.

Doch deshalb muss man nicht auf Schüßler-Salze verzichten, denn diese Problematik kann mit einem einfachen Trick umgangen werden: Bereiten Sie sich wie oben beschrieben einen Mineralstoffdrink zu und lassen Sie diesen einige Minuten stehen. Da der Milchzucker recht schwer ist, setzt er sich am Boden der Tasse ab. Nun kann der Drink in

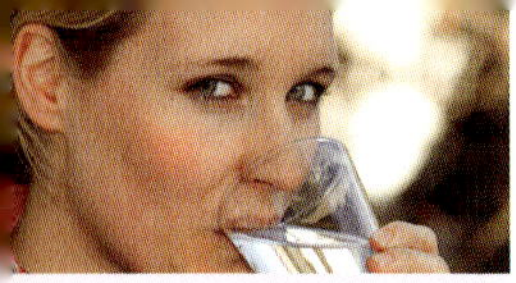

kleinen Schlucken kauend getrunken werden. Man sollte jedoch darauf achten, dass der Milchzuckersatz in der Tasse verbleibt, und diesen am Schluss nicht trinken, sondern ausschütten.

INFO

Wichtig für Diabetiker

Nicht die Salze, aber der Milchzucker hat natürlich auch einige Broteinheiten, die Diabetiker beachten sollten. 50 Tabletten entsprechen ungefähr einer BE.

Wie viele Salze können gleichzeitig eingenommen werden?

Die Einnahme eines bestimmten Salzes ist für die Prävention und Behandlung eines Mangels ausreichend. Fehlen dem Körper hingegen mehrere Mineralsalze, können auch verschiedene biochemische Funktionsmittel gleichzeitig eingenommen werden. Wie viele unterschiedliche Salze gleichzeitig eingesetzt werden sollten, darüber herrscht unter den Fachleuten bisher Uneinigkeit. Manche sehen die Obergrenze bei drei verschiedenen Mineralsalzen, andere wiederum machen gute Erfahrungen, indem sie bis zu sechs unterschiedliche Schüßler-Salze gleichzeitig heranziehen.

Schüßler selbst behandelte seine Patienten immer nur mit einem Salz, auch dann, wenn er vermutete, dass mehrere Mineralstoffe fehlen. Das hat seinen Grund: Erst wenn die Symptome eines dominanten Mineralstoffmangels abklingen, treten die Symptome eines weniger dominanten Mangels klar hervor, sodass leichter erkennbar wird, welches Salz als nächstes eingenommen werden sollte. Dieses »scheibchenweise« Vorgehen bringt mehr Sicherheit bei der Auswahl des Mittels.

Wann sollten Schüßler-Salze eingenommen werden?

Die Einnahme sollte niemals zusammen mit dem Essen erfolgen, denn zu diesem Zeitpunkt ist der Körper vollauf damit beschäftigt, die Nah-

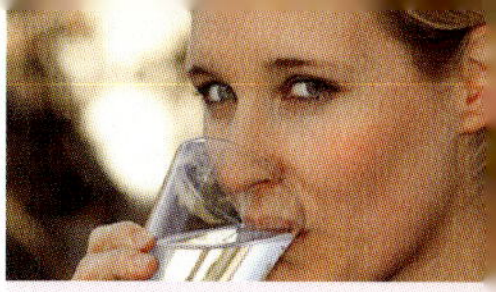

rung zu verdauen und ihre kleinsten Bestandteile ins Blut zu transportieren. Daher ist es wichtig, dass zwischen der Tabletteneinnahme und der Nahrungsaufnahme mindestens eine halbe bis eine Stunde vergangen ist. Ansonsten können Sie den Zeitpunkt, zu dem Sie Ihre Schüßler-Salze einnehmen, frei wählen. Da einige Salze zu unterschiedlichen Tageszeiten stärker oder schwächer wirken, empfiehlt es sich, dies bei der Salzeinnahme zu berücksichtigen. Ein Muss ist es hingegen nicht, weil die Salze zu jeder Tageszeit wirksam sind.

Dosierung und Einnahmedauer der Lebenssalze

Wie viele Tabletten eines Salzes, wie oft am Tag und über welchen Zeitraum hinweg eingenommen werden müssen, richtet sich danach, ob die Beschwerden akut oder chronisch sind – und danach, wie schwer sie ausgeprägt sind.
Als Faustregel kann man sich merken:

- Je akuter und ausgeprägter Beschwerden sind, umso mehr Tabletten sollten in sehr kurzen Abständen eingenommen werden – und umso kürzer ist die Einnahmedauer.
- Je länger die Beschwerden vorliegen und je langsamer sie sich entwickelt haben, umso länger dauert es, bis die Beschwerden wieder abklingen. Es bringt nichts, diese »Rückentwicklung« mit einer hohen Anzahl an Tabletten beschleunigen zu wollen, denn darauf spricht der Organismus bei chronischen Beschwerden nicht an. Sinnvoll ist nur, ein Schüßler-Salz in kleiner Tablettenanzahl, dafür aber über sehr lange Zeit einzunehmen.

Dosierung bei vorbeugender Einnahme

Um einem Mineralstoffmangel vorzubeugen, wird allgemein empfohlen, das entsprechende Salz dreimal täglich einzunehmen. Manche Empfehlungen gehen dahin, morgens, mittags und abends jeweils eine Tablette zu lutschen, andere wiederum sprechen sich dafür aus, dass es

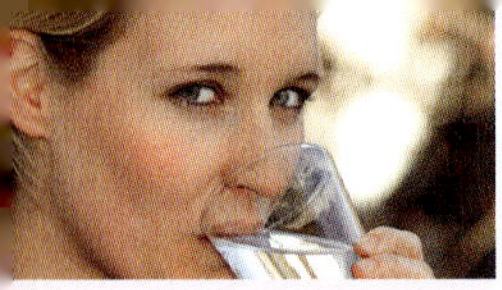

besser sei, wenn Erwachsene zu diesen Zeitpunkten jeweils zwei oder sogar drei Tabletten lutschen würden. Was nun stimmt, ist schwer zu sagen, da diese Angaben immer auf Erfahrungswerten beruhen und Menschen und ihre Lebenssituationen nun mal nicht alle gleich sind. In diesem Buch finden Sie »Mittelwerte«, an denen Sie sich gut orientieren und Ihren persönlichen Bedarf anpassen können.

Um gesund zu bleiben und einem Mineralstoffmangel vorzubeugen sollten:

Erwachsene: 4–6 Tabletten
Kinder von 6–12 Jahren: 3–4 Tabletten
Kinder unter 6 Jahren: 1–2 Tabletten
am Tag lutschen.

Die Tabletten sollten nicht auf einmal eingenommen, sondern auf die Einnahmezeiten vormittags, mittags und abends verteilt werden. Einen genauen Einnahmezeitpunkt müssen Sie jedoch nicht beachten, Sie können die Einnahme recht flexibel gestalten. Sollten Sie einmal die Tabletten vergessen, entstehen dadurch keine negativen Konsequenzen. Fahren Sie einfach mit der gewohnten Einnahme fort.

Dauer bei vorbeugender Einnahme

Die Einnahmedauer können Sie recht flexibel gestalten. Manchmal reichen schon zwei bis drei Wochen aus, damit die Zellen wieder ordentlich arbeiten können. Eine Salzeinnahme von vier bis sechs Wochen ist jedoch empfehlenswerter, da hiermit individuelle Schwankungen sicherer ausgeglichen werden können.
Wie lange Sie keine Salze mehr einnehmen wollen, können Sie frei entscheiden. Die Einnahme von Schüßler-Salzen kann nämlich jederzeit beendet und wieder aufgenommen werden, ohne dass man irgendetwas dabei beachten muss. Es ist lediglich notwendig, sie über einen gewissen Zeitraum hinweg regelmäßig einzunehmen, damit sie ihre Wirksamkeit entfalten können. Deshalb hat es keinen Sinn, hin und wieder eine einzelne Tablette einzunehmen.

Sie können Ihre Entscheidung, ob Sie drei, vier oder sechs Tabletten einnehmen, am besten am Grad Ihrer jeweiligen Belastung ausrichten. Bei niedriger Belastung reichen weniger Tabletten, bei höherer sollten mehr Tabletten gelutscht werden.

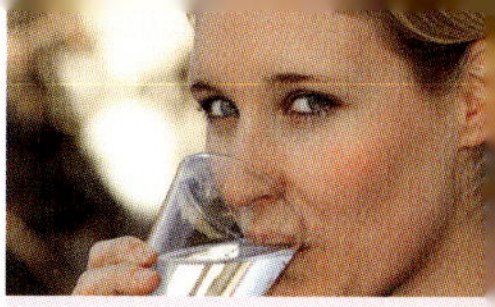

Dosierung bei akuten Erkrankungen und Beschwerden

Bei akuten Erkrankungen mit mittleren Beschwerden kann allgemein folgende Strategie angewendet werden: Lassen Sie anfangs alle fünf bis zehn Minuten, später viertel- bis halbstündlich 1 bis 2 Tabletten auf der Zunge zergehen. Kinder unter 12 Jahren nehmen ein- bis zweistündlich 1 Tablette ein. Jeweils so lange, bis die akuten Beschwerden abgeklungen sind, was meist bereits nach wenigen Stunden der Fall ist. Danach wird die Behandlung mit der Einnahme von 3 bis 4 Tabletten am Tag fortgesetzt. Oft reicht dies bei stärkeren akuten Zuständen nicht aus. Deshalb sollte man sich an der Faustregel orientieren:

1. So schnell wie möglich mit der Einnahme beginnen,
2. Je ausgeprägter die Symptome sind, umso mehr Tabletten sollten gleichzeitig eingenommen werden und umso kürzer sind die Abstände zu wählen, in denen die Tabletten eingenommen werden.

Bei Blutarmut empfiehlt es sich beispielsweise, dreimal täglich 12 Tabletten von Salz Nr. 2 Calcium phosphoricum einzunehmen, bis die akuten Beschwerden abgeklungen sind. Dreimal täglich die »Heiße Sieben« hilft bei Muskelkater und Muskelzuckungen, Engegefühlen im Herzbereich oder Herzstechen, für die ein Arzt keine Ursache finden konnte. Und fünfmal täglich 5 Tabletten Salz Nr. 11 Silicea lassen den Eiter einer Mittelohrentzündung bei Kindern abfließen.

Achtung: Tritt nach 1 bis 2 Tagen der Selbstbehandlung einer akuten Erkrankungen keine Besserung auf, sollten Sie unbedingt einen Arzt konsultieren. Alles andere wäre Fahrlässigkeit gegenüber der eigenen Gesundheit und der Ihrer Kinder.

Einnahmedauer bei akuten Beschwerden

Die Einnahmedauer eines Salzes ist bei akuten Erkrankungen davon abhängig, wie stark die Beschwerden sind, wie schnell sie auftraten und wie effektiv ihnen von Anfang an begegnet wurde. Und natürlich auch davon, ob das richtige Salz eingesetzt wurde, denn nur dieses kann den Mangel beheben. In der Regel klingen akute Beschwerden durch die Einnahme der Lebenssalze nach einigen Stunden oder Tagen ab. Sollte keine Besserung eintreten, kann dies daran liegen, dass die Dosierung des Salzes zu niedrig gewählt oder einfach nicht das richtige Salz gefunden wurde. Es

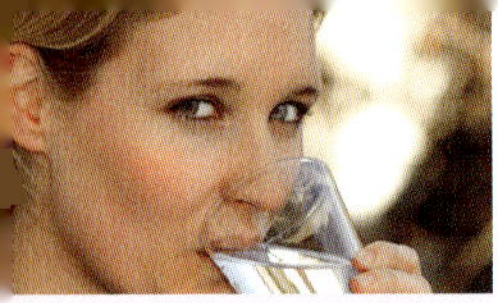

kann jedoch auch sein, dass die Erkrankung bereits einen Schweregrad erreicht hat, der mit einer Selbstbehandlung nicht mehr in den Griff zu bekommen ist. In jedem Fall sollten Sie einen Arzt aufzusuchen, wenn die Beschwerden nach 1 bis 2 Tagen Selbstbehandlung nicht abklingen, um das »Verschleppen« einer schweren Erkrankung zu verhindern.

Dosierung bei chronischen Erkrankungen und Beschwerden

Bei chronischen Beschwerden folgende tägliche Einnahme:

Erwachsene:	4–6 Tabletten
Kinder von 6–12 Jahren:	3–4 Tabletten
Kinder unter 6 Jahren:	1–2 Tabletten

Die Tagesdosis sollte dabei auf drei Einnahmezeitpunkte verteilt werden. Empfehlenswert ist, die Lebenssalze morgens, mittags und abends regelmäßig einzunehmen.
Auch Säuglinge können mit Schüßler-Salzen behandelt werden. In diesem Fall wird eine Tablette in abgekochtem Wasser aufgelöst und mit dem Fläschchen verabreicht. Bekommt das Baby noch die Brust, lösen Sie eine Tablette mit einigen Tropfen Wasser auf und verteilen diesen Brei vor dem Stillen auf der Brustwarze.

TIPP

Umgang mit Dosierempfehlungen

Die Empfehlungen, wie viele Tabletten eines Salzes zur Behandlung von chronischen Erkrankungen und Beschwerden eingenommen werden sollten, können je nach Heilpraktiker und Literatur recht unterschiedlich ausfallen. Auch hier gilt nämlich, dass es unterschiedliche Erfahrungswerte gibt. Betrachten Sie deshalb Empfehlungen zur Dosierung immer als Orientierungswerte, die Ihnen eine Entscheidungshilfe für eine ungefähre Größenordnung bieten. Die Feinabstimmung für Ihren individuellen Fall können Sie selbst am besten vornehmen. Nur Sie selbst können beurteilen, ob für Sie eine etwas höhere oder niedrigere Anzahl von Tabletten besser oder schlechter ist.

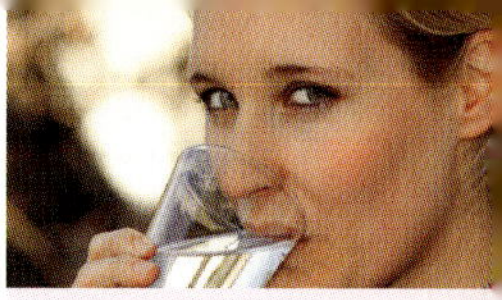

Einnahmedauer bei chronischen Beschwerden

Chronische Zustände haben sich über viele Jahre hinweg unbemerkt und schleichend entwickelt. Häufig ist zudem durch den langjährigen Mineralstoffmangel der ganze Organismus in Mitleidenschaft gezogen worden, wie beispielsweise bei einem Kalziummangel, in dessen Folge die Skelettknochen ihre Festigkeit und Elastizität verloren haben, oder bei einem lang anhaltenden Mangel an Salz Nr. 1 Calcium fluoratum, der zur Erschlaffung von Gewebe, Sehen und Bändern geführt hat. Diese über Jahre hinweg ablaufende Entwicklung hat zur Folge, dass die Symptome nicht sehr ausgeprägt sind, dafür aber ständig vorliegen und nur schwer wieder behoben werden können.
Schüßler-Salze können zwar heilen, aber sie können nicht zaubern. Und wie bei einem vollkommen leer gelaufenen Akku braucht es seine Zeit, bis der Organismus wieder »aufgeladen« ist. Dabei kann man sich an der Faustregel orientieren:

1. Je länger eine Mangelsituation vorlag, um so länger dauert die Behandlung.
2. Je größer die Schäden sind, die der Mineralstoffmangel im Organismus hervorgerufen hat, umso länger muss die Behandlung mit den Lebenssalzen durchgeführt werden, bis Heilung eintritt.

Entsprechend kann die Einnahmedauer sehr stark schwanken. Manchmal reichen vier bis sechs Wochen aus, in vielen Fällen braucht es Monate und manchmal sogar Jahre, bis chronische Zustände ausheilen und man wieder ganz gesund, leistungsstark und geistig topfit ist.

Weitere Anwendungen der Lebenssalze

Dr. Schüßlers biochemische Funktionsmittel können nicht nur innerlich angewendet werden, sondern eignen sich auch hervorragend zur äußeren Anwendung. Mithilfe der Tabletten lassen sich Wickel, Kompressen und Bäder herstellen, die eine Behandlung gezielt unterstützen. Zudem werden die Lebenssalze heute in Form von biochemischen Salben und Cremes angeboten, die in gleicher Weise wie die Tabletten durchnummeriert sind und die gleichen Bezeichnungen tragen.

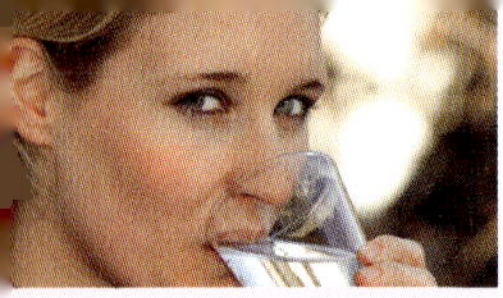

Bäder unterstützen den Organismus

Die wohltuende Wirkung von Fußbädern ist den meisten Menschen bekannt. Sie wirken deshalb so besonders harmonisierend und ausgleichend auf den gesamten Körper, weil sehr viele Nervenleitungen des Körpers in der Fußsohle enden und dadurch eine direkte Verbindung zwischen den Füßen und den Organen hergestellt werden kann. Die Wirkung solcher Fußbäder kann noch gesteigert werden, wenn Sie rund 20 Tabletten des benötigten Schüßler-Salzes im Wasser auflösen, bevor Sie wie gewohnt ein Fußbad nehmen.

Auch kurze Vollbäder sind sehr geeignet, eine innere Anwendung mit Schüßler-Salzen zu unterstützen. Achten Sie darauf, dass die Wassertemperatur nicht über 37 °C liegt, und lösen Sie 20 Tabletten im Badewasser auf. Je nach Geschmack und Laune können Sie Blumenessenzen hinzufügen und sich damit ein wohlriechendes Badevergnügen gönnen.

Wickel und Kompressen

Wickel und Kompressen können sowohl mit den Tabletten als auch mit den biochemischen Funktionssalben hergestellt werden.

Verarbeiten Sie die Tabletten mit ein wenig Wasser zu einem Brei und tragen Sie ihn auf die gewünschte Stelle auf. Hierauf zunächst ein feuchtes Innentuch und darüber ein trockenes Zwischentuch legen. Zuletzt wird der Wickel mit einem Tuch aus Wolle oder Flanell umhüllt. Bei der Anwendung mit biochemischen Funktionssalben wird in der gleichen Weise verfahren.

> Bei der äußeren Anwendung können verschiedene Salze und Salben auch gemeinsam eingesetzt werden, jedoch sollten Sie darauf achten, dass ihr Modus hinsichtlich der Temperatur gleich ist.

Ob kalte, kühle, warme oder heiße Wickel eingesetzt werden, ergibt sich aus dem jeweiligen Mineralstoffmangel. Die richtige Temperatur finden Sie bei den Salzporträts in Kapitel 2 unter dem Unterkapitel »Besonderheiten/Modus« (siehe Seite 72ff.). Hier erfahren Sie zu jedem Salz, ob Wärme oder Kälte die Beschwerden verschlimmert oder verbessert. Wählen Sie danach immer den entsprechenden Wärmezustand für Wickel und Kompressen, der die Beschwerden verbessert.

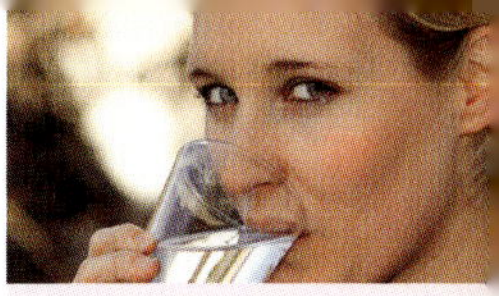

Salben heilen von außen und pflegen die Haut

Die Schüßler-Salben sind wahre Alleskönner. Sie verhindern Schwangerschaftsstreifen, mildern Fältchen und Falten, lindern Gelenk- und Muskelschmerzen und sind ein hervorragendes Pflegemittel für trockene und schuppige Haut. Bei dicken Beinen und Ödemen unterstützen sie den Abtransport von Wassereinlagerungen und lassen Entzündungen abklingen. Je nach Bedarf kann die Salbe für Wickel und Kompressen eingesetzt, aufgetragen oder einmassiert werden, weil alle Salben sehr gute Massagemittel sind. Welche Salbe gewählt wird, hängt von den Anzeichen des Mineralstoffmangels und den akuten Beschwerden ab. Dabei können durchaus auch mehrere Salben gemischt werden.

Ganzheitliche und umfassende Behandlung

Die innere und äußere Behandlung mit Schüßler-Salzen ist für alle Menschen geeignet, die ihre Gesundheit von Grund auf wiederherstellen wollen, die sich nicht länger damit abfinden möchten, an einer Vielzahl von Beschwerden zu leiden, die anfällig sind für Infektionskrankheiten und die mit chronischen Erkrankungen zu kämpfen haben. Aber auch für Menschen, die sich psychisch belastet fühlen, unter Ängsten und depressiven Verstimmungen leiden, sowie für Menschen, deren Konzentration und Gedächtnis manchmal zu wünschen übrig lässt, sind die Schüßler-Salze ein ideales Heilmittel.

Schönheit und Attraktivität kommen von innen; nirgends hat dieser Satz so viel Wahrheitsgehalt wie bei Mineralstoffen. Da sich jeder Mineralstoffmangel im Gesicht, an Haut, Haaren und Fingernägeln bemerkbar macht, führt die Selbstbehandlung mit den Lebenssalzen ganz automatisch zu einem besseren Aussehen und mehr Attraktivität.

Gemeinsam krank und gesund: Körper, Geist und Psyche

Jeder, der schon einmal verliebt war oder Liebeskummer hatte, weiß, wie stark sich Gefühle auf den Körper und die Gedanken auswirken. Was wir aus dem Alltag kennen, haben Forscher mit hoch wissenschaft-

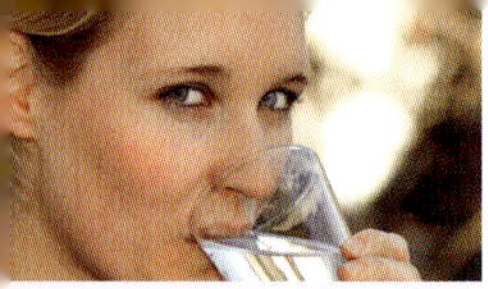

lichen Methoden untersucht. Herausgekommen ist, dass Körper, Geist und Seele sich sehr stark gegenseitig beeinflussen. Diese Tatsache hat nicht nur Auswirkungen auf das tägliche Leben, auf das Wohlbefinden und darauf, wie hoch oder niedrig die Lebensqualität ist, sondern auch auf die Gesundheit und den Verlauf von Erkrankungen. So weiß man heute beispielsweise, dass Krebspatienten, die unter Depressionen leiden, eine viel geringere Aussicht haben, die Erkrankung zu überleben, als Patienten mit optimistischen Zukunftserwartungen. Auch bei der Wahrnehmung und Verarbeitung von chronischen Schmerzen spielen Psyche und Kognition eine wesentliche Rolle. Psychische Erkrankungen hingegen drücken sich immer auch im Körper aus und beeinflussen die Gedanken. Das Nachlassen der geistigen Fähigkeiten hat wiederum Auswirkungen auf das psychische und körperliche Befinden.

INFO

Wechselwirkungen bei Depression

Wie eng Körper, Geist und Psyche zusammenhängen, lässt sich besonders gut an der psychischen Erkrankung »Depression« erkennen. Eine depressive Erkrankung drückt sich auf der geistigen Ebene in Freudlosigkeit, negativer Zukunftserwartung und Hoffnungslosigkeit aus. Körperlich macht sie sich mit einer Vielzahl von Beschwerden bemerkbar, die von Schulterverspannungen über Herzbeklemmungen bis hin zu starken Schmerzzuständen reichen können. Psychisch drückt sich eine Depression mit einer niedergeschlagenen Stimmung, oft großer Traurigkeit und Antriebsarmut aus. Diese Gefühlslage lässt sich an der Haltung, der Mimik und der Gestik depressiver Menschen leicht erkennen. Alles wirkt niedergedrückt, nach unten gezogen, angespannt und trotzdem kraftlos. Die Stimme ist meist leise und weinerlich. Dazu fällt es depressiven Menschen sehr schwer, sich zu konzentrieren; meist drehen sich ihre Gedanken wie im Kreis um ihre eigene Person, um Versagen oder Schuld.
Früher ordnete man diesen Menschen einen melancholischen Charakter zu, mit dem sie sich abfinden und mit dem sie leben mussten. Heute weiß man, dass sie an einer psychischen Erkrankung leiden; Depressionen kann man behandeln, sodass viele Betroffene wieder ganz beschwerdefrei leben können.

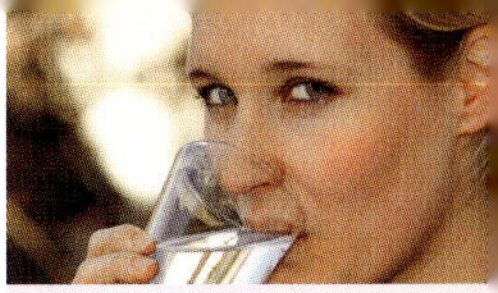

Von der Seele zur Psyche

Auch Schüßler hat diese Zusammenhänge erkannt und in seiner Behandlung berücksichtigt. Jedoch ist zu bedenken, dass er auf das zu seiner Zeit vorherrschende Menschenbild Bezug nehmen musste, das von einer religiösen Vorstellung der Seele und von festgelegten, gesellschaftlich geprägten, unveränderlichen Charakterzügen ausging.
Erst durch Sigmund Freud (1856–1939), den Begründer der Psychoanalyse, bekam der Begriff »Seele« eine neue Bedeutung. Freud erkannte, dass auch die Seele erkranken kann, was sich in körperlichen Beschwerden, bestimmten Handlungsmustern und Gedankenbildern ausdrückt. Und er fand in der Psychoanalyse eine Behandlungsmethode, mit der die erkrankte Seele wieder geheilt werden konnte. Damit war der Grundstein für eine ganz neue wissenschaftliche Disziplin gelegt – der Psychologie. Im Laufe der Zeit wurde der Begriff »Seele« immer weniger verwendet; stattdessen wählte man den Begriff der Psyche, um seelische Zustände ohne religiöse Bedeutung zu bezeichnen.

Alles eine Frage des Charakters?

Obwohl die Psychologie eine recht junge Wissenschaft ist, die erst lange nach Schüßlers Tod entstand, hat sie das Menschenbild vollkommen verändert. So konnten die Verhaltenspsychologen nachweisen, dass Menschen keinen von Natur aus festgelegten Charakter haben, sondern dass sie bestimmte Verhaltensweisen erlernen, aber auch wieder verlernen können. Psychische Erkrankungen wie Depressionen, Angst-, Zwangs- und Essstörungen werden heute anhand von körperlichen und psychischen Symptomen und aufgrund von Handlungsmustern diagnostiziert und behandelt – und nicht mehr als ängstlicher, zwanghafter oder starrer Charakterzug eines Menschen fehlgedeutet.

Gehirnforschung entschlüsselt viele Geheimnisse

Dank der Fortschritte in der Gehirnforschung sind Aufbau und Struktur des menschlichen Gehirns sehr gut bekannt. Mit hoch modernen

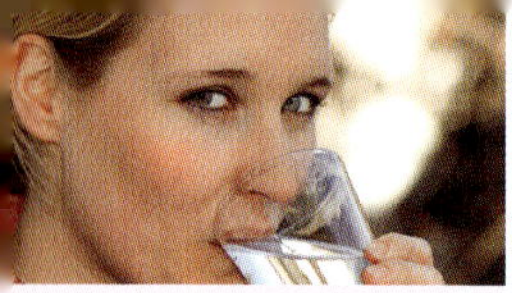

Geräten und Techniken wie der Computertomographie und der Kernspintomographie ist es heute sogar möglich geworden, Gehirnaktivitäten zu messen und daraus wichtige Erkenntnisse über die Funktionsweise des Gehirns zu erhalten.

Auch wenn wir noch weit davon entfernt sind, alle Geheimnisse des Gehirns zu entschlüsseln oder gar die Leitungen der menschlichen Schaltzentrale kopieren zu können, so haben die bisherigen Untersuchungen gezeigt: Psyche, Geist und Körper sind eng miteinander verbunden; und wir wissen auch, warum das so ist.

INFO

Psychisch oder körperlich? Bei Schmerzen ist es egal

Was hat Trennungsschmerz mit chronischen körperlichen Schmerzen zu tun? Eine ganze Menge: Beide beeinträchtigen alle Ebenen des menschlichen Seins. Und beide werden in den gleichen Gehirnarealen wahrgenommen und verarbeitet. Über PET, ein neurobiologisches Untersuchungsverfahren, konnten Forscher zeigen, dass sowohl bei Trennungsschmerz als auch bei chronischen Schmerzen der dorsale vordere cinguläre Cortex (= anterior cingular cortex = ACC) und die mediale Inselrinde aktiviert werden. Hieraus schließen die Experten, dass es sich bei Schmerz um ein Gesamtgeschehen handelt und dass psychische Schmerzen in gleicher Weise wahrgenommen werden wie körperliche Schmerzen. Da die Schmerzen in den gleichen Gehirnregionen ankommen, lässt sich auch erklären, weshalb etwa Trennungsschmerz zu körperlichen Schmerzen führen kann.

Im Gehirn verknüpft

Die enge Verbindung von Körper, Geist und Psyche wird im Gehirn hergestellt; hier gehen alle Informationen aus dem Körper über Nervenbahnen ein und hier werden sie von den speziellen Gehirnzellen, so genannten Neuronen, miteinander verknüpft und verkoppelt. Dies ist ein äußerst komplizierter Prozess, der zudem in Turbogeschwindigkeit abläuft, denn im Gehirn kommen nie einzelne Informationen an, sondern immer ganze »Informationspakete«. Während Sie beispielsweise

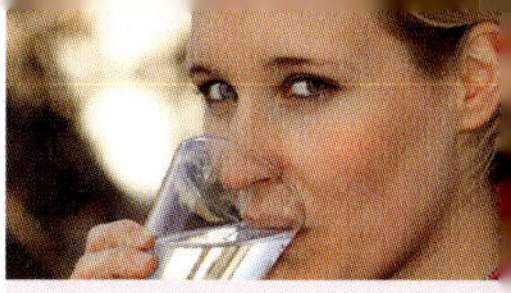

in einem Café sitzen und eine gemütliche Tasse Kaffee trinken, ist ihr Gehirn ständig damit beschäftigt, große Mengen an Informationen zu verarbeiten. Über den Sehnerv wird es mit Bildern gefüttert, gleichzeitig liefern die Nervenbahnen der Ohren Geräusche, über den Tastsinn gehen die Nervenimpulse zur Temperatur des Getränks ein, und gleichzeitig machen Sie sich Gedanken, was Sie noch einkaufen müssen. Alle diese Nervenimpulse kommen bei den Gehirnzellen der verschiedenen Gehirnregionen an, werden verarbeitet, in Handlungsimpulse übersetzt und in den Körper zurückgeleitet oder als Gedanken wahrgenommen.

Störungen und falsche Verbindungen

All dies ist nur möglich, weil sich die Gehirnzellen schnell untereinander austauschen können und das Gehirn über die Fähigkeit verfügt, zu lernen und häufig benutzte Verbindungen besonders gut und schnell herzustellen. Auf diese Weise erlernen wir Einstellungen und Handlungsreaktionen, die oft wiederholt werden und tief in unserem Gedächtnis gespeichert sind.

Nun ist es leider so, dass selbst das beste Gehirn nicht immer reibungslos und störungsfrei arbeitet, sondern manchmal Neurone miteinander verschaltet und damit Verbindungen aufbaut, deren Ergebnis zu »falschen« Handlungsimpulsen und Gefühlsverbindungen führt. Da jedoch auch diese gelernt werden, werden auch sinnlose Handlungen und körperliche Reaktionen ständig wiederholt. Ein gutes Beispiel hierfür sind Prüfungsängste oder Angst vor dem Fliegen, die zu sehr starken körperlichen Reaktionen führen, weil die Verbindung »Lebensgefahr« aktiviert ist. Erst dann, wenn es gelingt, alternative Neuronenverknüpfungen aufzubauen und die alte, automatisch benützte Verbindung lahm zu legen, können die neuen Lernerfahrungen umgesetzt werden. Eine Möglichkeit, solche neuen Verbindungen zu erlernen, ist die Verhaltenstherapie: Sie deckt mit verschiedenen Techniken alte, überholte Verbindungen auf und leitet dazu an, wie man diese überwinden und neue passendere Strukturen aufbauen kann.

> Gewohnheiten sind nichts anderes als Verbindungen von Gehirnzellen, die wir durch ständig gleiche Handlungen aufgebaut (gelernt) haben und so häufig benutzen, dass sie von allein ablaufen. Deshalb können wir laufen und Auto fahren, ohne über jeden Schritt nachdenken zu müssen.

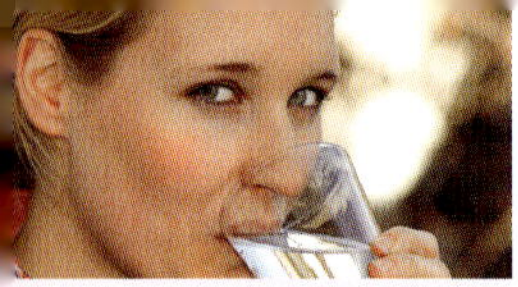

Kommunikation der Nervenzellen

Voraussetzung für Denken, Lernen, Fühlen und Handeln ist jedoch, dass die Gehirnzellen gesund sind und reibungslos miteinander kommunizieren können. Dazu muss man wissen, dass jedes Neuron eine in sich abgeschlossene Zelle ist, die über schmale, fangarm-ähnliche Fortsätze (Dendriten) mit anderen Zellen »telefonieren« kann. Die Verbindungsstelle zwischen den Dendriten wird synaptischer Spalt genannt. In ihm befinden sich Botenstoffe, welche die Informationen des einen Neurons an das andere Neuron übermitteln. Auf diese Weise ist es möglich, dass jede Gehirnzelle mit vielen anderen Neuronen gleichzeitig Verbindung aufnehmen kann und sich eine eingehende Information wie ein Lauffeuer verbreitet.

Äußere Reize wie Licht oder Geruch werden in Form von elektrischen Signalen über Nervenzellen und Nervenbahnen bis zum Gehirn geleitet, wo sie von den Gehirnzellen im Schneeballsystem sofort an alle dafür zuständigen Gehirnregionen weitergeleitet werden. Doch damit die Übertragung klappt und Botenstoffe ausgeschüttet werden können, sind wiederum Mineralstoffe notwendig.

Für Nerven und Gehirn unerlässlich

Mineralstoffe sind für die reibungslose Kommunikation der Nervenzellen in den Nervenbahnen und der Gehirnzellen unerlässlich. Ohne Natrium und Kalium kämen keine Aktionspotentiale zustande, mit der Folge, dass Reize gar nicht weitergeleitet würden. Forscher des Max-Planck Instituts für experimentelle Medizin konnten zudem nachweisen, dass die Kalziumionen-Konzentration in den Nervenzellen dafür verantwortlich ist, dass die Nervenzelle Botenstoffe in den synaptischen Spalt ausschüttet.

Das hört sich harmlos an, hat aber weit reichende Folgen: Von den Botenstoffen hängt es nämlich ab, wie wir uns fühlen, ob wir denken und Sinneseindrücke wahrnehmen können. Sind beispielsweise die Botenstoffe Serotonin und Noradrenalin nicht in ausreichenden Mengen im synap-

> Verlieben Sie sich! Nichts ist besser geeignet, die Stimmung zu heben, als glücklich verliebt zu sein. Dann schütten nämlich die Neuronen wahre Sintfluten an Botenstoffen für Wohlbefinden und gute Laune in den synaptischen Spalt aus.

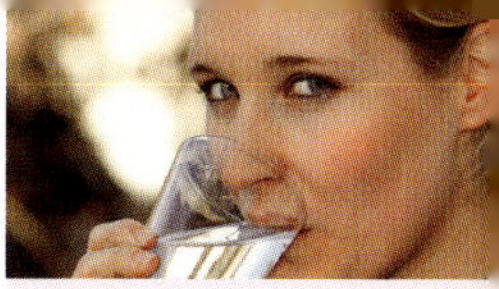

tischen Spalt vorhanden, hat dies erhebliche Auswirkungen auf unser psychisches Befinden. Serotonin- und Noradrenalinmangel im synaptischen Spalt werden heute für Erkrankungen wie Depressionen, Angst-, Zwangs- und Panikstörungen verantwortlich gemacht. Sind hingegen genügend von diesen Botenstoffen vorhanden, fühlen wir uns wohl und glücklich.
Ein anderer Botenstoff, das Acetylcholin, sorgt dafür, dass unser Gedächtnis einwandfrei funktioniert. Zu Schwächen in den Gedächtnisleistungen und sogar zu Gedächtnisausfall kommt es immer dann, wenn nicht genügend Acetylcholin im synaptischen Spalt vorhanden ist.

Pseudowissenschaft fehl am Platz

Obwohl die Psychologie und die Gehirnforschung in den letzten Jahrzehnten wahre Quantensprünge gemacht haben, scheint diese Entwicklung an den meisten Nachfolgern von Dr. Schüßler vorübergegangen zu sein. Selbst in neuen Büchern und Abhandlungen, die sich mit Schüßler-Salzen beschäftigen, findet man ein recht abenteuerliches Sammelsurium aus wilden Vermutungen und Spekulationen, sobald es um die Psyche und geistige Leistungen geht. Es werden geistig-seelische Entsprechungen hergeleitet, die oft haarsträubend sind, weil körperliche Eigenschaften mit geistigen und psychischen Eigenschaften gleichgesetzt werden. Demnach würde Salz Nr. 1 Calcium fluoratum, das verhärtete Strukturen des Körpers wieder weicher und elastischer macht, den Mut, Neues zu wagen, stärken und darauf hinweisen, dass die innere Beweglichkeit gefördert werden muss.
In anderen Abhandlungen ist zu lesen, dass den einzelnen Salzen ganze Menschentypen zugeordnet werden. Hier gibt es einen Magnesium-phosphoricum-Typ, der von Geist und Gemüt her ängstlich, depressiv, verdrießlich und fast hysterisch sein soll, zu Hysterie und übertriebenem Kontrollbedürfnis neigt und an mangelndem Selbstbewusstsein leidet. Oder auch, dass es zu massiven Störungen der kindlichen Persönlichkeitsentwicklung durch Mineralstoffsalze kommt. In pseudowissenschaftlichen Herleitungen werden Horrorszenarien entworfen, wie ein Mineralstoffmangel aus unschuldigen Kindern psychisch verkrüppelte und geistig zurückgebliebene Monstererwachsene macht.

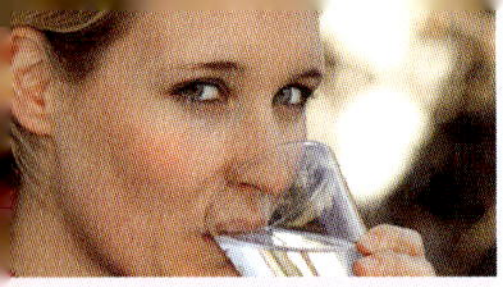

Spekulationen müssen nicht sein

Diese ganzen Spekulationen, Vermutungen und Annahmen sind absolut unnötig. Sie nützen niemanden, sondern schaden einer Heilmethode, mit der viele Menschen auf körperlicher, geistiger und psychischer Ebene wieder ganz gesund werden können. In der Zwischenzeit sind nämlich nicht nur die Auswirkungen eines Mineralstoffmangels auf der körperlichen Ebene bekannt, sondern man weiß ebenso, wie sich ein Defizit verschiedener Mineralien auf die Psyche und die geistige Leistungsfähigkeit auswirkt. Dazu gibt es heute ein Fülle wissenschaftlicher Erkenntnisse.

In Kapitel 2 und Kapitel 3 dieses Buches wird deshalb auf jegliche Spekulation verzichtet und ausschließlich auf das zurückgegriffen, was heute erforscht und belegt ist. Allerdings muss auch hier einschränkend gesagt werden, dass zwar die Bedeutung der Mineralstoffe für die geistige und psychische Gesundheit unbestritten ist, aber auch hier der wissenschaftliche Nachweis über die Wirksamkeit der Schüßler-Salze fehlt.

Gesundheit als Ergebnis der Lebensweise

Körperliche, geistige und psychische Gesundheit sind unser höchstes Gut – allerdings ein Gut, mit dem wir im alltäglichen Leben eher fahrlässig als achtsam umgehen und das wir meist erst zu schätzen wissen, wenn es verloren ist. Spätestens wenn der Körper Alarm schlägt, weil Beschwerden und Schmerzen uns beeinträchtigen, sollten wir innehalten und unseren bisherigen Weg überdenken: Sollen wir ihn weitergehen oder nicht besser eine Lebensweise einschlagen, die dazu geeignet ist, die Gesundheit möglichst bis ins hohe Alter zu erhalten?

Ein Baustein einer gesunden Lebensweise ist die Einnahme von Schüßler-Salzen, mit denen sehr vielen Beschwerden vorgebeugt und effektiv begegnet werden kann. Doch die Salze sind lediglich ein Baustein und ohne die anderen Elemente einer gesunden Lebensweise nur bedingt wirksam.

> Gegen Unfälle und ihre gesundheitlichen Folgen ist niemand gefeit. Hingegen lassen sich die meisten Erkrankungen und Beschwerden, unter denen moderne Zivilisationsmenschen leiden, durch eine gesunde Lebensweise vermeiden.

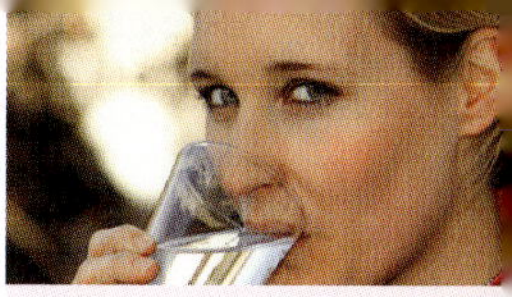

Die Ernährung spielt eine wichtige Rolle

Obwohl Mineralstoffe essenziell, also überlebenswichtig sind, kann der Körper sie nicht selbst herstellen, sodass sie ständig über die Nahrung aufgenommen werden müssen.
Für eine gesunde Lebensweise ist daher eine mineralstoffreiche Ernährung sehr wichtig, denn sie kann verhindern, dass es zu Mangelerscheinungen kommt (eine Lebensmittelliste mit empfehlenswerten Nahrungsmitteln finden sie in den Innenklappen dieses Buches). Gleichzeitig sollten Sie auf solche Nahrungsmittel, die den Körper übersäuern und belasten, verzichten oder sie wenigstens weitgehend vermeiden. Hierzu gehören alle Lebensmittel, in denen viel Zucker oder vorwiegend kurze Glukoseketten (vgl. Abnehmen mit Schüßler-Salzen 244ff.) enthalten sind, wie Weißmehl oder auch Chips. Doch auch fette Speisen, große Mengen von Fleisch und konservierte Nahrungsmittel sollten nicht auf dem Speisezettel stehen, da sie den Körper belasten, ohne ihm gesundheitsfördernde Stoffe zuzuführen. Sie machen nur dick und krank.

Bewegung ist unverzichtbar

Anders als alle Generationen vor uns kommen wir durch die Welt, ohne uns bewegen zu müssen. Wissenschaftler gehen davon aus, dass der moderne Mensch im Durchschnitt nur noch 900 Meter am Tag zu Fuß geht. Das mag zwar bequem sein, aber für den Körper hat die Bewegungslosigkeit verheerende Folgen. Seine Stoffwechselprozesse laufen lediglich auf Sparflamme und Giftstoffe werden nicht mehr ausgeatmet, sondern im Gewebe eingelagert. Muskeln werden abgebaut, Bänder und Sehnen erschlaffen, die Gelenke werden anfällig, und die körpereigene Abwehr wird träge. Schüßler-Salze können diese Misshandlung des Körpers nicht ausgleichen, aber sie können die Zellen und den Organismus darin unterstützen, wieder in Schwung zu kommen. Schüßler-Salze kurbeln die Stoffwechselprozesse an, beugen Muskelkater vor und wirken einer Verschlackung entgegen, aber für regelmäßige Bewegung können nur Sie selbst sorgen (siehe auch Seite 244ff.).

Bewegung bringt den Kreislauf und die Stoffwechselprozesse in Schwung. Und über die Atmung werden vermehrt Giftstoffe ausgeschieden. Das Bindegewebe wird gestärkt, die Kochen werden fest und die Sehnen straffer.

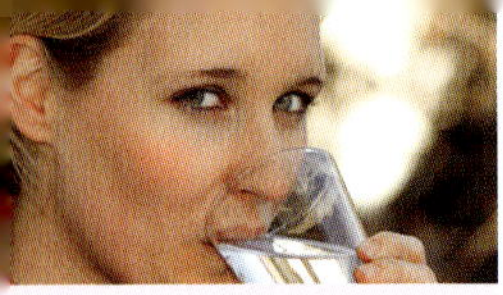

Die Quelle des Lebens: Wasser

Viele Menschen haben es verlernt, auf die Durstsignale des Körpers zu achten, und trinken viel zu wenig. Das macht schlapp und krank. Ohne Nahrung kann ein Mensch wochenlang leben, ohne Wasser hingegen nur wenige Tage. Wasser ist überlebenswichtig: Rund zwei Drittel des menschlichen Körpers bestehen aus Wasser. Vor allem das Gehirn, die Leber, die Muskelzellen und die Haut sind reich an Wasser. Es wirkt als Lösungs-, Transport- und Reinigungsmittel, es fördert die Entschlackung, transportiert Nährstoffe, beseitigt Abbauprodukte aus dem Stoffwechsel, hält den osmotischen Druck der Zellen aufrecht und reguliert die Körpertemperatur. Alle Stoffwechselvorgänge in unserem Körper können nur mit Hilfe von Wasser ablaufen. So befinden sich drei Viertel des Wassers im Innern der Zellen (Intrazellulärraum), während ein Viertel im Extrazellulärraum wie dem Bindegewebe zu finden ist. Auch Schüßler-Salze sind im Wasser gelöst und umspülen als Ionen die Zellen. Mit Hilfe des Wassers können sie in die Zelle hinein- und wieder herausgelangen.
Damit Wasser seinen lebenswichtigen Aufgaben nachkommen kann, ist es unerlässlich, täglich mindestens zwei Liter von dieser Quelle des Lebens zu trinken. Achten Sie darauf, dass Sie vor allem in Zeiten, in denen Sie Schüßler-Salze einnehmen, diese Menge nicht unterschreiten. Nur so ist gewährleistet, dass der Körper nicht dehydriert, alle Zellen ausreichend mit Wasser versorgt sind und überzählige Mineralstoffe aus dem Körper hinausgespült werden.

Heitere Gelassenheit statt Stress und Hektik

Hektik und Stress sind wahre Mineralstoffräuber. Sie überschwemmen den Körper mit Hormonen, die die Muskulatur anspannen, den Herzschlag in die Höhe treiben und jede Menge Energie bereitstellen, damit man aus der Gefahrenzone fliehen oder den Feind angreifen kann. Doch unsere modernen Feinde sind unsichtbar, sie heißen Zeitmangel, Über- oder Unterforderung, Scheidung und Umzug, Reizüberflutung oder auch Mobbing. Und meist ist es nicht möglich, ihnen zu entgehen.

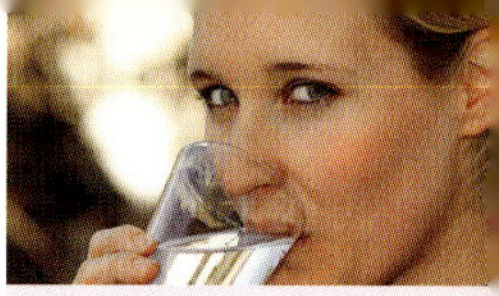

Trotzdem muss man sich von ihnen nicht krank machen lassen, denn krankmachender Disstress ist nichts anderes als Angst vor negativen Konsequenzen. Und je häufiger diese Gehirnzellenverbindungen benützt werden, umso leichter wird Stress ausgelöst und umso heftiger fallen die körperlichen Reaktionen aus. Davon wird der Zeitdruck jedoch nicht weniger, sondern er steigt, weil die Gedanken blockieren und viele Fehler gemacht werden. Setzen Sie diesem Ablauf aber heitere Gelassenheit und die Zuversicht entgegen, ihr Bestes zu leisten, bleiben Sie gesund und arbeiten wesentlich effektiver.

INFO

Stress: Zusammenspiel von Geist, Körper und Psyche

Dass Gedanken den Körper und die Psyche stark beeinflussen und krank machen können, wird besonders beim Disstress deutlich. Er entsteht immer dann, wenn sich Menschen einer Situation hilflos ausgeliefert fühlen und glauben, sie durch aktives Handeln nicht verändern zu können.

Diese Stress-Form wird als sehr negativ erlebt, drückt die Stimmung und kann bis zur Depression führen. Auf der körperlichen Ebene werden im Nebennierenmark die Stresshormone Adrenalin und Noradrenalin produziert und ins Blut ausgeschüttet. Dadurch steigt der Blutdruck, das Herz schlägt schneller, die Atmung wird flacher, und alle Muskeln spannen sich an. Liegt Disstress über längere Zeit vor, können die negativen Gedanken, die ihn aufrechterhalten, zum körperlichen und psychischen Zusammenbruch wie beispielsweise beim Burn-out-Syndrom führen.

Grenzen der Selbstbehandlung

Mit Schüßler-Salzen können Sie selbst vielen Beschwerden, akuten und chronischen Erkrankungen vorbeugen oder diese behandeln. Sie können eine strahlend schöne Haut, glänzendes, kräftiges Haar und gepflegte Fingernägel bekommen und Falten mildern. Ebenso können die Lebenssalze Ihre geistige Vitalität und Ihre psychische Gesundheit erhalten.

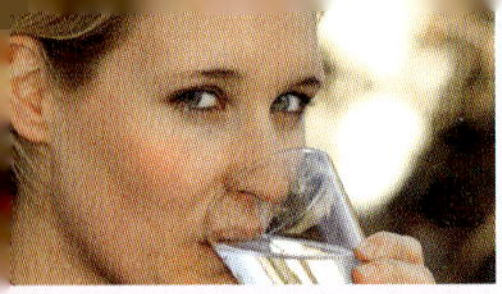

Doch Schüßler-Salze können nicht alles – auch nicht die klassische Schulmedizin ersetzen. Dank ihr ist es möglich geworden, Herzen und andere Organe zu verpflanzen, den Geheimnissen des Gehirns auf die Spur zu kommen und schwere psychische Erkrankungen zu heilen. Mit Impfstoffen konnten Krankheiten wie die Kinderlähmung in Europa so gut wie ausgerottet werden. Cholera gibt es bei uns schon lange nicht mehr. Die Liste der Krankheiten, die heilbar sind, hat sich seit der Zeit Schüßlers enorm erweitert, und die heute zur Verfügung stehenden Untersuchungsmethoden sind nicht mehr mit den doch recht eingeschränkten Methoden des 19. Jahrhunderts zu vergleichen.

> Bei allen schweren Erkrankungen, nach Unfällen oder wenn sich keine Besserung einstellt, ist der Gang zum Arzt unverzichtbar, weil hier die Selbstbehandlung eindeutig an ihre Grenzen stößt.

Deshalb hat die Selbstbehandlung mit Schüßler-Salzen eindeutig ihre Grenzen. Diese sind immer dann erreicht, wenn sich eine akute Erkrankung nicht innerhalb von 1 bis 2 Tagen bessert oder wenn eine schwere körperliche, psychische und/oder geistige Erkrankung vorliegt. Auch nach einem Unfall muss immer ein Arzt aufgesucht werden: Er wird eine gründliche Untersuchung vornehmen, damit keine ernsthaften Schäden übersehen werden.

Angemessenheit der Mittel

Ob klassische Schulmedizin oder Schüßler-Salze: Bei jeder Behandlung spielt die Angemessenheit der Mittel eine wesentliche Rolle. Wer Diabetes, eine Bauchfellentzündung oder eine Krebserkrankung mit Schüßler-Salzen behandeln möchte, verspielt schlicht und einfach seine Überlebenschance. Auf der anderen Seite ist es jedoch unnötig, bei jeder kleineren Infektion sofort Antibiotika einzusetzen. Und leichte depressive Verstimmungen müssen nicht über Jahre hinweg mit Antidepressiva »zugekleistert«, sondern können sehr gut mit Schüßler-Salzen behandelt werden. Bei schweren Depressionen sind Antidepressiva hingegen unverzichtbar.

Diese Liste ließe sich beliebig weiterführen. Im dritten Kapitel dieses Buches (Beschwerden von A bis Z, Seite 128ff.) finden Sie deshalb zu allen dort aufgeführten Beschwerden den Hinweis, wann Sie einen Arzt hinzuziehen sollten.

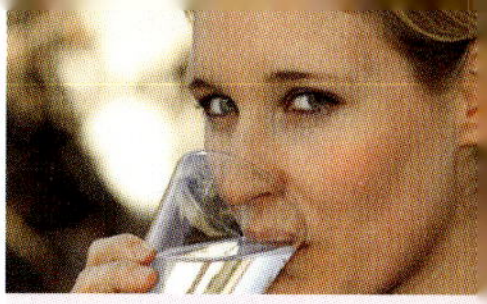

Einige kritische Anmerkungen

Für Dr. Schüßler war es eindeutig, dass mit seinen zwölf Salzen »alle Krankheiten, welche überhaupt heilbar sind, geheilt werden können«. Allerdings waren zu seiner Zeit viele der heute bekannten und behandelbaren Erkrankungen entweder unbekannt oder nicht heilbar. So brachte erst die Entdeckung von Insulin den entscheidenden Durchbruch in der Diabetes-Behandlung. Tuberkulose ist erst seit wenigen Jahrzehnten heilbar, und erst die Entwicklung von Antibiotika machte es möglich, schweren Entzündungen ihren tödlichen Verlauf zu nehmen.

Auch im Bereich der Untersuchungsmethoden hat sich viel verändert. Erkrankungen können heute sehr viel sicherer und früher diagnostiziert und behandelt werden, als dies zu Schüßlers Zeiten möglich war. Und wir wissen heute, dass Mineralstoffe überlebensnotwendig sind, aber auch, dass der Organismus weit komplizierter ist, als Schüßler es annahm.

Man würde Schüßler, der sein Leben lang darum bemüht war, dazuzulernen und seine Behandlungsmethode zu vervollkommnen, Unrecht tun, ihn auf damaliges Wissen zu reduzieren. Ganz in seinem Sinne sollte man vielmehr seine Biochemie als das betrachten, was sie tatsächlich leisten kann: Sie ist eine ausgezeichnete Heilmethode für allerlei Beschwerden und leichtere Erkrankungen. Und sie eignet sich hervorragend als Begleittherapie bei schulmedizinischen Behandlungen. Sie kann jedoch nicht die Fortschritte und Erkenntnisse ersetzen, die die moderne Medizin in den letzten hundert Jahren gemacht hat.

Industriell gefertigte Nahrungsmittel

So segensreich die Forschungsergebnisse der Industrie in vielen Bereichen – wie etwa der Medizin – auch sind, so merkwürdige Blüten treiben sie auch. Und dies besonders, wenn es um unsere Ernährung geht. Viele Lebensmittel sind mittlerweile maßgeschneiderte Produkte der Lebensmittelindustrie, durch Zusatz- und Hilfsstoffe wie Geschmacksverstärker, Antioxidanzien, Farb-, Süß- und Konservie-

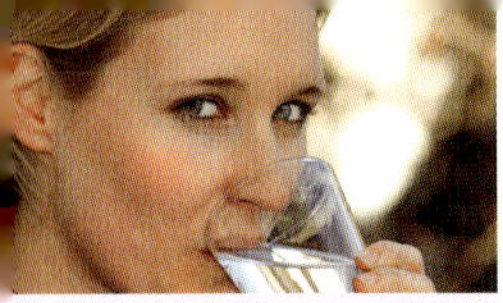

rungsstoffe genau auf die Bedürfnisse des Marktes abgestimmt. Täglich werden neue Produkte nach einem industriellen Baukastenprinzip zusammengesetzt und von spezialisierten Werbeagenturen so verpackt, dass sie möglichst viele Käufer zum Kauf verlocken. Vieles, was leicht, fettreduziert, kalorienarm und bequem in der Zubereitung ist und mit den Attributen »gesund« und »natürlich« beworben wird, ist in Wirklichkeit nichts anderes als ein Hightech-Erzeugnis, das mit einem natürlichen Lebensmittel fast nichts mehr gemeinsam hat.

Gesundheitsschädlich oder nicht?

Die langfristigen Folgen, die eine solche Ernährung auf unser Wohlbefinden und unsere Gesundheit hat, sind bisher noch wenig untersucht. Allerdings wird vermutet, dass als harmlos erachtete Lebensmittelzusätze zu den häufigsten Auslösern von Allergien, Unverträglichkeiten, Asthma, Kopfschmerzen und Migräne gehören. Auch der Konservierungsstoff Phosphat wird kritisch betrachtet, da er von vielen als Auslöser einer Hyperaktivität angesehen wird und wahrscheinlich Osteoporose fördert. Es fehlen bisher jedoch eindeutige Studien, mit denen diese Vermutungen untermauert oder widerlegt werden können.

> Auch in einer hoch industrialisierten Gesellschaft ist der Körper weiterhin der Natur verbunden. Seine Bioprogramme kennen nur natürliche Lebensmittel. Konservierungsstoffe und chemische Verbindungen sind ihm fremd.

Unwiderlegbar ist hingegen, dass der Körper nicht für diese Art der Ernährung geschaffen ist. Er ist ausschließlich darauf ausgerichtet, die in der Natur vorkommenden Lebensmittel zu verarbeiten. Tatsache sollte zu denken geben: In allen Entwicklungsländern, die mit industriell hergestellten Nahrungsmitteln überschwemmt wurden, stieg die Rate der adipösen Menschen sprunghaft an. Griechenland, einst das Land der Schlanken und Gesunden, hat heute die meisten adipösen Menschen; aus China kommen alarmierende Berichte über schwer adipöse Kinder, und Mexikaner stehen den Folgen des Übergewichts hilflos gegenüber.

Ob Schüßler-Salze die Belastungen der denaturalisierten, industriell hergestellten Nahrungsmittel ausgleichen können, ist fraglich. Deshalb sollten Sie sich diesen Belastungen nicht aussetzen und industriell verarbeitete Nahrungsmittel so weit wie möglich meiden. Kaufen Sie statt-

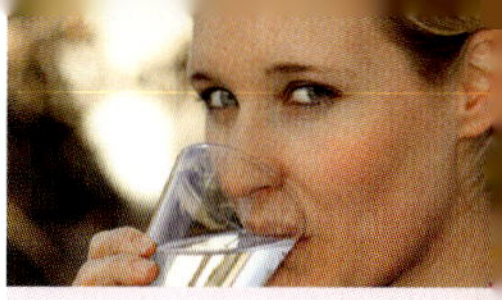

dessen biologisch hergestellte Lebensmittel. Diese sind auch nicht teurer, sondern lediglich schwieriger zu bekommen als Fertigprodukte, die es in jedem Supermarkt in Hülle und Fülle gibt.

Krankheit aus Überfluss war unbekannt

Schüßlers Biochemie ist auf die Beseitigung von Mangelerscheinungen ausgerichtet, denn zu seiner Zeit lebten die Menschen nicht in einem »Paradies«, in dem sie jederzeit alles essen konnten und sich nicht mehr bewegen mussten. Das Leben der einfachen Bevölkerung war hart und entbehrungsreich, von körperlicher Überanstrengung und Nahrungsmangel gekennzeichnet. Deshalb ist es fraglich, ob eine Selbstbehandlung mit Schüßler-Salzen bei Erkrankungen, die durch ein »Zuviel des Falschen« entstanden, wie Bluthochdruck, zu hohe Cholesterinspiegel und Blutfettwerte sowie Insulinresistenz und Typ-2-Diabetes, wirklich sinnvoll ist.

Bei solchen Erkrankungen geht es nicht darum, einen Mangel auszugleichen, sondern vielmehr den »Überschuss« in den Griff zu bekommen. So werden bei der Therapie von Herzkrankheiten und Bluthochdruck so genannte Kalziumkanalblocker eingesetzt, die den Kalziumeinstrom in die Muskelzelle reduzieren, damit die Kontraktion des Herzmuskels und der glatten Muskulatur der Blutgefäße gedrosselt wird und der Blutdruck sinkt. Wer solche Medikamente einnimmt, sollte auf jeden Fall mit seinem Arzt klären, ob eine Selbstbehandlung mit Schüßler-Salzen möglich ist.

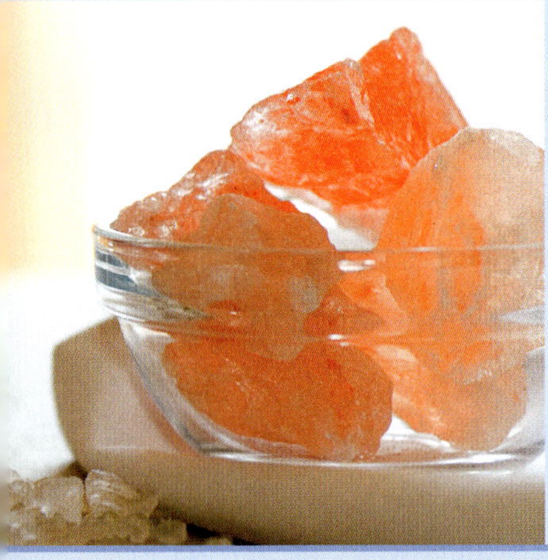

Kapitel 2

Die zwölf Schüßler-Salze im Portrait

Damit Sie die Schüßler-Salze richtig einsetzen können, reicht es nicht aus, lediglich auf ein Krankheitssymptom zu schielen. Deshalb werden im Folgenden die 12 Salze so vorgestellt, dass Sie alle wesentlichen Punkte kennen lernen, die für die Anwendung eines speziellen Salzes zu berücksichtigen sind.

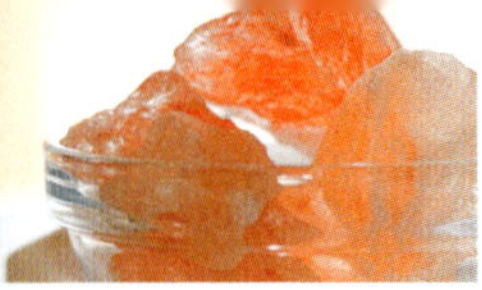

Im Blickpunkt: ganzheitlich heilen

Schüßler-Salze sind eine ganzheitliche Heilmethode. Mit ihnen wird nicht – wie in der Schulmedizin – ein klar definiertes Symptom behandelt, sondern die Gesundheit als Ganzes wieder hergestellt und erhalten. Die Mineralsalze ergänzen im Körper das, was fehlt, und heilen damit eine Vielzahl von Mangelerscheinungen, Beschwerden und Erkrankungen. Um das richtige Salz zu finden, muss jedoch zunächst die Frage geklärt werden: Welches Mineralsalz oder welche Mineralsalze fehlen meinem Körper?

Das richtige Schüßler-Salz finden

Um Ihnen diese Detektivarbeit zu erleichtern, wurden auf den nachfolgenden Seiten alle wesentlichen Punkte zusammengestellt, an denen Sie den Mangel an einem bestimmten Salz erkennen können. Sie erfahren, welche Hauptaufgabe ein Salz im Körper hat, erhalten einen Überblick über einzelne Anwendungsgebiete und lernen die Zeichen deuten, mit denen sich ein Mangel ausdrückt. Darüber hinaus bieten Ihnen die Porträts einen Einblick, wie die einzelnen Mineralstoffe im Körper und in den Zellen wirken. Denn während Schüßler noch ausschließlich auf Beobachtung angewiesen war, hat die moderne Forschung viele Geheimnisse der damaligen Zeit entschlüsselt. Diese Erkenntnisse wurden in den einzelnen Porträts mit aufgenommen.

Häufig drängt sich eine Erkrankung, ein Leitsymptom oder eine Alltagsbeschwerde in den Vordergrund, sei es eine unschöne Cellulite, Pickel im Gesicht, Blasenschwäche, Migräne oder eine schmerzhafte Sportverletzung. Die Porträts werden Ihnen auch in diesen Fällen weiterhelfen, da Sie hier viele – wenn auch nicht alle – der möglichen Anwendungsbereiche eines Salzes finden.

Eine weitere Möglichkeit bietet Ihnen das Kapitel 3 »Beschwerden von A bis Z«. Hier finden Sie einerseits eine ausführliche Beschreibung von ausgewählten Beschwerden und Erkrankungen und andererseits Hilfestellung, welches Schüßler-Salz zur Heilung eingesetzt werden kann. Um Ihren ganz individuellen Fall abzuklären, sollten Sie jedoch immer im jeweiligen Porträt überprüfen, welches Gesamtbild bei Ihnen zu-

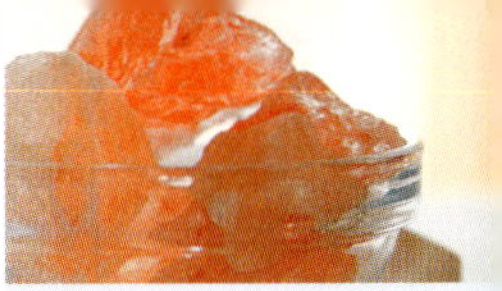

trifft. Lassen Sie sich dabei von dem Gedanken leiten: Es müssen nicht alle Punkte zutreffen, aber je größer die Übereinstimmung ist, desto so besser kann ein Salz wirken. Sie werden schnell bemerken: Es ist gar nicht so schwierig, das richtige Salz zu finden. Der Mangel an einem Mineralsalz ist meist so offensichtlich, dass er nicht übersehen werden kann. Wird er ausgeglichen, verschwinden die ganzen Anzeichen des Mangels, und Sie fühlen sich wieder rundum wohl. Liegt hingegen ein weiterer Mineralstoffmangel vor, was gar nicht so selten ist, tritt dieser deutlich zutage und kann nun ebenfalls behoben werden. Auf diese Weise schaffen Sie die Bedingung, die für Ihre langfristige Gesundheit unentbehrlich ist, und werden dauerhaft gesund, schlank und geistig vital.

Die zwölf Salze des Lebens nach Schüßler	
Salz Nr. 1	Calcium fluoratum (Flussspat)
Salz Nr. 2	Calcium phosphoricum (phosphorsaurer Kalk)
Salz Nr. 3	Ferrum phosphoricum (Eisenphosphat)
Salz Nr. 4	Kalium chloratum (Kaliumchlorid)
Salz Nr. 5	Kalium phosphoricum (Kaliumphoshat)
Salz Nr. 6	Kalium sulfuricum (Kaliumsulfat)
Salz Nr. 7	Magnesium phosphoricum (Magnesiumphosphat)
Salz Nr. 8	Natrium chloratum (Kochsalz)
Salz Nr. 9	Natrium phosphoricum (Natriumphosphat)
Salz Nr. 10	Natrium sulfuricum (Glaubersalz)
Salz Nr. 11	Silicea (Kieselsäure)
Salz Nr. 12	Calcium sulfuricum (Gips)

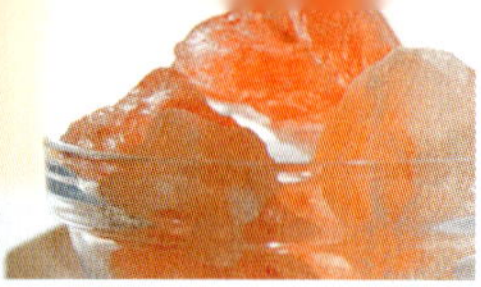

Nr. 1 Calcium fluoratum D12

Hauptaufgabe

Calcium fluoratum, auch Kalziumfluorid oder Flussspat genannt, ist ein besonders wichtiges Mineralsalz, das im ganzen Körper in großen Mengen vorkommt. Es ist überall dort unverzichtbar, wo es um die Elastizität geht. Dies reicht von der Haut über die Wände von Arterien bis hin zum Bindegewebe, zu Sehnen, Bändern, Knochen und Zähnen. Kalziumfluorid sorgt dafür, dass 1. verhärtete und starr gewordene Strukturen des Körpers wieder weicher und elastisch werden; 2. weich gewordene oder »ausgeleierte« Strukturen wieder fester und gleichzeitig elastisch werden. Durch seine enge Beziehung zu den Strukturproteinen Kollagen und Elastin trägt Calcium fluoratum dazu bei, das Stützgewebe aufzubauen. Selbst im Gehirn hat es eine wichtige Funktion. Nur wenn das Salz in die Gehirnzellen gelangt, können diese Botenstoffe ausschütten, die für gute Laune und optimale Gedächtnisleitungen verantwortlich sind.

Anwendung

Calcium fluoratum wird vor allem eingesetzt bei: frühzeitiger Erschlaffung der Haut, Faltenbildung, verhärteten Narben, Hornhaut, Hühneraugen, rissigen Hände, Schwielen, Schwangerschaftsstreifen, schwachen Bändern der Gelenke, Gelenkbeschwerden, schwachen Haltebändern von Organen wie der Gebärmutter oder der Zähne, Krampfadern, Hämorrhoiden, Besenreisern, spröden Fingernägeln, Alterskurz- und Weitsichtigkeit, depressiven Verstimmungen, Ängstlichkeit, Neigung zu Panikattacken, Vergesslichkeit, Knochenerkrankungen und zur Vorbeugung von Karies.

Besonderheiten/Modus

Die Beschwerden verschlechtern sich bei geistiger Anstrengung, Kälte, Witterungswechsel, durch feuchtes Wetter und starker Bewegung. Sie verbessern sich durch Wärme, Ruhe und bei mäßiger Bewegung.

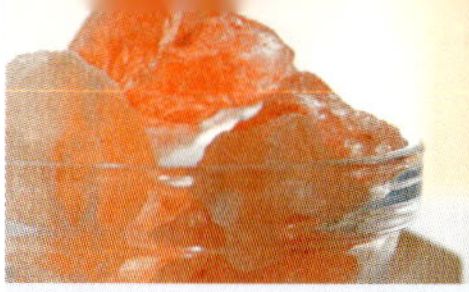

Wirkung/Funktion

Kalzium hat im Körper vielfältige Aufgaben. Es ist an der Blutgerinnung sowie an der Aktivierung von Enzymen und Hormonen beteiligt. In Verbindung mit Fluorid stärkt Kalziumfluorid die Knochenwände und hält sie elastisch. Dies ist notwendig, da starre Knochenwände bei jeder Belastung brechen würden. Eine wichtige Funktion erfüllt diese Mineralstoffverbindung auch bei den Zähnen. Sie macht den Zahnschmelz widerstandsfähiger gegenüber schädlichen Säuren und beugt so Karies vor. Und damit die Zähne nicht ausfallen, stärkt Kalziumfluorid deren Haltebänder. Auch für Herz und Blutgefäße ist Kalzium unentbehrlich: Es erhält die Beweglichkeit der Arterienwände und des Herzmuskels.

Kalziumfluorid (Flussspat) ist das Mineralsalz für die Elastizität von Gewebe und Knochen. Es kräftigt den Zahnschmelz und vertreibt depressive Stimmungen.

Ohne Kalzium ist der Mensch nicht lebensfähig: Wir könnten weder denken noch uns bewegen, wir würden nichts spüren und nichts sehen, denn überall im Körper spielt Kalzium eine wichtige Rolle für die biologischen Aktivitäten und die Signalübertragung von Zellen. Was Schüßler lediglich vermuten und aus Beobachtungen schließen konnte, ist heute eindeutig belegt: Kalzium gelangt ins Innere einer Zelle und löst dort lebenswichtige Abläufe aus.

So wissen wir heute: Ist eine Zelle im Ruhezustand, dann ist die Kalziumionenkonzentration im Zellinneren gering, dagegen im Raum, der die Zelle umgibt (Extrazellularraum), sehr hoch. Nervenimpulse führen nun dazu, dass kleine Türchen in der Zellwand, die so genannten Kalziumkanäle, geöffnet werden und Kalzium in die Zelle einströmen kann. Das hat weit reichende Folgen. Ein Kalziumeinstrom in Muskelzellen führt zum Beispiel zur Kontraktion des Muskels, ein Einstrom in Gehirnzellen bewirkt, dass diese Botenstoffe ausschütten. Da das Mineral für den Körper lebensnotwendig ist, wird in einer Mangelsituation auf die Kalziumspeicher aus dem Knochengewebe zurückgegriffen. Dadurch nimmt die Knochenmasse ab, und das Knochenbruchrisiko steigt.

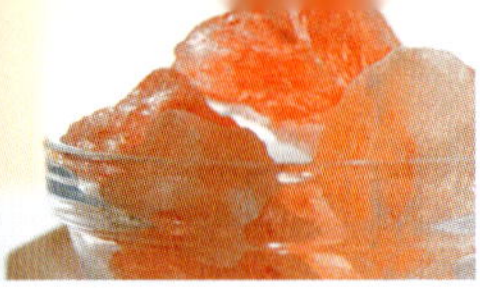

Mangel an Calcium fluoratum?

Zeichen im Gesicht

- Würfelfalten an den Augenlidern
- bräunliche bis schwarze Verfärbung um die Augen
- durchscheinende Zahnspitzen
- bläuliche Lippen
- Firnesglanz, vor allem auf der Stirn

Körperliche Anzeichen

Körperliche Anzeichen für einen Kalziummangel zeigen sich überall dort, wo die Elastizität von Körperstrukturen oder -geweben beeinträchtigt oder die Funktionsfähigkeit von Muskeln, Sehnen und Bändern gestört ist. Da der Körper einen Mangel an Calcium fluoratum dadurch auszugleichen versucht, dass er auf seine Kalziumreserven zurückgreift, treten auch an den Speicherorganen für Kalzium, das heißt an den Knochen, Mangelsymptome auf. Körperliche Anzeichen für einen Mangel können beispielsweise sein:

- Sehstörungen
- schlaffe Bauchmuskulatur
- vermehrte Hornhautbildung
- trockene, splissige Haare
- häufiges Einknicken der Fußgelenke
- Krampfadern
- brüchige, spröde Fingernägel
- Blasenschwäche
- Sehnenentzündungen
- Vergesslichkeit
- empfindliche Zähne (heiß–kalt)
- Stressharninkontinenz

Psychische Anzeichen

- Schwierigkeiten, Dinge in Angriff zu nehmen
- Freudlosigkeit
- Mutlosigkeit und Antriebsschwäche
- traurige Grundstimmung
- ängstliche Grundstimmung

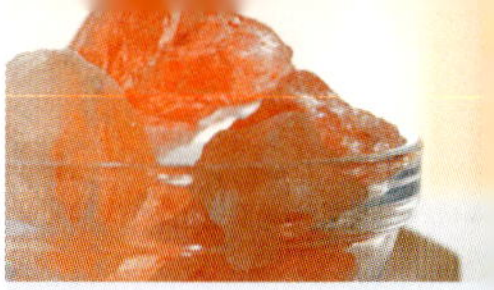

Wie Sie Calcium fluoratum anwenden

Als ein langsam wirkendes Mittel muss Calcium fluoratum über längere Zeit, meist monate-, oft aber auch jahrelang regelmäßig eingenommen werden. Empfehlenswert ist, die Dosierung für chronische Erkrankungen bzw. für das Vorbeugen von Erkrankungen zu wählen. Über den Tag verteilt lutschen:

Erwachsene:	4–6 Tab.
Kinder von 6–12 Jahren:	3–4 Tab.
Kinder bis 6 Jahre:	1–2 Tab.

Zur Ergänzung haben sich besonders Salz Nr. 2 Calcium phosphoricum und Salz Nr. 11 Silicea bewährt; wählen Sie die gleiche Dosierung wie bei Calcium fluoratum. Wird Salz Nr. 1, Nr. 2 und Nr. 11 gleichzeitig genommen, kann die Einnahme durch Auflösen der Tabletten (vgl. Seite 48) deutlich erleichtert werden. Eine sinnvolle Ergänzung stellt außerdem die zusätzliche Anwendung der Calcium-fluoratum-Salbe dar.

Salbe Nr. 1 Calcium-fluoratum-Salbe

Sie wird vor allem als Massagemittel angewendet. Wenn die elastischen Gewebe erschlaffen, unterstützt die Salbe die Wiederherstellung der Elastizität und Festigkeit. Bei Verhärtungen trägt sie dazu bei, dass die Haut wieder weich, geschmeidig und elastisch wird. Vorbeugend eingesetzt, erhält sie die Spannkraft von Haut, Bindegewebe, Gelenken und Muskulatur.
Wird die Salbe zum Beispiel bei einer Schwangerschaft zusätzlich zur Mineralstoffeinnahme einmassiert, verhindert dies Schwangerschaftsstreifen und trägt nach der Geburt zu einer schnelleren Rückbildung des Bauches bei. Des Weiteren hat sie sich bei der Behandlung von Rissen, Schrunden, Hornhaut, Nagelverwachsungen, Krampfadern, Hämorrhoiden und Besenreisern bewährt.

> Calcium-fluoratum-Salbe hält die Haut jung und geschmeidig. Sie beugt Schwangerschaftsstreifen, Krampfadern und Besenreisern vor.

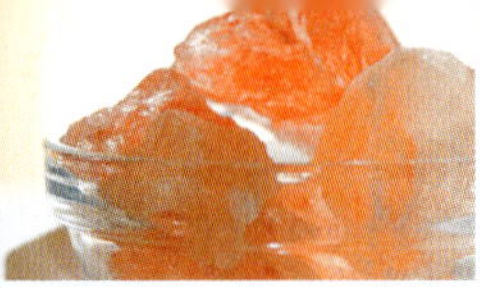

Nr. 2 Calcium phosphoricum D6

Hauptaufgabe

Calcium phosphoricum, auch Kalziumphosphat oder phosphorsaurer Kalk genannt, gilt als das wichtigste Aufbaumittel in der Biochemie. Es wirkt mit an der Synthese biologisch höchst bedeutsamer Zellen und Stoffe wie der DNA (Desoxyribonucleinacid = Desoxyribonucleinsäure), steuert einen Großteil der Eiweißregulation und ist am Energiestoffwechsel beteiligt. Darüber hinaus stellt Kalziumphosphat einen Puffer im Säure-Basen-Haushalt dar. Da es regulierend auf die Muskel- und Nerventätigkeiten einwirkt, hat das Salz zudem eine beruhigende und schlaffördernde Wirkung. Eine seiner wesentlichsten Aufgaben ist, für die Festigkeit und Elastizität der Knochen zu sorgen. Während Salz Nr. 1 vor allem für die Knochenhülle zuständig ist, regelt Kalziumphosphat den Aufbau der fein verzweigten inneren Knochenstruktur. Gleichzeitig fungiert es hier als »Müllmann«, indem es Abfallstoffe entfernt und damit Knochenverhärtungen vorbeugt.

Anwendung

Calcium phosphoricum wird vor allem eingesetzt bei: Osteoporose (vorbeugend oder therapiebegleitend), schlecht heilenden Knochenbrüchen, Haltungsschäden, im Kindesalter zum Aufbau der Knochen und Zähne, Wachstumsschmerzen, Muskelverspannungen, Muskelkrämpfen, Schlafstörungen, Schweißausbrüchen, rascher Ermüdbarkeit, Allergien, Blutarmut, Blutgerinnungsstörungen, starken Regelblutungen, Gedächtnisschwäche, allgemeinen Schwächezuständen, Kopfschmerzen, Neigung zu Erkältungen, Wetterfühligkeit.

Besonderheiten/Modus

Die Beschwerden verschlechtern sich bei Wetterumschwung, durch Kälte und Luftzug, bei Durchnässung der Kleidung durch Regen oder Nebel und feuchtkalter Umgebung. Sie verbessern sich durch Wärme, Hitze, Ruhe und Trockenheit.

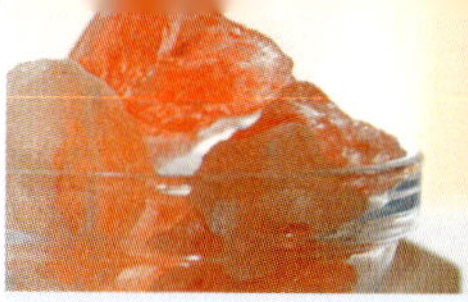

Wirkung/Funktion

Calcium phosphoricum ist »ein Funktionsmittel für anämische Zustände und Restaurationsmittel der Gewebe nach Ablauf akuter Krankheiten«, erklärte Schüßler. Da Kalziumphosphat die Bildung von roten Blutkörperchen unterstützt, können die Zellen wieder besser mit Sauerstoff versorgt werden. Dieser ist unentbehrlich, damit Zellen Nahrungsenergie in Zellbausteine und Bewegungsenergie umwandeln können (vgl. Seite 38).
Deshalb eignet sich Calcium phosphoricum besonders für blasse, blutarme Menschen und für schmalwüchsige, lebhafte Menschen, die schnell ermüden. Durch seine Fähigkeit, die Zellkommunikation günstig zu beeinflussen, trägt Kalziumphosphat dazu bei, Muskelverspannungen zu lösen und überreizte Nerven zu besänftigen. Bei erhöhter allgemeiner Nervosität, aber auch bei erhöhter oder reduzierter sexueller Erregbarkeit wirkt Calcium phosphoricum deshalb ausgleichend. Und da Phosphate sowohl mit Säuren als auch mit Basen reagieren können, wirkt die Mineralstoffverbindung günstig auf den Säure-Basen-Haushalt ein.

Kalziumphosphat (phosphorsaurer Kalk) ist das Mineralsalz, das den Körper mit neuer Energie versorgt, Muskeln und Nerven beruhigt und den Knochen Stabilität verleiht.

Rund 85 Prozent des Caliumphosphats werden im Körper in den Knochen als Baustoff und »Müllmann« eingesetzt. Anders, als allgemein angenommen, sind Knochen nämlich keine tote, unveränderliche Substanz, sondern ihr Inneres wird von fleißigen Zellen permanent erneuert und umgebaut (vgl. hierzu: Osteoporose, Seite 207). Hierfür wird ständig Kalzium als »Baumaterial« benötigt und die anfallenden Abfallstoffe müssen beseitigt werden, damit sie sich nicht einlagern. Kalziumphosphat sorgt dafür, dass dieser ganze Umbauprozess reibungsloser funktionieren kann, indem es die Kalziumaufnahme und den Abtransport der Abfallstoffe unterstützt. Eine ähnliche Aufgabe erfüllt die Mineralsalzverbindung bei den Zähnen und sorgt auf diese Weise dafür, dass sie fest und widerstandsfähig bleiben. Da in der Wachstumsphase sowohl die Knochenaufbauprozesse auf Hochtouren laufen, als auch

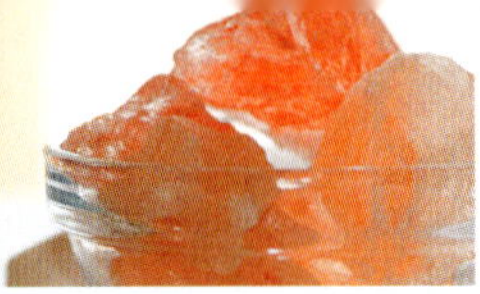

die Zähne gebildet werden, ist dieses Aufbaumittel besonders für Kinder geeignet. Ebenso sollten Frauen nach den Wechseljahren regelmäßig Salz Nr. 2 einnehmen, da durch die veränderte Zusammensetzung der Hormone ein verstärkter Kalziumbedarf besteht.

Mangel an Calcium phosphoricum?

Zeichen im Gesicht

- → Hautfarbe wächsern weiß
- → elfenbeinfarbener Weißton an Schläfen, Mund, Nase
- → weiße Flecken auf Zähnen und Nägeln
- → Neigung zu Muskelkrämpfen im Gesicht
- → feine Haut mit Neigung zu Pickelchen

Körperliche Anzeichen

Sie treten überall dort auf, wo die Erneuerung der Knochensubstanz, der Aufbau neuer Zellen oder die Zellsignalübertragung beeinträchtigt ist. Häufig liegt eine Abwehrschwäche oder ein allgemeines Schwächegefühl vor. Weitere Anzeichen können u.a. sein:

- → schlecht heilende Knochenbrüche
- → Überbein
- → schlecht heilende Wunden
- → Neigung zu Nasenbluten
- → Blutarmut
- → Muskelverspannungen
- → Wadenkrämpfe
- → Schlafstörungen
- → Mundgeruch
- → Wetterfühligkeit
- → Störungen der Sexualität
- → Heißhunger auf Pikantes, Fleisch oder stark Gesalzenes

Psychische Anzeichen

- → Nervosität und schnelle Erregbarkeit
- → Depressive Verstimmungen
- → Ängstlichkeit ohne direkten Grund
- → Antriebsschwäche

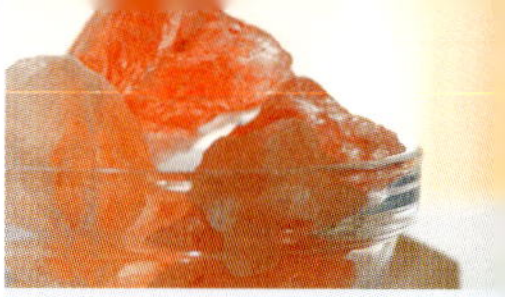

Wie Sie Calcium phosphoricum anwenden

Als ein langsam wirkendes Mittel muss Calcium phosphoricum über längere Zeit regelmäßig eingenommen werden. Abends eingenommen wirkt Kalziumphosphat beruhigend und schlaffördernd, morgens eingenommen wirkt es hingegen aktivierend. In der Regel ist die Dosierung für chronische Erkrankungen bzw. vorbeugen von Erkrankungen zu wählen. Am Tag lutschen:

Erwachsene:	4–6 Tab. (bei Blutarmut: 12 Tab.)
Kinder von 6-12 Jahren:	3–4 Tab. (bei Wachstumsschub: 12–15 Tab.)
Kinder bis 6 Jahre:	1–2 Tab.

Ideale Kombinationspartner sind Salz Nr. 1 Calcium fluoratum, Salz Nr. 3 Ferrum phosphoricum, Salz Nr. 7 Magnesium phosphoricum, Salz Nr. 8 Natrium chloratum und Salz Nr. 11 Silicea. Werden mehrere Salze gleichzeitig eingenommen, kann die Einnahme durch auflösen der Tabletten (vgl. Seite 48) deutlich erleichtert werden. Eine sinnvolle Ergänzung stellt zudem die zusätzliche Anwendung der Calcium-phosphoricum-Salbe dar.

Salbe Nr. 2 Calcium-phosphoricum-Salbe

Sie eignet sich ausgezeichnet als Hilfsmittel zur Kräftigungsmassage bei Kindern mit schwachen Knochen oder Knochenschmerzen während eines Wachstumsschubs. Regelmäßig auf die Haut über einer Knochenbruchstelle aufgetragen, unterstützt sie die Knochenheilung nachdem der Gips entfernt wurde. Wetterfühligkeit nach Knochenbrüchen kann ebenfalls deutlich verbessert werden. Ein weiteres Einsatzgebiet der Salbe sind Gelenkbeschwerden, die sich durch regelmäßige leichte Massage mit der Salbe deutlich bessern, oft sogar ganz weggehen. Auch Muskelverspannungen und Krämpfe lassen sich durch Einmassieren der Salbe lösen.

Calcium-phosphoricum-Salbe unterstützt die Knochenheilung, bringt Kindern in der Wachstumsphase Linderung und entkrampft verspannte Muskeln.

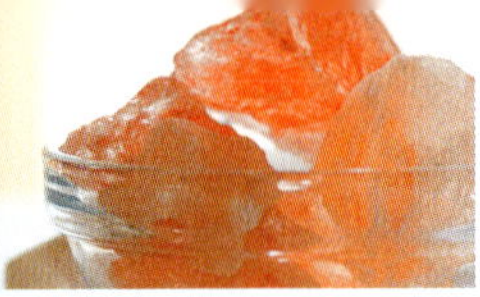

Nr. 3 Ferrum phosphoricum D12

Hauptaufgabe

Ferrum phosphoricum, auch Eisenphosphat oder phosphorsaures Eisen genannt, ist das Hauptmittel für die erste Entzündungsphase und gilt in erster Linie als wichtiges Fiebermittel (bis 38,5 Grad). Es unterstützt den Organismus bei der Gesundung, ohne das Fieber zu »unterdrücken«. Eisenphosphat spielt zudem in der Immunabwehr eine wichtige Rolle und ist zur Vorbeugung von Grippe und Erkältungskrankheiten geeignet. Da Eisen die Sauerstoffbindung des Hämoglobins erhöht, werden die Muskelzellen vermehrt mit Sauerstoff versorgt und können wieder Leistung bringen. Als Erste Hilfe wird Ferrum phosphoricum bei allen Verletzungen wie Stauchungen, Quetschungen, Schnittwunden oder Zerrungen eingesetzt. Wie Salz Nr. 2 stellt es ein wichtiges Aufbaumittel dar und wird als Mittel der Stärkung von körperlicher und geistiger Leistungskraft bezeichnet.

Anwendung

Ferrum phosphoricum wird vor allem eingesetzt bei: Atemwegsinfektionen, Konzentrationsmangel, Verletzungen, Prellungen, Quetschungen, im Frühstadium grippaler Infekte, bei Fieber bis 38,5 Grad, Infektionskrankheiten, Magenschleimhautentzündung, Durchfall, Schmerzen, Husten, allgemeine Muskelschmerzen und Muskelkater, Masern, Ohrenentzündung, Schnittverletzungen, Schlaflosigkeit durch Übermüdung, Blutarmut, Eisenmangel, Durchfall, Verstopfung, rheumatischen Beschwerden, einem schwachen Immunsystem, allen akuten Erkrankungen sowie nach sportlicher Höchstleistung und körperlicher Überanstrengung.

Besonderheiten/Modus

Die Beschwerden verschlechtern sich in der Nacht, durch Bewegung und durch Wärme. Sie verbessern sich durch Ruhe und kalte Anwendungen.

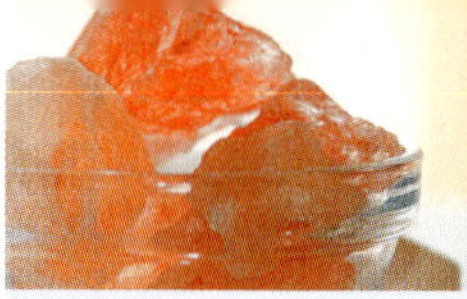

Wirkung/Funktion

Eisen ist ein lebensnotwendiges Spurenelement. Es kommt im Muskeleiweiß und in zahlreichen Enzymen vor. 70 Prozent von ihm befinden sich im Hämoglobin, den roten Blutkörperchen. Denn die wichtigste Funktion von Eisen ist die Bindung von Sauerstoff an das Hämoglobin, damit über das Blut alle Körperzellen mit ausreichend Sauerstoff versorgt werden können. Jede erhöhte Zelltätigkeit, sei es durch körperliche Bewegung oder Abwehr von Entzündungen, verbraucht mehr Sauerstoff, als Zellen im Ruhezustand benötigen. Durch die Einnahme von Ferrum phosphoricum wird die Sauerstoffbindung an Hämoglobin erhöht, so dass der Sauerstoffmehrbedarf der Zellen gedeckt werden kann. Dadurch unterstützt Ferrum phosphoricum die natürlichen Abwehrkräfte des Körpers bei der Bekämpfung von Entzündungen und Fieber, anstatt wie fiebersenkende Mittel, die Symptome lediglich zu unterdrücken.

Ferrum phosphoricum (phosphorsaures Eisen) ist das »Erste-Hilfe-Mittel« bei allen akuten und entzündlichen Erkrankungen. Es verbessert die Sauerstoffversorgung von Zellen und macht geistig und körperlich fit.

Es muss nicht unbedingt eine Entzündung sein, die einen erhöhten Sauerstoffbedarf der Zellen verursacht und den Einsatz von Eisenphosphat sinnvoll macht. Ob Erwachsene im Beruf oder Kinder in der Schule: Geistige Beanspruchung erhöht die Zellaktivitäten der Gehirnzellen (Neurone) und steigert dadurch deren Sauerstoffbedarf. Wird dieser vom Hämoglobin nicht in ausreichenden Mengen geliefert, treten Konzentrationsstörungen und Kopfschmerzen auf. Diese können mit der Einnahme von Eisenphosphat und der damit verbundenen verbesserten Sauerstoffversorgung der Gehirnzellen reduziert werden. Auch körperliche Ausdauerbewegung und Sport erfordern von den Muskelzellen ein hohes Maß an Aktivität, wofür sie ebenfalls sehr viel Sauerstoff benötigen. Mit Ferrum phosphoricum kann die körperliche Leistungsfähigkeit erhöht und einem Muskelkater vorgebeugt werden. Liegt eine gestörte Thermoregulation (Wärmehaushalt des Körpers) vor, wie dies häufig bei Rauchern und Bewegungsmuffeln zu finden ist, kann Ferrum

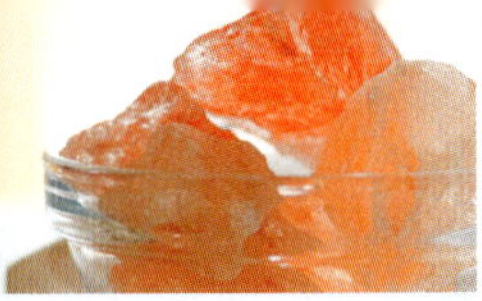

phosphoricum dazu beitragen, die Sauerstoffversorgung der Zellen in Händen und Füßen trotz niedriger Durchblutung zu erhöhen. Durch die vermehrte Belieferung mit Sauerstoff sind die Zellen wieder in der Lage, vermehrt Zellenergie herzustellen. Dadurch werden ständig kalte Füße und Hände bald der Vergangenheit angehören..

Mangel an Ferrum phosphoricum?

Zeichen im Gesicht

- intensive Rötung bei Aufregung
- »hektische« Flecken bei Aufregung
- dunkle Verschatten rund um die Augen
- bläulich-schwarze Schatten an der Nasenwurzel
- hohläugiges, übernächtigtes Aussehen

Körperliche Anzeichen

Sie treten überall dort auf, wo im Körper die Sauerstoffversorgung der Zellen beeinträchtigt oder ein erhöhter Sauerstoffbedarf notwendig ist. Körperliche Anzeichen für einen Mangel können u.a. sein:

- allgemeine Erschöpfungsgefühle
- Konzentrationsmangel
- gestörter Wärmehaushalt
- Kopfschmerzen
- Anfälligkeit für Infektionen
- Wetterfühligkeit,
- spröde, raue Haut
- brüchiges Haar
- Rillen in den Fingernägeln
- Risse in den Mundwinkeln
- Schmerzen
- Verstopfung

Psychische Anzeichen

- Reizbarkeit
- Nervosität
- fehlende psychische Leistungsfähigkeit
- Antriebsarmut und Mattigkeitsgefühl

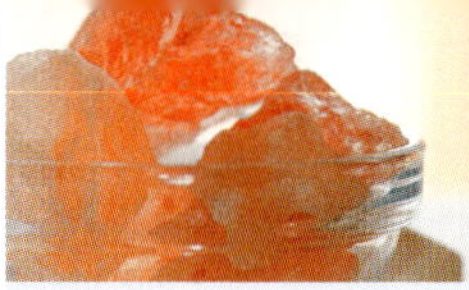

Wie Sie Ferrum phosphoricum anwenden

Eisenphosphat wird vor allem als Akutmittel eingesetzt. Bei Fieber, Schmerzen oder Entzündungen werden alle 5–10 Minuten 10–12 Tabletten am besten in der »heißen« Version eingenommen, bis die akuten Beschwerden nachlassen. Um einen erhöhten Bedarf bei sportlichen Aktivitäten zu decken, werden 20–30 Tabletten in einem Liter Wasser aufgelöst und kurz vor oder während des Sports getrunken. Um die Konzentrations- und Leistungsfähigkeit von Schulkindern zu stärken, sollten diese über einen längeren Zeitraum täglich 6–10 Tabletten nehmen. Zur Vorbeugung und Stärkung nehmen am Tag:

Erwachsene:	4–6 Tab.
Kinder von 6–12 Jahren:	3–4 Tab.
Kinder bis 6 Jahre:	1–2 Tab.

Ideale Kombinationspartner sind Salz Nr. 5 Kalium phosphoricum (in der Übergangzeit vom ersten zum zweiten Entzündungsstadium), Salz Nr. 8 Natrium chloratum, Nr. 9 Natrium phosphoricum und Salz Nr. 11 Silicea. Eine sinnvolle Ergänzung stellt zudem die zusätzliche Anwendung der Ferrum-phosphoricum-Salbe dar.

Salbe Nr. 3 Ferrum-phosphoricum-Salbe

Sie ist anzuwenden als Wundsalbe bei frischen Verletzungen wie Prellungen, Quetschungen, Verstauchungen, Hautabschürfungen und Schnittwunden. Wunde Popos von Kleinkindern heilen ab, wenn sie regelmäßig mit Ferrum-phosphoricum-Salbe eingecremt werden. Über schmerzenden Muskeln aufgetragen, reguliert sie Muskelverspannungen. Bei akuten Entzündungen, die mit Rötungen, Schwellungen und Druckempfindlichkeit verbunden sind, wirkt die Salbe lindernd und heilungsfördernd. Und sie ist ein ausgezeichnetes Massagemittel für kalte Hände und Füße.

> Ferrum-phosphoricum-Salbe unterstützt die Wundheilung, wirkt bei akuten Entzündungen und hilft gegen kalte Hände und Füße.

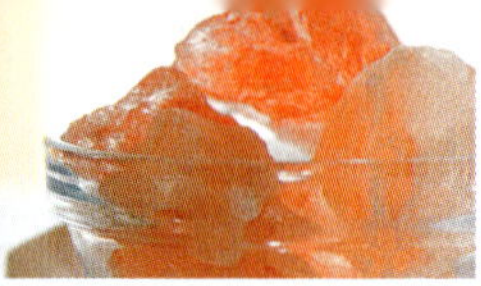

Nr. 4 Kalium chloratum D6

Hauptaufgabe

Kalium chloratum, auch Kaliumchlorid oder Chorkalium genannt, ist das Mittel der zweiten Entzündungsphase. Diese setzt normalerweise drei bis vier Tage nach Beginn der Erkrankung ein und wird als der »eigentliche Ausbruch« oder die Akutphase der Erkrankung wahrgenommen. Es treten deutliche Krankheitssymptome auf, die in der Regel als belastend empfunden werden. Durch seine entgiftende Eigenschaft unterstützt Kaliumchlorid den Körper, Krankheitskeime und Giftstoffe zu binden, und diese auszuscheiden, z.B. über den Schleim der Nase oder Ausschwitzungen. Als »Betriebsstoff für die Drüsen« trägt Kalium chloratum dazu bei, dass in den Lymphknoten in großer Zahl Abwehrzellen produziert werden können, die über verschiedene Stufen eine akute Erkrankung bekämpfen und dadurch in der Regel verhindern, dass Krankheiten einen chronischen Verlauf nehmen.

Anwendung

Kalium chloratum wird vor allem eingesetzt bei: Schleimhautschwellungen, Asthma, Bronchitis, COPD, rasselndem Husten, Stockschnupfen, Kieferhöhlenvereiterung, Mangelentzündung, Blasenentzündung, Darmträgheit, Drüsenschwellungen, Fisteln, Akne, Gelenkrheumatismus, Schwellungen bei Entzündungen, Muskelschwäche, Netzhauterkrankungen, Gerstenkorn im Augenlid, Neurodermitis, Schwerhörigkeit, Neigung zu Übergewicht, zur Entgiftung, Blutreinigung, ebenso zur Minderung von Nebenwirkungen bei Medikamenteneinnahme, nach Impfungen oder bei Elektrosmogbelastung.

Besonderheiten/Modus

Die Beschwerden verschlechtern sich durch Bewegung, bei Kälte, durch Aufregung, elektromagnetische Strahlen und nach Genuss von fetten oder stark gewürzten Speisen. Sie verbessern sich durch Wärme, Entspannung und Lockerung.

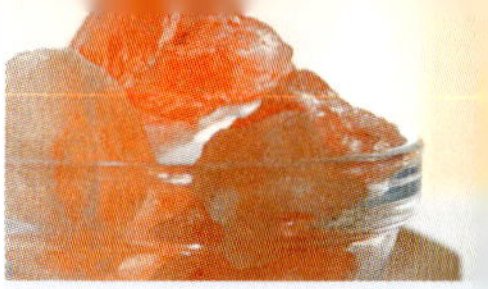

Wirkung/Funktion

Kaliumchlorid ist ein Lieferant für den Mineralstoff Kalium und Bestandteil von fast allen Zellen. Eine besondere Beziehung besteht jedoch zum Bindegewebe und zu den Drüsen, die für die körpereigene Abwehr zuständig sind. Als Entzündungsmittel für das zweite Stadium empfiehlt sich Kaliumchlorid bereits gegen Ende der ersten Entzündungsphase zusammen mit Eisenphosphat, dem Entzündungsmittel für das erste Stadium, einzunehmen, da auch Kalium einen wesentlichen Anteil bei der Sauerstoffversorgung der Zellen hat. Kalium chloratum hat eine entgiftende Wirkung, da es sich mit Hilfe von Sauerstoff mit Entzündungsstoffen und Giften verbinden und diese neutralisieren kann. Insbesondere ist Kalium chloratum ein gutes Heilmittel bei Schwellungen, die durch Entzündungen hervorgerufen werden, sowie bei Entzündungen der Schleimhäute, allen voran jenen, die mit einem weißen bis grauen Belag (Absonderungen) einhergehen. Darüber hinaus kann Kaliumchlorid Nebenwirkungen, die durch synthetische Arznei- und Impfstoffe hervorgerufen werden, oft deutlich mildern.

Kalium chloratum ist das Mineralsalz der zweiten Entzündungsphase, zuständig für Immunsystem, Wasserhaushalt, Atemwege und Schleimhäute.

Kalium kommt überwiegend im Inneren der Körperzellen vor und regelt dort gemeinsam mit Natrium den Wasserhaushalt des Körpers. Kaliummangel gilt heute als ein bedeutender Risikofaktor für Bluthochdruck. Wird dieser Mangel ausgeglichen, reduziert sich das Schlaganfallrisiko von Bluthochdruckpatienten deutlich, da über die Nieren wieder vermehrt Natrium, Wasser und Schlackstoffe ausgeschieden werden. Aber auch für das Körpergewicht spielt Kaliumchlorid eine nicht unbedeutende Rolle. Es wirkt regulierend auf den Eiweiß- und Kohlenhydratstoffwechsel ein, indem es die »Glukoseverbrennung« in den Mitochondrien der Zellen und den Zellaufbau anregt (vgl. »Abnehmen mit Schüßler-Salzen« Seite 244ff.). Im Kampf gegen Cellulite ist Kalium chloratum ebenfalls eine wirksame Waffe. Durch seine Fähigkeit, Giftstoffe und Schlacken, die im Bindegewebe eingelagert wurden, an sich zu binden und diese über das Blut zu den Ausscheidungs-

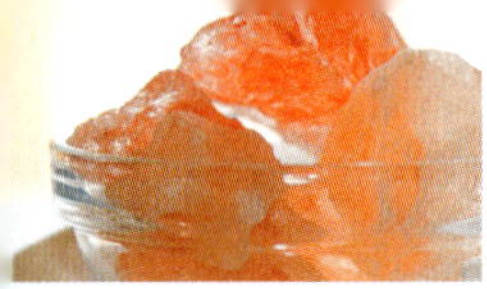

organen zu transportieren, trägt das Salz Nr. 4 dazu bei, dass sich die so genannte Orangenhaut zurückbildet. Durch den regulierenden Einfluss, den die Nr. 4 auf den Säuren-Basen-Haushalt hat, werden zudem keine neuen Schlacken eingelagert.

Mangel an Kalium chloratum?

Zeichen im Gesicht

- milchige rötlich bis bläuliche Färbung um die Augen
- milchige rötlich bis bläuliche Färbung auf der Oberlippe (Milchbart)
- häufig gerötete Augenlider
- Couperose (erweiterte Äderchen) auf Wangen und Nase
- übermäßiger Hautgrieß (gelblich-weißliche Knötchen unter der Haut)

Körperliche Anzeichen

Sie treten überall dort auf, wo im Körper Krankheitsherde zu finden sind, die in der ersten Entzündungsphase nicht wirkungsvoll genug bekämpft wurden. Körperliche Anzeichen für einen Mangel können u.a. sein:

- jede Art von akuten Entzündungen
- Lymphknotenschwellungen
- Schwellungen bei entzündeten Gelenken
- Bluthochdruck
- Mandelentzündung
- Bronchitis
- Cellulite
- Netzhautentzündung
- Magen-Darm-Schleimhautentzündung
- Sehnenscheidenentzündung
- Neigung zu Thrombosen
- schnelle Gewichtszunahme, oft Übergewicht

Psychische Anzeichen

- Niedergeschlagenheit
- Gefühl von Kraftlosigkeit

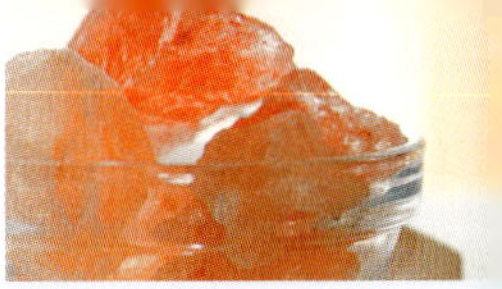

- oft ein Gefühl von Hilflosigkeit und Gereiztheit
- Bedürfnis nach Schutz und Zuwendung

Wie Sie Kalium chloratum anwenden

Kalium chloratum wird in der zweiten Entzündungsphase eingesetzt und ist damit in der Regel kein Akutmittel. Hat sich jedoch Schleim in der Nase festgesetzt, kann dieser gelöst werden, in dem drei- bis fünfmal täglich je 6 Tabletten Kaliumchlorid eingenommen werden. Bei Verletzungen mit Schwellungen, Sportverletzungen oder Überanstrengungen der Gelenke, Bänder und Sehnen sollten täglich dreimal 4 Tabletten gelutscht werden. Ansonsten nehmen am Tag:

Erwachsene:	4–6 Tab.
Kinder von 6–12 Jahren:	3–4 Tab.
Kinder bis 6 Jahre:	1–2 Tab.

Ideale Kombinationspartner sind Salz Nr. 1 Calcium fluoratum, Salz Nr. 3 Ferrum phosphoricum, Salz Nr. 5 Kalium phosphoricum, Salz Nr. 6 Kalium sulfuricum, Salz Nr. 8 Natrium chloratum, Nr. 9 Natrium phosphoricum und Salz Nr. 11 Silicea. Eine sinnvolle Ergänzung stellt zudem die zusätzliche Anwendung der Kalium-chloratum-Salbe dar.

Salbe Nr. 4 Kalium-chloratum-Salbe

Kalium-chloratum-Salbe eignet sich für die zweite Entzündungsstufe. Sie wird auf die Schwellungen aufgetragen, die durch Entzündungen oder Insektenstiche entstehen. Auf Kopfschuppen, Schuppenflechte oder Warzen aufgetragen, trägt sie zur Abheilung bei. Trockene, mehlartige Hautausschläge heilen durch die Salbe aus, auch bei Neurodermitis findet sie ihre Anwendung. Bei angeschwollenen Lymphknoten, Rachen- oder Gaumenmandeln, bei Mumps und Sehenscheidenentzündungen helfen Umschläge, die aus der Salbe zubereitet werden.

> Kalium-chloratum-Salbe unterstützt die Haut beim Abheilen und lässt entzündlich bedingte Schwellungen abklingen.

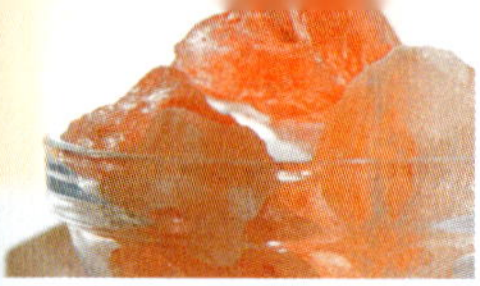

Nr. 5 Kalium phosphoricum D6

Hauptaufgabe

Kalium phosphoricum , auch Kaliumphosphat oder phosphorsaures Kalium genannt, wird vor allem in den Gehirn- und Nervenzellen, im Blut und in den Muskelzellen benötigt. In der Biochemie ist es das Salz für Nerven und Psyche. Darüber hinaus wird die Verbindung von Kalium und Phosphat als eines der wichtigsten Entgiftungsmittel und als Gewebeaufbaumittel angesehen. Kaliumphosphat ist bei hohem Fieber ein gutes Mittel, da der Phosphatanteil die vermehrte Energie bereitstellt, die die Körperzellen zur Regeneration benötigen. Weil Kalium zusammen mit Natrium nicht nur dafür sorgt, dass Reize in den Nervenbahnen weitergeleitet werden, sondern diese Aufgabe auch bei der Kommunikation von Muskelzellen übernimmt, stellt Kalium phosphoricum ein bedeutendes Muskelanregungsmittel dar. Durch den Phosphatanteil wird es auch als »Nährsalz« der Zellen bezeichnet.

Anwendung

Kalium phosphoricum wird vor allem eingesetzt bei: Schlaflosigkeit durch erhöhte Nervosität, übermäßigem Schlafbedürfnis, psychischen Erkrankungen wie Depressionen, Angststörungen, Panikstörungen, bei hohem Fieber, allgemeinen Ermüdungserscheinungen, Muskelschwäche, Muskelschwund, Muskelkrämpfen, Muskelzuckungen, Schwächung der Blasen- oder Aftermuskulatur, Lähmungsgefühlen, Herzschwäche, nervösen Herzbeschwerden, nervös bedingtes Hautjucken, Haarausfall, nervös bedingten Verdauungsbeschwerden (z. B. vor Prüfungen) und Mundgeruch.

Besonderheiten/Modus

Die Beschwerden verschlechtern sich bei Anstrengung, geistiger Überlastung, durch Lärm, unter körperlichem und psychischem Stress und frühmorgens. Sie verbessern sich in Ruhe, durch Wärme und bei mäßiger Bewegung wie einem Spaziergang an der frischen Luft.

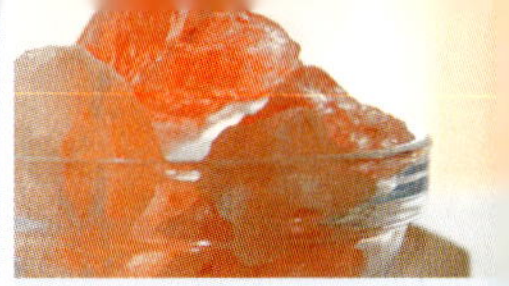

Wirkung/Funktion

Kalium phosphoricum ist ein wichtiges Mittel bei allen körperlichen, geistigen und psychischen Erschöpfungszuständen. Vor allem nervöse, überreizte und dadurch geschwächte Menschen können von ihm profitieren. Denn Kalium wird ganz besonders in den Zellen benötigt, die sehr schnell und unablässig Reize weiterleiten müssen. Dies sind in erster Linie die Nervenzellen im Gehirn und die Zellen der Nervenbahnen im Körper. Wie Reize von Zelle zu Zelle weitergeleitet werden, ist heute recht gut bekannt. Sind Nervenzellen im Ruhezustand, befinden sich in ihrem Innern hauptsächlich negativ geladene Kaliumionen. Da die Zellwand jedoch nicht undurchlässig ist, dringen positiv geladene Natriumionen in die Zelle ein, dadurch wird deren elektrische Ladung verändert. Auf dem Höhepunkt der elektrischen Veränderung gibt die Zelle einen Impuls, der Aktionspotential genannt wird, an die nächste Zelle weiter. Auf diese Weise können Nervenzellen Reize wie einen Schnitt in den Finger superschnell bis zum Gehirn weiterleiten, wo sie entsprechend verarbeitet werden.

Kalium phosphoricum (phosphorsaures Kalium) hält psychisch gesund und stärkt die Nerven. Es bringt die Muskeln auf Trab, stellt Zellenergie bereit, senkt hohes Fieber und entgiftet den Körper.

Damit die Zellen nicht ständig »feuern« oder Natrium die Zelle zerstören kann, müssen Zellen zurück in den Ruhezustand kommen. Und dazu muss wiederum genügend Kalium vorhanden sein und in die Zelle gelangen. Dies geschieht mit Hilfe der Kalium-Natrium-Pumpe, die sich in der Zellwand befindet. Kalium phosphoricum unterstützt diesen Vorgang und liefert gleichzeitig die Energie, die Zellen für die »Feuerungsaktionen« benötigen.

Fast genauso wichtig ist Kalium phosphoricum für die Reizweiterleitung und der Energiebereitstellung der Muskelzellen. Es wird daher bei allgemeiner Schwäche oder Lähmungen der Bewegungsmuskulatur eingesetzt, aber auch die Herzmuskeln, die Darmmuskulatur und selbst die Adern werden wieder gestärkt. Durch erhöhte Zellaktivitäten entstehen vermehrt Abfallprodukte aus den Zellen. Diese werden durch

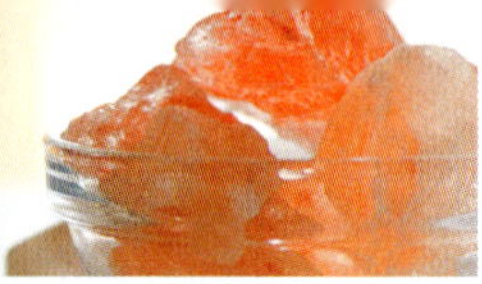

Kalium phosphoricum gebunden und über das Blut zu den »Entsorgungszentren« gebracht, sodass sie sich nicht im Bindegewebe einlagern können.

Mangel an Kalium phosphoricum?

Zeichen im Gesicht

- matte, glanzlose Augen
- grauer, aschfahler Hauch über das ganze Gesicht
- eingefallen wirkende Schläfen
- ausgeprägter Mundgeruch, der sich nicht beseitigen lässt

Körperliche Anzeichen

Sie können im Zusammenhang mit allen körperlichen, geistigen und psychischen Erschöpfungszuständen auftreten. Besonders dort, wo die Reizweiterleitung und die Energieversorgung der Zellen beeinträchtigt ist. Körperliche Anzeichen für einen Mangel können z.B. sein:

- Verdauungsstörungen bei Aufregung
- Schulkopfschmerzen
- Muskelzuckungen oder -lähmungen
- Hungergefühl nach dem Essen
- Fieber über 39 Grad

Psychische Anzeichen

- deutliche Antriebsschwäche
- Müdigkeit und Mutlosigkeit
- Gefühl von innerer Unruhe bei gleichzeitiger Antriebsschwäche
- extreme Nervosität
- Schlafstörungen
- Angststörungen
- Panikstörungen (übertriebene, irrationale Angst vor Höhe, Tieren usw.)
- Niedergeschlagenheit
- Winterdepression
- Depressive Verstimmungen
- Schreckhaftigkeit
- Apathie

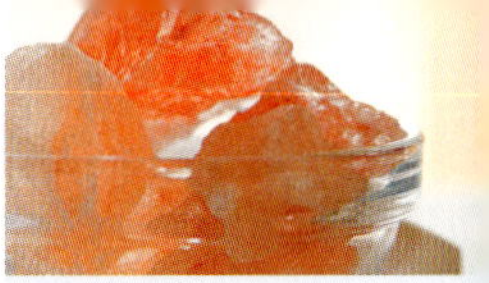

Wie Sie Kalium phosphoricum anwenden

Kalium phosphoricum muss über einen längeren Zeitraum regelmäßig eingenommen werden. Zum Aufbau der Kräfte empfiehlt es sich, gleichzeitig Natrium chloratum einzunehmen. Da Kaliumphosphat bei Schwäche seine beste Wirksamkeit am Vormittag entfaltet, sollte es vor 15:00 Uhr eingenommen werden. Abends eingenommen kann das Salz anregend wirken und damit Nervosität noch steigern. Bei hohem Fieber werden in kurzen Abständen 5–12 Tabletten in Wasser aufgelöst getrunken. Zur Behebung bereits länger bestehender Beschwerden lutschen über den Tag verteilt:

Erwachsene:	4–6 Tab. (bei Mundgeruch: 5–8 Tab.)
Kinder von 6–12 Jahren:	3–4 Tab.
Kinder bis 6 Jahre:	1–2 Tab.

Zur Ergänzung eignen sich besonders Salz Nr. 3 Ferrum phosphoricum und Salz Nr. 8 Natrium chloratum. Eine sinnvolle Ergänzung stellt zudem die zusätzliche Anwendung der Kalium-phosphoricum-Salbe dar.

Salbe Nr. 5 Kalium-phosphoricum-Salbe

Kalium-phosphoricum-Salbe ist bekannt als gutes Hilfsmittel zur leichten Massage bei Nervenschmerzen, Nervenentzündungen und Ischias. Sie hat sich bewährt als Heilsalbe bei Beingeschwüren und hartnäckigen Wunden, vor allem solchen mit gelbschleimigen Absonderungen. Empfohlen wird sie außerdem als Herzsalbe. Bei Nervosität und Gereiztheit kann sie im Solarplexusbereich aufgetragen werden. Auf nervöser, gereizter Haut oder der hierdurch verursachten Hautschäden aufgetragen, kann die Kalium-phosphoricum-Salbe zum Abheilen der Haut wesentlich beitragen.

> Kalium-phosphoricum-Salbe lässt Nerverschmerzen und Nervenentzündungen abklingen. Sie wirkt beruhigend auf Herz und Haut.

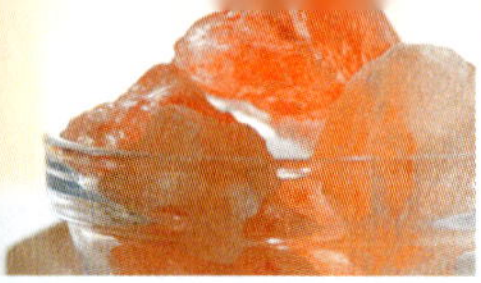

Nr. 6 Kalium sulfuricum D6

Hauptaufgabe

Kalium sulfuricum, auch Kaliumsulfat oder schwefelsaures Kalium genannt, ist das Mittel für die dritte Phase einer (Infektions-)Krankheit, der so genannten Ausheilungsphase. Es hat einen starken Bezug zu den Schleimhäuten und ist ein wichtiges Heilmittel, wenn die Funktion der Oberhautzellen wie bei der Schuppenflechte, bei Neurodermitis oder Ekzemerkrankungen beeinträchtigt ist. Kalium sulfuricum kommt immer dann zum Einsatz, wenn sich die Ausheilung einer Krankheit verzögert, die Gefahr besteht, dass sie sich »festsetzt« und einen chronischen Verlauf nimmt, sowie bei allen Erkrankungen, die einen untypischen Krankheitsverlauf nehmen. Schüßler nannte das Salz das »Lebermittel« der Biochemie. Darüber hinaus hat es einen Bezug zur Milz und Bauspeicheldrüse, sodass Kalium sulfuricum bei allen Symptomen, die hiermit in Verbindung stehen, eingesetzt werden kann.

Anwendung

Kalium sulfuricum wird vor allem eingesetzt bei: Abklingen von Erkältungskrankheiten, starkem Schleimrasseln in der Brust, Bronchitis, COPD, chronischem Asthma, bellendem Husten, chronischem Schnupfen, verstopften Nebenhöhlen, Mittelohrentzündung, trockener Haut, Akne, Schuppenflechte, Neurodermitis, Ekzemerkrankungen, Hautabschuppungen nach Entzündungen, Kopfschuppen, Blasenentzündung, Gelenkentzündungen, rheumatischen Gelenkschmerzen, Leberbeschwerden, Muskelkater, Bindehautentzündung der Augen und zum Ausheilen von Kinderkrankheiten.

Besonderheiten/Modus

Die Beschwerden verschlechtern sich durch Kälte und Essen, abends und nachts, in geschlossenen, warmen Räumen. Sie verbessern sich in frischer, kühler Luft, am frühen Morgen, durch Ruhe, bei trockenem Wetter.

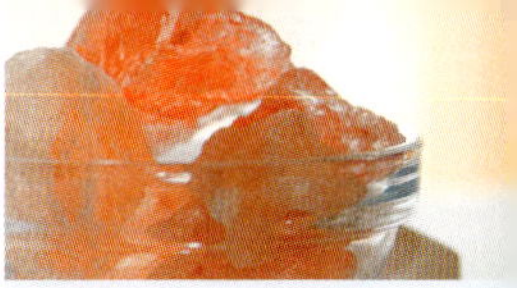

Wirkung/Funktion

Kalium sulfuricum ist die dritte Verbindung, die Kalium mit einem zweiten Ion eingeht. Auch diese Mineralstoffverbindung setzt Kalium frei, so dass die positiven Eigenschaften von Kalium zum Tragen kommen. Durch seinen Schwefelanteil unterstützt Kaliumsulfat zudem die Ausscheidung von Krankheitserregern über die Haut und die Schleimhäute und verhindert damit, dass sich diese im Bindegewebe einlagern. Ohne Kalium sulfuricum kann Sauerstoff im Körper nicht richtig verarbeitet werden. Denn wie Salz Nr. 3 Ferrum phosphoricum hat Kalium sulfuricum die Aufgabe, die Sauerstoffversorgung der Zellen zu gewährleisten, so dass der Stoffwechsel ungestört ablaufen kann. Ein Gefühl von ständigem Luftmangel und vermehrtem Gähnen sind daher ein typisches Zeichen für Kalium-sulfuricum-Mangel. Neben der Leber wird die Mineralsalzverbindung auch in der Bauchspeicheldrüse benötigt, die das Hormon Insulin produziert. Ohne Insulin kann Glukose nicht in Zellen gelangen, wodurch es zu erhöhten Blutzuckerwerten kommt.

Kalium sulfuricum (schwefelsaures Kalium) regeneriert Haut und Schleimhäute, bekämpft Akne und Schuppenflechte, unterstützt die Zellneubildung und hilft dem Körper bei der Entgiftung.

Auch Schwefel ist für den Körper von essentieller Bedeutung, da er in den meisten Proteinen (Eiweißen) vorkommt. Er ist Baustein für die Aminosäuren Cystein, Methionin und Taurin, die für den Aufbau von Eiweißen notwendig sind. Proteine wiederum, sind der Baustein, aus dem die Zellen bestehen. Daher wird im Wachstum und beim Umbau von Gewebe – wie etwa bei einer Erkrankung – besonders viel Schwefel benötigt. Auch Bindegewebe, Knorpel und die anorganische Knochenmatrix benötigen Kalium sulfuricum, da sowohl die Gelenkschmiere, wie auch die Innenschicht der Gelenkkapseln aus Schwefelverbindungen bestehen. Damit das Haar glänzt und die Fingernägel fest bleiben, sind sie auf die Zufuhr von Schwefel angewiesen. Denn die Hornsubstanz Keratin ist ein schwefelhaltiges Protein so wie Cystein, das als der bedeutendsten Eiweißbausteine der Haut gilt und einer vorzeitigen

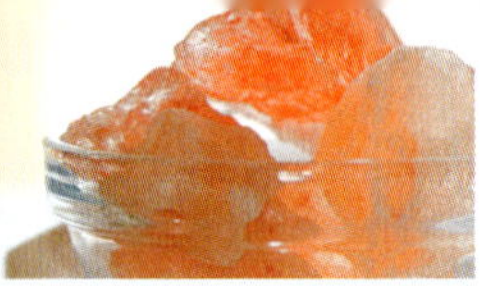

Faltenbildung entgegenwirken kann. Raucher leiden fast immer unter einem Kaliumsulfat-Mangel.

Mangel an Kalium sulfuricum?

Zeichen im Gesicht

- bräunlich-gelbe Schatten um die Augen
- bräunlich-gelber Belag, der wie Make-up auf der Haut liegt
- Verschattungen im Schläfen- und Kieferbereich
- Neigung zu Altersflecken mit bräunlich-gelber Färbung

Körperliche Anzeichen

Da die dritte Phase auch die Phase der Wiederherstellung genannt wird, sind Symptome wie schleimige oder eitrige Absonderungen der Schleimhäute wie die der Nasenschleimhaut beim Abklingen eines Schnupfens typisch. Weitere körperliche Anzeichen für einen Mangel können z.B. sein:

- trockene Hautschuppen
- Neurodermitis
- Akne
- stumpfes Haar und brüchige Fingernägel
- schleimige oder eitrige Absonderungen
- verschleimte Bronchien
- Mandelentzündung
- Nebenhöhlenentzündungen
- Chronischer Schnupfen
- »Lufthunger« in geschlossenen Räumen
- Völlegefühl nach dem Verzehr von Gegrilltem
- Pilzbefall des Darms
- allgemeines Kälteempfinden
- Mattigkeits- und Schweregefühl in den Gliedern
- Rheumatische Erkrankungen

Psychische Anzeichen

- Konzentrationsschwierigkeiten
- Klaustrophobische Attacken
- Niedergeschlagenheit

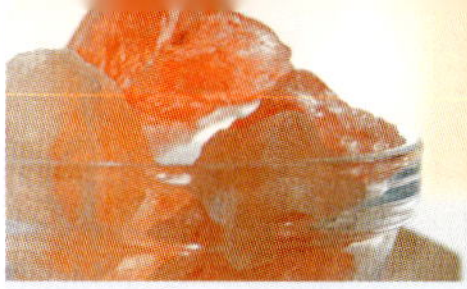

Wie Sie Kalium sulfuricum anwenden

Kalium sulfuricum wird zur Bekämpfung von chronischen Beschwerden, für die Reinigung und zur Zellentschlackung am besten in der Zeit von 17:00 bis 22:00 Uhr eingenommen, da es dann besonders gut wirken kann. Bei einem intensiven Muskelkater können ein Vollbad, in dessen Wasser 25 Tabletten aufgelöst werden, und die gleichzeitige Einnahme von täglich 15 Tabletten helfen. Dreimal täglich 8 Tabletten werden nach einer Grippe oder einer anderen Infektionskrankheit eingenommen, bis die Beschwerden abgeklungen sind. In der Langzeitbehandlung bei chronischen Erkrankungen sollten täglich lutschen:

Erwachsene:	4–6 Tab.
Kinder von 6–12 Jahren:	3–4 Tab.
Kinder bis 6 Jahre:	1–2 Tab.

Zur Ergänzung eignen sich besonders Salz Nr. 10 Natrium sulfuricum, da es sich als sehr hilfreich für die Ausscheidung von Giften erwiesen hat. Eine sinnvolle Ergänzung stellt zudem die zusätzliche Anwendung der Kalium-sulfuricum-Salbe dar.

Salbe Nr. 6 Kalium-sulfuricum-Salbe

Kalium-sulfuricum-Salbe ist bekannt als gutes Hautpflegemittel bei juckender Haut. Weiterhin ist sie ein vorzügliches Hilfsmittel bei Hautschuppen und Hauterkrankungen wie der Schuppenflechte. Kalium-sulfuricum-Salbe eignet sich als Massagemittel bei wandernden rheumatischen Schmerzen. Bei Leberbeschwerden sollte die Lebergegend unter dem rechten Rippenbogen mit der Salbe eingerieben werden. Tritt Husten mit ockergelbem Auswurf aus, kann die Salbe auf Brust- und oberen Rückenbereich aufgetragen, Linderung verschaffen. Bei chronischen Nasenentzündungen mit gelblichem Schleim kann es helfen, wenig Salbe im Inneren der Nase zu verteilen.

> Kalium-sulfuricum-Salbe ist ein ausgezeichnetes Pflegemittel bei trockener, schuppiger Haut und Hauterkrankungen und hilft Gelenkschmerzen in den Griff zu bekommen.

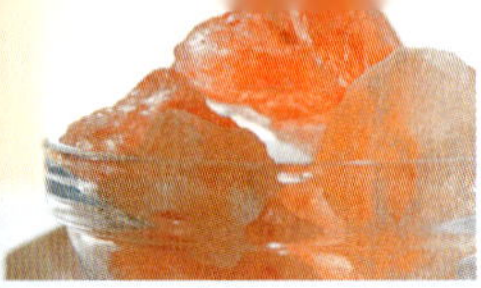

Nr. 7 Magnesium phosphoricum D6

Hauptaufgabe

Magnesium phosphoricum, auch Magnesia phosphorica oder Magnesiumphosphat genannt, ist das biochemische Mittel der ersten Wahl bei allen Muskelkrämpfen und Muskelverspannungen, bei Koliken und »blitzartig« einschießenden Schmerzen. Es hilft bei Thrombosen und Allergien und trägt dazu bei, erhöhte Cholesterinwerte und die Insulinausschüttung der Bauchspeicheldrüse zu normalisieren. Es dämpft die Erregbarkeit des autonomen Nervensystems und wirkt damit positiv beruhigend auf den Magen-Darm-Trakt, das Herz und den Kreislauf ein. Als Nervensalz hilft es überreizte Nerven zu beruhigen, die besonders in Stresssituationen »hochfahren« und wirkt abends einschlaffördernd. Als einer der wichtigsten basenbindenden Mineralstoffe ist Magnesium phosphoricum ein bedeutendes Basismittel zur Vorbeugung und Behandlung von chronischen Krankheitsverläufen.

Anwendung

Magnesium phosphoricum wird vor allem eingesetzt bei: jeder Art von Muskelkrämpfen (Herzkrampf, Magenkrampf, Blasenkrampf, Wadenkrampf etc.), Magen-, Darm-, Gallen-, Nierenkoliken, Zahnschmerzen, nervös bedingten Verdauungsstörungen, bei bohrenden, wandernden Schmerzen, Herzrhythmusstörungen, Neuralgien, Störungen des Kohlenhydrat-, Cholesterin- und Lipidstoffwechsels, Nervenentzündungen, Verspannungen der Nacken- und Schultermuskulatur, Einschlafstörungen, Hyperaktivität, Suchtproblemen, Stresssymptomatik wie Gereiztheit und Abgeschlagenheit.

Besonderheiten/Modus

Die Beschwerden verschlechtern sich durch Kälte, Ruhe, sanfte Berührung, nach dem Aufwachen, oft auch nachts. Sie verbessern sich durch Wärme, festen Druck und Reiben der Schmerzstelle, bei Bewegung und durch Zusammenkrümmen in Embriohaltung.

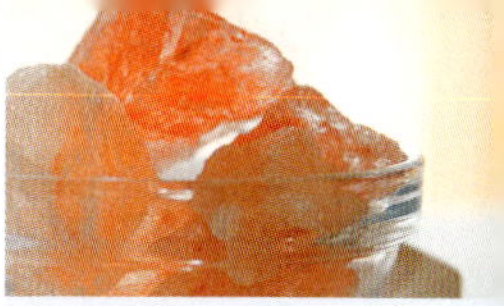

Wirkung/Funktion

Magnesium phosphoricum gehört zu den Mineralsalzen, die in der heutigen Zeit besonders notwendig gebraucht werden, aber selten in ausreichenden Mengen zur Verfügung steht. Computerarbeit und Elektrosmog, Übersäuerung der Gewebe durch einseitige Ernährung und Stress erhöhen zudem den Magnesiumbedarf. Entsprechend häufig sind Mangelerscheinungen zu beobachten. Magnesium phosphoricum kann diesen wirksam begegnen. Nach Schüßler fördert dieses Salz »die selbstständige Bewegung der Zellen«. Magnesium ist an fast allen energieabhängigen Prozessen der Zellen beteiligt. Hierzu gehören in erster Linie die Aktivität der Muskelzellen und die Reizübertragung der Nervenzellen. Magnesium phosphoricum hat hier eine regulierende Wirkung: es wirkt bei zu hoher Aktivität dämpfend und beruhigend. Durch die enge Koppelung an den Energiestoffwechsel, kann Magnesium phosphoricum auch hier regulierend eingreifen. Denn mehr als 300 Enzyme, die eine entscheidende Wirkung auf den Energiestoffwechsel haben, sind auf die Aktivierung durch Magnesium angewiesen.

Magnesium phosphoricum (Magnesiumphosphat) beruhigt und stärkt die Muskulatur – und es macht nervenstark. Stressbedingte Beschwerden kommen ins Gleichgewicht.

Magnesium phosphoricum wirkt insgesamt entspannend auf die Psyche und beugt stressbedingten Erkrankungen vor. Denn auf Nerven, die mit hohem Aktionspotential »feuern«, wirkt Magnesiumphosphat beruhigend und erlaubt so, die vorhandene Energie sinnvoller zu nützen. Spannungszustände, innere Verkrampfungen und Ängste bessern sich. Ebenso Engegefühle in der Herzgegend. Da Magnesium zu rund 60 Prozent in der Skelettmuskulatur und in den Zähnen gespeichert wird, spielt es für den Knochenaufbau und gesunde Zähne eine Rolle. Besonders gut eignet sich Magnesium phosphoricum zur Behandlung von Schmerzen, die bohrend, »einschießend«, stechend oder krampfartig sind und dazu den Ort des Schmerzes wechseln. Des Weiteren kann das Salz zur Linderung von Zahnschmerzen, Schulkopfschmerz, Spannungskopfschmerz und Migräne eingesetzt werden. Außerdem: Magnesiumphosphat reduziert Heißhunger auf Schokolade.

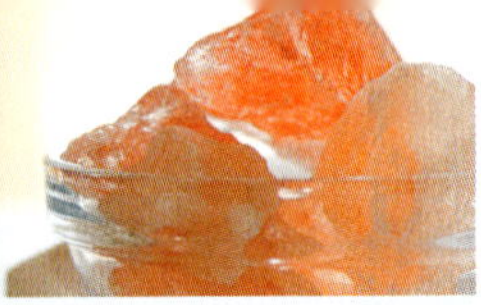

Mangel an Magnesium phosphoricum?

Zeichen im Gesicht

- kommende und gehende intensive Röte bei Erregung
- Neigung zu Verlegenheits- oder Schamröte
- Hektische rote Flecken an Hals und Dekolleté
- Karmesinrötung nach dem Essen oder Alkoholgenuss

Körperliche Anzeichen

Magnesiumphosphat befindet sich in Muskeln, Blutkörperchen, Leber, Schilddrüse, Bauchspeicheldrüse, Nerven, Gehirn, Rückenmark, Knochen und Zähnen. Entsprechend vielfältig kann sich der Salzmangel ausdrücken. Körperliche Anzeichen können z.B. sein:

- Augenlidzucken
- Muskelkrämpfe (besonders in den Füßen und Waden)
- Muskelverspannungen
- Blähungen
- Harnverhalten oder schmerzhafter Harndrang
- Menstruationsbeschwerden
- Einschlafstörungen
- Herzrhythmusstörungen
- Kohlenhydrat-, Cholesterin- und Lipidstoffwechselstörungen
- Kopfschmerzen, Migräne
- Psoriasis (Schuppenflechte)
- Wechseljahrsbeschwerden

Psychische Anzeichen

- nervöse, innere Unruhe
- Gereiztheit
- Suchtprobleme
- Heißhunger auf Schokolade

Wie Sie Magnesium phosphoricum anwenden

Bei akuten Schmerzen und Krämpfen hat sich die »Heiße Sieben« besonders gut bewährt. Dazu werden 10 Tabletten in einer Tasse abgekochtem, heißem Wasser aufgelöst und mehrmals umgerührt. Den

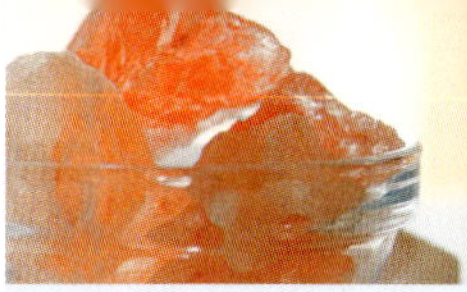

Drink langsam und kauend trinken. Das Salz wirkt am besten, wenn es abends nach 18:00 Uhr eingenommen wird. Bei Engegefühl im Herzbereich (ohne dass der Arzt etwas finden konnte) täglich dreimal 6–8 Tabletten als »Heiße Sieben« gekaut, kann Schmerzen und Engegefühl beheben. Zur Behandlung von chronischen Zuständen sollten am Tag als »Heiße Sieben« eingenommen werden:

Erwachsene:	3 x täglich 4–6 Tab.
Kinder von 6–12 Jahren:	3 x täglich 3–4 Tab.
Kinder bis 6 Jahre:	3 x täglich 1–2 Tab.

Gute Kombinationspartner sind Salz Nr. 1 Calcium fluoratum, Salz Nr. 2 Calcium phosphoricum und Salz Nr. 5 Kalium phosphoricum. Eine sinnvolle Ergänzung stellt zudem die zusätzliche Anwendung der Magnesium-phosphoricum-Salbe dar.

Salbe Nr. 7 Magnesium-phosphoricum-Salbe

Magnesium-phosphoricum-Salbe eignet sich zum Einreiben bei reißenden, schießenden Schmerzen und bei Nervenschmerzen. Sie lindert nervöses Hautjucken und ist wirksam bei Muskelverspannungen insbesondere im Nacken- und Schulterbereich, bei Krampfzuständen und Durchblutungsstörungen infolge von Verkrampfungen. Auch zur Behandlung von nächtlichen Armschmerzen und »unruhigen Beinen« (Restless leg Syndrom) kann sie eingesetzt werden. Bei innerer Unruhe und Einschlafstörungen wird der Solarplexus mit der Salbe eingecremt. Tritt Migräne auf, kann das stündliche Einreiben von Stirn und Nacken Linderung bringen.

> Magnesium-phosphoricum-Salbe lindert den Schmerz bei Krämpfen und Muskelverspannungen. Sie beruhigt juckende Haut und überaktive Muskeln.

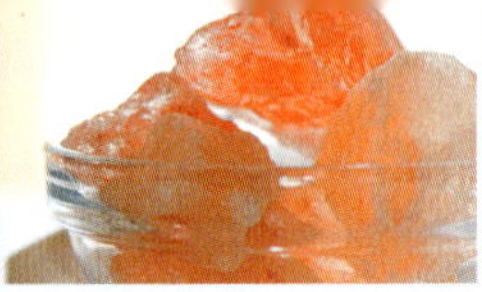

Nr. 8 Natrium chloratum D6

Hauptaufgabe

Natrium chloratum, auch Natriumchlorid oder Kochsalz genannt, kommt vor allem außerhalb der Zellen in der extrazellulären Flüssigkeit vor. Das Salz gilt als das »Wassermittel« der Biochemie, denn es reguliert den Wasserhaushalt und fördert die ausreichende Versorgung von Zellen mit Nährstoffen Weiter ist es ein wichtiges Mittel zur Aufrechterhaltung des Säure-Basen-Gleichgewichts. Natrium chloratum wird zur Zellneubildung benötig und ist wichtig für die Bildung und Funktionsfähigkeit der Schleimhäute. Als wesentlicher Bestandteil der Verdauungssäfte wie der Magensäure, unterstützt Natriumchlorid die Verdauungsvorgänge. Und durch seine Fähigkeit, Gifte zu binden, übernimmt es eine wichtige Funktion bei der Entgiftung des Körpers. Unentbehrlich ist es für die Versorgung aller Strukturen, die nicht direkt durchblutet werden, wie Sehnen, Bandscheiben, Knorpel und Augenlinsen.

Anwendung

Natrium chloratum wird vor allem eingesetzt bei: Sodbrennen, Insektenstichen, Störungen der Tränenflüssigkeit (zu viel/zu wenig), verstärktem Schwitzen, Kopfschmerz, Migräne, Erschöpfungszuständen, depressiven Verstimmungen, chronischer Schlaflosigkeit, trockener Haut und trockenen Schleimhäuten, trockenen Schuppen, Bandscheiben- und Knorpelschäden, kalten Gelenkschwellungen, Ödemen, Tränensäcken und Augenringen, Kälteempfindlichkeit, Heißhunger nach Süßigkeiten, stark Gesalzenem und Gewürztem.

Besonderheiten/Modus

Die Beschwerden verschlechtern sich morgens, sowie bei feuchtem, kühlem oder nebeligem Wetter, geistiger Überanstrengung, durch Lärm. Sie verbessern sich abends, nach Schwitzen, durch trockene, klare Luft, Druck auf den Rücken.

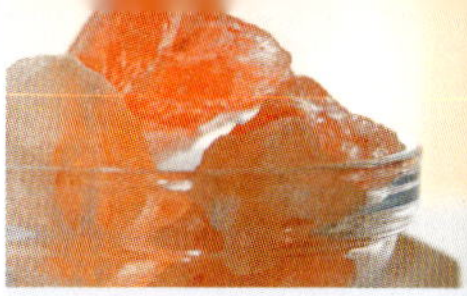

Wirkung/Funktion

Natriumchlorid spielt bioenergetisch für alle Körperfunktionen eine sehr wichtige Rolle (zum heutigen Überangebot von Kochsalz S. 41). Denn ohne Wasser sind weder die Zellen noch der Körper überlebensfähig. Natrium chloratum sichert den Flüssigkeitsaustausch zwischen der Flüssigkeit im Zellinneren und der sie umgebenden Flüssigkeit, ist in der Lage, Wasser zu binden und dieses bei Bedarf wieder abzugeben. Dadurch ist gewährleistet, dass der Wasserhaushalt auch nach körperlichen Belastungen und starkem Schwitzen oder größerem Wasserverlust etwa durch Durchfall wieder ins Gleichgewicht gelangt, so dass die Zellen arbeitsfähig bleiben. Da Natriumchlorid auch Gifte bindet und deren Ausscheidung fördert, spielt es eine bedeutende Rolle für die Gesunderhaltung des Gewebes. Im Kampf gegen Cellulite ist Natrium chloratum neben Kalium eine der wirksamsten Waffen, weil es den Abtransport von Abbauprodukten aus den Fettzellen unterstützt. Darüber hinaus hat die Mineralsalzverbindung einen regulierenden Einfluss auf den Säure-Basen-Haushalt, indem es Säuren bindet, so dass diese ausgeschieden werden können.

> Natrium chloratum (Kochsalz) reguliert den Wasserhaushalt, entgiftet den Körper, bekämpft Cellulite, macht gute Laune und geistig fit.

Nervenimpulse sind die energetische Grundlage für Bewegung, Fühlen, Sehen und Hören, für Denkleistung und Gedächtnis, für Herztätigkeit, Verdauung und vieles mehr. Sie können nur durch das Einströmen von Natrium-Ionen in eine Nervenzelle und gleichzeitigem Ausströmen von Kalium-Ionen entstehen, weil dadurch ein sogenanntes Aktionspotential ausgelöst wird. Neben dem Fortleiten von Reizen entlang von Nerven ist Natriumchlorid zudem für die Nährstoffversorgung und Abtransport von Abfallstoffen der Zellen zuständig. Es unterstützt die Aufnahme von Glukose und Aminosäuren aus dem Darm, bindet Gifte und verhindert damit, dass sie im Bindegewebe und den Fettzellen eingelagert werden. Auch der Stoffwechsel im Verdauungssystem und in den Nieren, der den Salz-Wasser-Haushalt reguliert, wäre ohne Natriumchlorid nicht möglich.

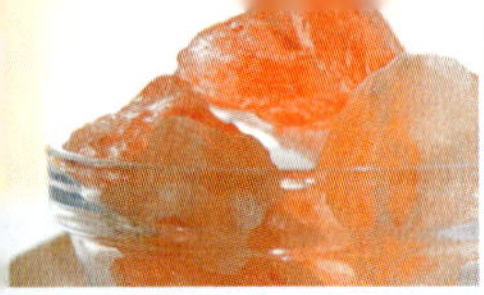

Mangel an Natrium chloratum?

Zeichen im Gesicht

- Gelatineglanz auf Lid und Oberlid
- rötlich entzündeter Lidrand
- schwammige Haut mit großen Poren
- Kopfschuppen

Körperliche Anzeichen

Sie treten dort besonders auf, wo im Körper der Wasserhaushalt und die Weiterleitung von Nervenimpulsen beeinträchtigt ist. Dies betrifft Psyche, Geist und Körper in gleichem Maße. Körperliche Anzeichen für einen Mangel können u.a. sein:

- Fließschnupfen
- Heuschnupfen (allergische Rhinitis)
- starke Geruchs- oder Geschmacksbeeinträchtigungen
- Kälteempfindlichkeit
- ständig tränende Augen
- Trockene Bindehaut der Augen
- Ödeme und Wasser in den Beinen
- häufig großer Durst oder Durstmangel
- heißhunger nach Süßigkeiten
- starkes Verlangen nach gesalzenem oder stark gewürztem Essen
- wässriger Durchfall

Psychische Anzeichen

- erst Überaktivität, später Erschöpfung
- Konzentrationsschwierigkeiten
- Chronische Schlaflosigkeit
- allgemeines Gefühl der Mattigkeit
- Depressive Verstimmung
- Burn-out-Syndrom

Wie Sie Natrium chloratum anwenden

Natrium chloratum sollte nur bei gleichzeitiger, deutlich reduzierter Kochsalzaufnahme angewandt werden. In akuten Fällen wie wäss-

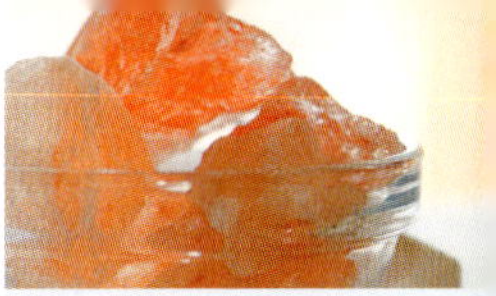

rigem Durchfall werden viertelstündlich 10 Tab. in heißem, abgekochten Wasser aufgelöst und kauend getrunken. In der Regel muss Natriumchlorid jedoch über einen langen Zeitraum regelmäßig eingenommen werden. Außer in akuten Fällen sollte das Salz jedoch nicht am Abend eingenommen werden. Zur Vorbeugung oder Langzeitbehandlung lutschen am Tag:

Erwachsene:	4–6 mal 1–2 Tab.
Kinder von 6–12 Jahren:	3–4 mal 1–2 Tab.
Kinder bis 6 Jahre:	1–2 mal 1 Tab.

Ideale Kombinationspartner sind Salz Nr. 2 Calcium phosphoricum, Salz Nr. 3 Ferrum phosphoricum, Salz Nr. 4 Kalium chloratum und Salz Nr. 5 Kalium phosphoricum. Eine sinnvolle Ergänzung stellt zudem die zusätzliche Anwendung der Natrium-chloratum-Salbe dar.

Salbe Nr. 8 Natrium-chloratum-Salbe

Natrium-chloratum-Salbe wirkt lindernd und heilend bei Insektenstichen. Vorsichtig und regelmäßig auf Lippenbläschen aufgetragen, beschleunigt sie den Abheilungsprozess. Darüber hinaus leistet sie einen guten Beitrag als unterstützende Maßnahme bei Pilzerkrankungen der Haut wie einem Fußpilzbefall oder einer Candidose. Auch Kopfschuppen können mit ihr behandelt werden. Da die Salbe jedoch einen hohen Fettgehalt hat, empfiehlt sich die Anwendung über Nacht. Bei trockener Haut kann Natrium-chloratum-Salbe als feuchtigkeitsbildende Creme eingesetzt werden.

> Natrium-chloratum-Salbe sollte in der Reiseapotheke nicht fehlen. Sie verschafft gute Linderung bei allen Insektenstichen. Herpes-Geplagte sind gut beraten, wenn sie die Salbe immer griffbereit haben.

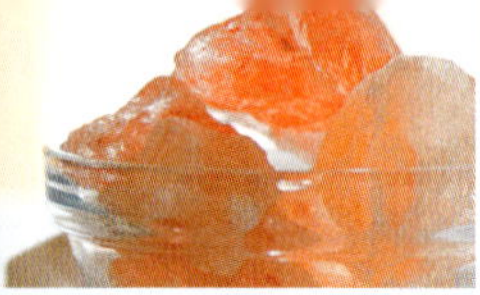

Nr. 9 Natrium phosphoricum D6

Hauptaufgabe

Natrium phosphoricum, auch phosphorsaures Natrium oder Natriumphosphat genannt, ist in allen Geweben und Zellen des Körpers zu finden. Hier hat es als »Entsäuerungsmittel« die Aufgabe, dafür zu sorgen, dass die Zellen und die Stoffwechselvorgänge wieder reibungslos arbeiten können. Als basisches Salz ist Natrium phosphoricum in der Lage, Säure an sich binden, sie zu neutralisieren und unschädlich zu machen, so dass sie vom Körper ausgeschieden werden können. Entsprechend wird Natrium phosphoricum bei allen Beschwerden eingesetzt, die auf Störungen durch Übersäuerung im Eiweiß-, Kohlenhydrat- oder Fettstoffwechsel zurückzuführen sind. Hierzu gehören Sodbrennen, saures Aufstoßen und Magenschleimhautentzündung, aber auch saurer Schweiß, unreine, fette Haut mit Mitesser oder Harnsäureablagerungen.

Anwendung

Natrium phosphoricum wird vor allem eingesetzt bei: Alkoholkater, Muskelkater, Akne, fettiger Haut, fettigen Haaren, saurem Körpergeruch, saurem Schweiß, saurem Mundgeschmack, saurem Aufstoßen, Sodbrennen, Reflux, sauer riechendem Durchfall, Wurmbefall des Darms, Blähungen, Blasenstörungen, rheumatischen Beschwerden, Arteriosklerose, Harnsäurekristallen, zur Vorbeugung von Gallen-, Nieren- und Harnblasensteinen, Gichterkrankungen, Lymphknotenschwellungen, schlecht heilenden Wunden, Venenentzündungen, Übergewicht und Adipositas.

Besonderheiten/Modus

Die Beschwerden verschlechtern sich nach fetten, schweren Mahlzeiten und Süßigkeiten, durch Bewegung und feuchtes, kaltes Wetter. Sie verbessern sich während des Tages, durch Schwitzen, durch Ernährungsumstellung auf basische Kost.

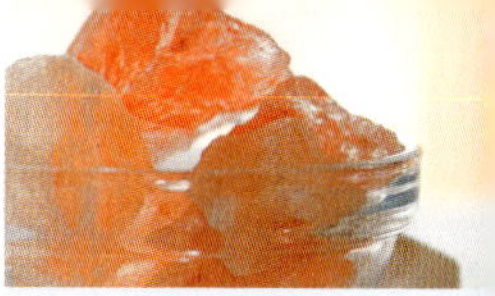

Wirkung/Funktion

Natrium phosphoricum unterstützt den Körper, den Säure-Basen-Haushalt in Balance zu halten. Bei bestehenden Beschwerden, die durch eine zu hohe Säureproduktion hervorgerufen werden, kann es diese lindern oder zum Abklingen bringen. Vorbeugend oder bei chronischer, latenter Übersäuerung eingesetzt, vermindert Natrium phosphoricum das Risiko für die Entstehung von Nieren-, Blasen- und Gallensteinen, von Gicht und vielen so genannten Zivilisationskrankheiten wie Typ-2-Diabetes, Bluthochdruck oder Adipositas. Zudem regt das Salz die Ausscheidung saurer Substanzen über die Leber, Galle und Niere an. Natriumphosphat ist zudem in der Lage, die durch Muskelaktivität entstandene Milchsäure in Wasser und Kohlensäure aufzuspalten, Kohlensäure zu binden, so dass sie über die Lunge ausgeatmet werden kann. Durch seinen Natriumanteil verbessert das Salz die Weiterleitung von Nervenimpulsen und hält die mikrozelluläre Durchblutung aufrecht.

Natrium phosphoricum (phosphorsaures Natrium) ist das Mineral für die Entsäuerung. Es bindet überschüssige Säure, damit Stoffwechselaktivitäten wieder reibungslos funktionieren können. Denn »sauer« macht nicht lustig, sondern krank.

Natrium phosphoricum kann tiefgreifend Erkrankungen vorbeugen, die als Folge einer Übersäuerung entstehen, und als begleitende Behandlung von Stoffwechselerkrankungen sinnvoll eingesetzt werden. Damit Zellen effektiv arbeiten können, muss der pH-Wert des Blutes konstant zwischen 7,36 und 7,44 liegen. Über- oder Unterschreitung dieser Werte hat schwerwiegende Folgen, weil alle Stoffwechselreaktionen pH-abhängig sind und nur in diesem Bereich stattfinden. Bei einer Übersäuerung, die durch zu häufigen Genuss von zu süßen und fetten Lebensmitteln oder durch anhaltenden negativen Stress hervorgerufen wird, reichen die Basen nicht aus, das Säuren-Basen-Gleichgewicht aufrecht zu erhalten. Und damit es nicht zu einem lebensbedrohlichen Überschreiten des Grenzwertes kommt, arbeiten alle Notfallprogramme des Körpers auf Hochtouren: Puffersysteme, Lunge und Nieren, die Haut, Knochen und Darm wirken zusammen, um das Gleichgewicht wieder herzustellen. Gleichzeitig werden alle verfügbaren Mineralsalze einge-

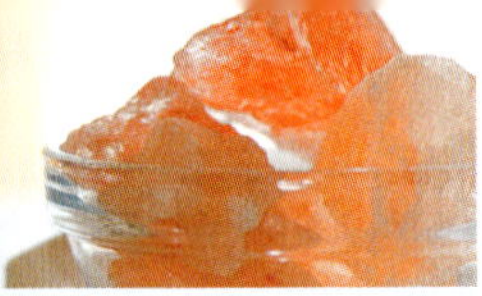

setzt, die das Ungleichgewicht ausgleichen können; damit stehen sie den anderen Stoffwechselprozessen nicht mehr zur Verfügung. Wird dieses Notfallprogramm zur Dauereinrichtung, kommt es zu Schäden und Erkrankungen. Natriumphosphat kann hier regulierend eingreifen, aber die Ursachen »Fehlernährung« und Stress nicht beheben.

Mangel an Natrium phosphoricum?

Zeichen im Gesicht

- Speckglanz besonders in der T-Zone
- Brillengläser sind oft »fettverschmiert«
- Akne, viele Pickel und Mitesser
- senkrechte, auf Oberlippe zulaufende Falten (Säurefalten)

Körperliche Anzeichen

Sie treten besonders dort auf, wo es zu Stoffwechselstörungen kommt oder der Säure-Basen-Haushalt aus dem Gleichgewicht geriet. Körperliche Anzeichen für einen Mangel können u.a. sein:

- rheumatische Beschwerden
- Gicht
- gestörte Talgdrüsenfunktionen
- Sodbrennen und Reflux
- Magenschleimhautentzündung
- stark fettende Haut und Haare
- fettarme Haut und trockene, fliegende Haare
- saurer Schweiß und Körpergeruch
- Heißhunger auf Süßes und Speisen aus Mehl
- Übelkeit (auch auf Reisen)
- Venenentzündungen
- Muskelkater
- bestehende oder Neigung zu »Steinbildung«
- geschwollene Lymphknoten

Psychische Anzeichen

- innere erhöhte Anspannung
- Reizbarkeit
- Unterdrückung von Ärger und Frust

Wie Sie Natrium phosphoricum anwenden

Während der Einnahme von Natrium phosphoricum sollten alle säurebildenden Nahrungsmittel gemieden werden. Bei einer starken Übersäuerung ist die gleichzeitige Einnahme von Salz Nr. 11 Silicea angezeigt. Treten Sodbrennen, saures Aufstoßen oder Reflux auf, sollten unmittelbar nach dem Essen bis zu 20 Tabletten in Wasser aufgelöst kauend getrunken werden. Bei länger bestehenden oder anhaltenden säurebedingten Erkrankungen lutschen am Tag:

Erwachsene:	4–6 Tab.
Kinder von 6–12 Jahren:	3–4 Tab.
Kinder bis 6 Jahre:	1–2 Tab.

Ideale Kombinationspartner sind Salz Nr. 3 Ferrum phosphoricum, Salz Nr. 4 Kalium chloratum und Salz Nr. 11 Silicea. Eine sinnvolle Ergänzung stellt zudem die zusätzliche Anwendung der Natrium-phosphoricum-Salbe dar.

Salbe Nr. 9 Natrium-phosphoricum-Salbe

Regelmäßig im Gesicht aufgetragen bewirkt Natrium-phosphoricum-Salbe die Abheilung von Akne, Pickeln und Mitessern. Weiterhin findet sie ihren Einsatz bei Lymphdrüsenschwellungen und Furunkeln. Auf Schwellungen von rheumatischen Gelenken aufgetragen, kann sie eine Behandlung deutlich unterstützen. Auch bei Venenentzündungen kann sie gute Dienste leisten und Muskelkater mildern. Um sauren Schweißfluss und sauren Körpergeruch zu lindern, sollte Natrium-phosphoricum-Salbe nach dem Duschen unter Achseln und auf Hautstellen mit hoher Schweißabsonderung aufgetragen werden, um die Schweißproduktion zu regulieren.

> Natrium-phosphoricum-Salbe wirkt gegen fettige Haut. Pickel und Mitesser weichen zugunsten eines feinporigen Teints. Auch Akne kann durch regelmäßige Anwendung ausheilen.

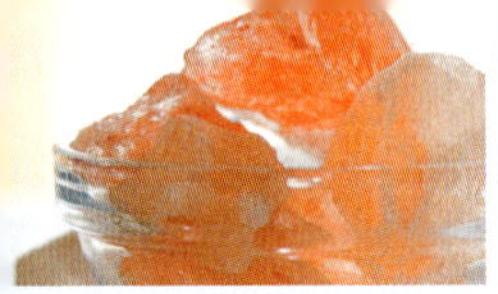

Nr. 10 Natrium sulfuricum D6

Hauptaufgabe

Natrium sulfuricum, auch Natriumsulfat oder Glaubersalz genannt, kommt vor allem außerhalb der Zellen in der extrazellulären Flüssigkeit vor. Gemeinsam mit Natrium chloratum sorgt Natriumsulfat für die Regulierung des Wasserhaushalts. Doch anders als Salz Nr. 8 ist Natriumsulfat nicht für die Versorgung der Zellen zuständig, sondern für den Abtransport von Schlacken, »Abfallstoffen« aus den Zellen und Giften zuständig. Darüber unterstützt Natrium sulfuricum die Funktion und Regeneration der Ausscheidungsorgane wie Haut, Blase, Niere und Leber. Nach Schüßler ist Glaubersalz das wichtigste Mittel für die Entschlackung und Entgiftung. Im Rahmen einer Diät eingesetzt, kann Natrium sulfuricum den Körper vor schleichender Vergiftung und übermäßiger Schlackeneinlagerung schützen und so verhindern, dass Folgeerkrankungen entstehen.

Anwendung

Natrium sulfuricum wird vor allem eingesetzt bei: Reizblase, Harninkontinenz, Blasenentzündung, Nierenerkrankungen, Ödemen, Tränensäcken, Schwellungen im Gelenkbereich, nässendem Hautausschlag, Akne, Urticaria, Schuppenflechte, Herpes, Cellulite, »offenen« Beinen, stinkenden Blähungen, Verstopfung, Lebererkrankungen, Alkoholkater, Entschlackung und Entgiftung bei Diäten, Gallensteinen, allgemein zur Ausscheidung von Giftstoffen, zur Unterstützung der Bauchspeicheldrüse, zur Vermeidung von Folgeerkrankungen einer schnellen Gewichtsreduktion und zur Ausscheidungstherapie von Medikamenten.

Besonderheiten/Modus

Die Beschwerden verschlechtern sich gegen Morgen, bei Nasskälte und bei feuchten und nebligen Witterungsverhältnissen. Alle äußeren Wasseranwendungen werden schlecht vertragen . Sie verbessern sich durch Wärme, Druck und bei Trockenheit.

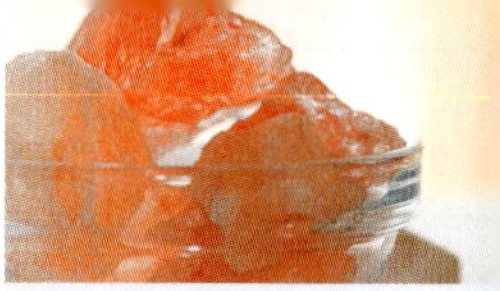

Wirkung/Funktion

Natriumsulfat ist die dritte Verbindung, die Natrium mit einem anderen Ion eingeht. Während Natrium auch in dieser Kombination Wasser bindet, für den Flüssigkeitsaustausch der Zellen sorgt und Aktionspotentiale auslöst, übernimmt der Sulfatanteil die Funktion eines »Besens«, der im Körper kräftig sauber macht und alles, was der Körper nicht benötigt, hinausbefördert. Da Natrium sulfuricum verstärkt Wasser bindet, kann es dazu beitragen, dass Wasseransammlungen aufgelöst und über die Haut, Blase und Nieren ausgeschieden werden. Bei Störungen der Ausscheidungsorgane wie der Leber und Galle, hilft Natrium sulfuricum deren Funktion wieder zu normalisieren. Im Darm regt es die Darmbewegungen an. Auch in der Gewebeflüssigkeit ist es aktiv. Hier bindet es Schlacken und Giftstoffe, so dass diese ausgeschieden werden können. Für Frauen in den Wechseljahren ist dieses Salz hilfreich, weil es viele typischen Beschwerden lindert.

Natrium sulfuricum (Glaubersalz) ist das Mineralsalz für Entschlackung und Entgiftung. Es löst Wasseransammlungen im Körper auf und unterstützt Haut, Leber, Galle, Blase, Darm und Nieren bei ihrer »Ausscheidungsarbeit«.

In der heutigen Zeit möchten viele Menschen abnehmen. Um das Risiko von Folgeerkrankungen bei Diäten zu verringern, empfiehlt es sich Natrium sulfuricum einzunehmen. Das Mineralsalz regt die Stoffwechselaktivitäten an, so dass mehr Nahrungsenergie verbraucht wird, entwässert den Körper und beseitigt Stoffwechselschlacken, damit sie sich nicht im Gewebe einlagern können. Auch Menschen, die Medikamente einnehmen, ist die gleichzeitige Einnahme von Natrium sulfuricum anzuraten. Das Mineralsalz ist in der Lage, die durch Medikamenteneinnahme entstehenden Belastungen aufgrund seiner entgiftenden Wirkung zu verringern. Treten nach Alkoholgenuss oder Stress häufig Kopfschmerzen auf, kann dies ein Zeichen für Natrium sulfuricum-Mangel sein. Nicht nur bei Alkohol und Stress muss der Körper Hochleistungen bei der Entgiftung bringen, sondern auch bei allen anderen Genussmitteln und Lebensbelastungen. Natrium sulfuricum unterstützt ihn hierbei.

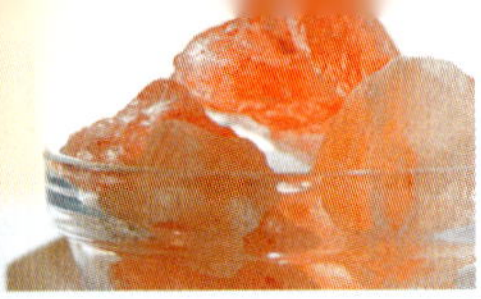

Mangel an Natrium sulfuricum?

Zeichen im Gesicht

- geschwollene Tränensäcke
- Augenäpfel, mit leicht gelblicher Färbung
- gelbliche bis grünliche Färbung der Haut
- bläulich-rote Einfärbungen der Nase oder Nasenpartien

Körperliche Anzeichen

Sie treten besonders dort auf, wo die Entschlackung und Entgiftung des Körpers nicht richtig funktioniert, oder die Ausscheidungsorgane ihrer Aufgabe nicht gerecht werden können. Körperliche Anzeichen für einen Mangel können u.a. sein:

- Leberbeschwerden
- Nierenerkrankungen
- Schnupfen mit gelblich-grünem Schleim
- Blasenerkrankungen
- Lymphknotenschwellungen
- Kopfschmerzen nach Alkoholgenuss
- rheumatische Erkrankungen
- Gallenprobleme
- Herpes
- Urticaria
- Ödeme
- Wasseransammlungen in den Füßen und Beinen
- juckende Hautausschläge

Psychische Anzeichen

- Herbstdepressionen
- verstärkte Neigung zu Genussmitteln
- »Stress-Fresser«

Wie Sie Natrium sulfuricum anwenden

Die Wirkung von Natrium sulfuricum kann sehr stark über den Einnahmezeitpunkt gesteuert werden. Werden die Tabletten zwischen 10:00 und 11:00 Uhr gelutscht, hat das Salz auf die Harnausscheidung an diesem Tag einen Einfluss. Mittags eingenommen ist sein Einfluss auf die Leber am größten, da um etwa 14:00 Uhr die Gallensekretion am ausgeprägtesten ist. Wird Natrium sulfuricum am Abend eingenommen, wirkt es besonders auf die Darmtätigkeit und fördert den Stuhlgang am nächsten Morgen. Wir das Mineralsalz zur Entwässerung eingesetzt, sollten 5 Tabletten drei- bis fünfmal täglich gelutscht oder in Wasser aufgelöst kauend getrunken werden. Ansonsten lutschen am Tag:

Erwachsene:	4–6 Tab.
Kinder von 6–12 Jahren:	3–4 Tab.
Kinder bis 6 Jahre:	1–2 Tab.

Ein idealer Kombinationspartner ist Salz Nr. 6. Eine sinnvolle Ergänzung stellt zudem die zusätzliche Anwendung der Natrium-sulfuricum-Salbe dar.

Salbe Nr. 10 Natrium-sulfuricum-Salbe

Natrium-sulfuricum-Salbe kann überall dort eingesetzt werden, wo sie die Haut als Ausscheidungsorgan unterstützt. Sie lindert die Quaddelbildung und den Juckreiz bei Urticaria und reduziert Herpessymptome. Auf Ödeme und Wassereinlagerungen in Füßen und Beinen aufgetragen, unterstützt sie den Abtransport der eingelagerten Flüssigkeit. Bewährt hat sich die Natrium-sulfuricum-Salbe auch als Salbenverband bei nässenden Ekzemen und Flechten. Sie kann zudem bei Frostbeulen, Hautpilzerkrankungen und Hühneraugen eingesetzt werden. Zur Unterstützung der Leber oder bei Leberstörungen hat es sich als hilfreich erwiesen, die Salbe im Leberbereich und im unteren Rückenbereich am Rücken massierend aufzutragen.

Natrium-sulfuricum-Salbe unterstützt die Haut bei ihrer Funktion als Ausscheidungsorgan. Sie mildert Orangenhaut und Hauterkrankungen, so dass man sich in »seiner Haut« wieder wohl fühlt.

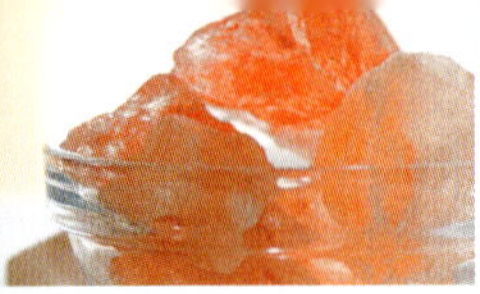

Nr. 11 Silicea D12

Hauptaufgabe

Silicea, auch Kieselsäure genannt, gilt als das Schönheits- und Verjüngungssalz der Biochemie. Kieselsäure wird in Haut, Haare, Nägel, Knochen, in Bindegewebe und Nerven eingebaut und verleiht ihnen Festigkeit und Widerstandsfähigkeit. Außerdem erhöht sie die Feuchtigkeitsbindung im Gewebe und steigert dadurch dessen Spannkraft und Elastizität. Gleichzeitig unterstützt das Mineralsalz die Bildung der Bindegewebsfasern Kollagen und Elastin und die Aktivität des Hautstoffwechsels. Mit dieser Kombination an Wirksamkeit rückt Silicea der Faltenbildung zu Leibe und kann diese reduzieren. Silicea verbessert die Knochen- und Gelenkernährung und unterstützt die Heilung von Knochenbrüchen und -erkrankungen. Durch einen engen Bezug zu den weißen Blutkörperchen unterstützt Silicea den Körper, Entzündungen zu bekämpfen. Salz Nr. 11 fördert die Heilung, indem es Eiter bindet und seine Ausscheidung unterstützt.

Anwendung

Silicea wird vor allem eingesetzt bei: brüchigen Nägeln, Nagelbettentzündungen, Haarspliss, Haarausfall, Hautzucken ohne äußere Zeichen, trockener, dünner Haut, Faltenbildung, Gewebeerschlaffung, Sehnenerkrankungen, Bänderschwäche, Leistungsschwäche, geschwollenen Lymphdrüsen, Hühneraugen, Gichtknoten, Gelenkserkrankungen, Blutergüssen, Nierensteine und –grieß, starkem, stinkendem Schweiß, Zahneiterungen, Furunkel, Eiterpickel, Zuckungen beim Einschlafen, Gerstenkörnern, Licht- und Geräuschempfindlichkeit, Ohrengeräusche, Mittelohrentzündung.

Besonderheiten/Modus

Die Beschwerden verschlechtern sich bei Wetterumschwung, kalter Zugluft, abends und nachts, bei Neu- oder Vollmond. Sie verbessern sich durch warmes, trockenes Wetter, Wärme, in Ruhe, am Meer.

Wirkung/Funktion

Obwohl Silicea zu den Spurenelementen zählt, befindet sich das Mineralsalz in allen Zellen des Körpers und hat einen außergewöhnlich großen Wirkungsbereich, der zudem tief in den Körperhaushalt eingreift. Es spielt eine wichtige Rolle als Nähr- und Aufbaustoff für Knorpelmasse, Nerven, Bindegewebe, Haut, Haare und Nägel. Und es strafft Sehnen und Bänder, damit Haltung und Gang Elastizität behalten. Silicea hat eine hohe Bindungskraft gegenüber Entzündungserregern wie Bakterien oder Viren und steht in dem Ruf, weiße Blutkörperchen zu aktivieren, so dass Silicea nach Schüßlers Empfehlungen bei allen eitrigen Entzündungen wie Furunkel, bei Fisteln und Zahngeschwüren eingesetzt werden kann. Bewährt hat sich ihre entzündungshemmende Wirkung ebenfalls bei Entzündungen der Mundschleimhaut und im Magen-Darm-Trakt. Zudem wird sie zur Behandlung von Wunden, Insektenstichen und Blutergüssen eingesetzt. Zusammen mit Calcium phosphoricum und Calcium fluoratum wird Silicea bei Knochenbrüchen und zur Behandlung von Knochenkrankheiten eingesetzt. Außerdem hilft es Menschen, die durch ungenügende Verarbeitung der Nahrung »unterernährt« sind.

Silicea (Kieselsäure) ist das Schönheits- und Verjüngungssalz der Biochemie. Sie macht schöne Haare und kräftige Fingernägel, einen elastischen Gang und mildert Krähenfüße.

Viele Beschwerden, die mit dem Alter auftreten, können von einem Silicea-Mangel herrühren. Denn mit dem Alter nimmt der Siliciumgehalt im Körper kontinuierlich ab. Die Unterhaut wird dünner, die Bindegewebsfestigkeit und die Fähigkeit des Bindegewebes, Wasser zu speichern, nehmen ab, die Haut verliert ihre Elastizität, so dass sich vor allem im Gesicht deutliche Falten bilden. Da auch die Haarwurzeln und die Fingernägel nicht mehr ausreichend mit Silicea versorgt werden, kommt es zu Haarausfall und brüchigen Nägeln. Selbst die Knochen werden dünner, die Muskulatur, Bänder und Sehnen schwächer. All diese Mangelerscheinungen können mit Silicea erfolgreich gemildert werden. Doch Silicea ist nicht ein Salz des Alters, sondern wird ebenso eingesetzt bei Jugendlichen, die unter Akne leiden. Neben Akne sprechen auch Hautreizungen und Hautjucken auf Silicea sehr gut an. Bei starker Schweißbildung greift Silicea regulierend ein, indem sie einerseits den Körper bei der Ausscheidung von Belastungssubstanzen unterstützt, andererseits hingegen eine übersteigerte Schweißproduktion behebt.

Mangel an Silicea?

Zeichen im Gesicht

- Augenfalten (Krähenfüße)
- tief liegende Augen
- Glasurglanz besonders auf Nase und Stirn
- faltige Haut

Körperliche Anzeichen

Sie treten besonders dort auf, wo es zu Erschlaffungen des Bindegewebes und der Haut, zu unzureichenden Versorgung oder Entzündungen kommt. Körperliche Anzeichen für einen Mangel können u.a. sein:

- frühe Faltenbildung
- trockene, dünne Haut
- ohne äußeren Grund juckende Haut
- Akne
- Brüchigkeit von Haaren und Nägeln
- Haarausfall
- schlecht heilende Wunden
- starke Schweißbildung
- Furunkel
- Fisteln
- häufiges Auftreten von Gerstenkörnern
- Arterienverkalkung
- kleine, hart geschwollene Lymphdrüsen
- Cellulite

Psychische Anzeichen

- allgemeines Schwächegefühl
- Konzentrationsschwierigkeiten

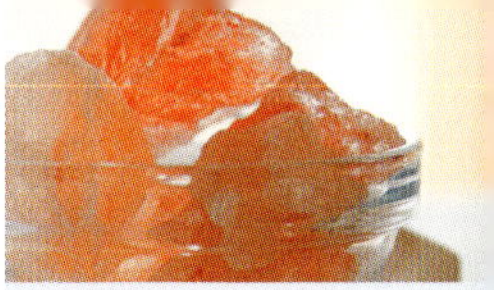

Wie Sie Silicea anwenden

Die Anzeichen eines Silicea-Mangels machen sich meist nicht von heute auf morgen bemerkbar, sondern entwickeln sich über Jahre. Um sie wieder auszugleichen, benötigt man ebenfalls sehr viel Zeit. Beispielsweise benötigt ein Fingernagel etwa ein halbes Jahr, um sich zu erneuern. Die Haare brauchen sogar noch länger. Entsprechend ist eine kontinuierliche Zufuhr von Kieselsäure über mehrere Monate/Jahre zu empfehlen. Dies gilt für alle schnell wachsenden Zellen. Die Häufigkeit der Einnahme ist bei Silicea so flexibel wie bei keinem anderen Salz und sollte sich an der Symptomatik orientieren. Oft sind nur wenige Gaben in der Woche nötig, in akuten Situationen können hingegen durchaus am Tag mehrmals 10–12 Tabletten notwendig werden. Zur Vorbeugung lutschen am Tag:

Erwachsene:	4–6 Tab.
Kinder von 6–12 Jahren:	3–4 Tab.
Kinder bis 6 Jahre:	1–2 Tab.

Ideale Kombinationspartner sind Salz Nr. 1 Calcium fluoratum, Salz Nr. 2 Calcium phosphoricum, Salz Nr. 3 Ferrum phosphoricum, Salz Nr. 4 Kalium chloratum, Salz Nr. 9 Natrium phosphoricum und Salz Nr. 12 Calcium sulfuricum. Eine sinnvolle Ergänzung stellt zudem die zusätzliche Anwendung der Silicea-Salbe dar.

Salbe Nr. 11 Silicea-Salbe

Im Gesicht ist sie eine gute Nährcreme bei trockener Haut, die zur Faltenbildung neigt. Bei Problemen mit den Nägeln, wird Silicea-Salbe regelmäßig auf Nagelbett und Nägeln einmassiert. Über Orangenhaut einmassiert, kann sie diese mildern. Die Salbe fördert zudem das Ausreifen von entzündlichen Eiterungen, Geschwüren, Furunkeln und Fisteln.

Silicea-Salbe gibt der Haut ihre Spannkraft zurück und mildert tiefe Falten um die Augen. Gerstenkörner und Nagelbettentzündungen heilen schneller aus.

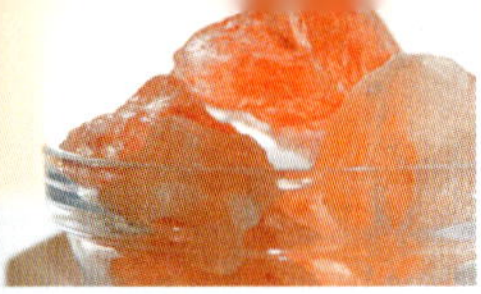

Nr. 12 Calcium sulfuricum D6

Hauptaufgabe

Calcium sulfuricum, auch Kalziumsulfat oder Gips genannt, wurde von Schüßler in seiner späteren Arbeit nicht mehr eingesetzt, da er die Ansicht vertrat, dass ein Calcium-sulfuricum-Mangel durch die Gabe anderer Salze ausgeglichen werden kann. Seine Nachfolger gelangten jedoch zu der Überzeugung, dass Kalziumsulfat in manchen Bereichen eine bessere Wirksamkeit zeigt, als die Kombination der anderen Salze. Daher wurde das Mineralsalz wieder aufgenommen. Es ist vor allem in der Leber und der Gallenflüssigkeit vertreten und eines der wichtigsten Reinigungs- und Regenerationsmittel der Biochemie. Gips ist mit seinem Sulfatanteil ein eifriger Bekämpfer von Entzündungen und allen eitrigen Prozessen, sobald der Eiter abfließen kann. Zudem unterstützt das Mineralsalz den Körper bei der Ausscheidung von Abbauprodukten und vermindert damit die Einlagerung schädlicher Stoffe im Bindegewebe.

Anwendung

Calcium sulfuricum wird vor allem eingesetzt bei: Magenschleimhautentzündung, Magengeschwüren, Fisteln, die eitern, chronischer Blasenentzündung, rheumatischen Erkrankungen, rheumatioder Arthritis, chronischer Bronchitis, Mandelentzündungen, Mittelohrvereiterungen, Halsentzündungen mit eitrigem Auswurf, eitrige Schleimhautentzündungen, Pubertätsakne, Nierenentzündung, Rachitis, Nagelbettvereiterungen, Eiterungsprozessen von offenen Wunden, Augenentzündungen, Bindehautentzündung, Vereiterung der Zähne und Zahnwurzeln.

Besonderheiten/Modus

Die Beschwerden verschlechtern sich bei Wärme, durch Wetterumschwung, bei Arbeiten in und am Wasser, sowie durch Übersäuerung. Sie verbessern durch Trockenheit, Entspannung und Wärme, oft auch nach dem Genuss von Früchten.

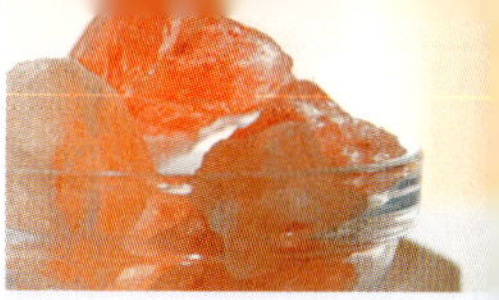

Wirkung/Funktion

Calcium sulfuricum ist die dritte Verbindung, die Kalzium mit einem anderen Ion eingeht. Einerseits trägt auch Gips dazu bei, dass Kalzium freigesetzt wird und seinen vielfältigen Aufgaben nachkommen kann. Andererseits wird deutlich, wie unterschiedlich die verschiedenen Verbindungen wirken. In der Kombination mit Sulfat wirkt das Salz wie eine »Putzkolonne« im Körper und hat besonders auf die Schleimhäute eine reinigende Wirkung. Wie Silicea greift Calcium sulfuricum bei allen eitrigen Prozessen ein, darf aber, anders als Salz Nr. 11, erst dann eingesetzt werden, wenn der Eiter abfließen kann. Daher eignet sich Calcium sulfuricum besonders zur Behandlung von Kindern, bei denen häufig Mandelentzündungen, Mittelohrentzündungen und eitrige Entzündungen der Mundschleimhäute auftreten. Doch auch dort, wo die Entzündung nicht so offensichtlich mit Eiter verbunden oder schon chronisch ist, kann die Nr. 12 heilend wirken. Etwa bei Frauen, die an einer chronischen Blasenentzündung leiden und denen das Wasserlassen zur Qual geworden ist. Calcium sulfuricum kann hier Abhilfe schaffen und dazu beitragen, dass die Entzündung ausheilt.

Kalziumsulfat (Gips) ist ein wichtiges Reinigungs- und Regenerationsmittel. Eitrige Entzündungen klingen schneller ab, wovon besonders Kinder profitieren, deren Mandeln und Ohren häufig entzündet sind.

Eitrige Entzündungen sollten niemals in Eigenregie behandelt werden. Es ist dringend anzuraten, dass unverzüglich ein Arzt aufgesucht wird. In der Regel wird eine ärztliche Behandlung notwendig sein, die vom Arzt verordnet und überwacht wird. Calcium sulfuricum können Sie jedoch als unterstützende Maßnahme einsetzen, die den Heilungsprozess beschleunigt, ohne dass die Wirkung des Salzes die Wirksamkeit der vom Arzt verordneten Medikamente beeinträchtigt. Empfehlenswert ist, die zusätzliche Einnahme des Salzes mit dem Arzt abzusprechen und alles zu vermeiden, was einen Mangel verstärkt. Beispielsweise kann ein Calcium-sulfuricum-Mangel durch Übersäuerung verstärkt und durch psychischen Stress hervorgerufen werden. Dies gilt auch bei allen chronischen Entzündungsprozessen, bei denen Calcium sulfuricum sehr gut als begleitende Therapie eingesetzt werden kann. Hierzu gehören Rheuma und Gicht, alle anderen Weichteil- und Gelenkerkrankungen, chronische Bronchitis, COPD und auch chronische Nasennebenhöhlenentzündungen.

Mangel an Calcium sulfuricum?

Zeichen im Gesicht

- Alabasterweiße Haut rund um die Augen
- Alabasterweiße Haut auf der Stirn
- Alabasterweiße Haut rund um die Mundpartie
- Gesichtshaut, die zu Eiterungen neigt

Körperliche Anzeichen

Sie treten überall dort auf, wo eitrige Entzündungen nicht rechtzeitig bekämpft wurden und so weit fortgeschritten sind, dass der Eiter abfließen kann. Oder dort, wo Entzündungen einen chronischen Verlauf genommen haben. Körperliche Anzeichen für einen Mangel können z.B. sein:

- Eitrige Mandelentzündung
- Otitis media
- Kieferhöhlenentzündung
- Nasennebenhöhlenentzündung
- Brustentzündung
- Blasenentzündung
- Harnwegsentzündung
- Nierenentzündung
- Chronische Gelenkentzündungen
- Eitrige Fisteln
- Hornhautentzündung
- Zahnwurzelvereiterung

Psychische Anzeichen

- Schwäche und Mattigkeit
- Freud- und Mutlosigkeit
- Traurige Grundstimmung
- Ängstliche Grundstimmung

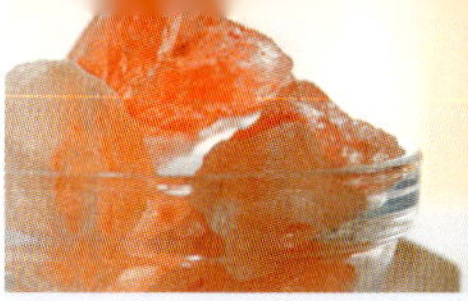

Wie Sie Calcium sulfuricum anwenden

Calcium sulfuricum sollte bevorzugt zusammen mit Silicea eingesetzt werden, weil Salz Nr. 11 dem Eiter die Abflusswege öffnet, so dass Calcium sulfuricum dazu beitragen kann, den Eiter abfließen zu lassen. Da bei den Indikationen, bei denen Calcium sulfuricum zum Einsatz kommt, fast immer eine ärztliche Behandlung notwendig ist, sollte die Dosierung des Salzes mit dem Arzt abgesprochen werden, da sie sich an der Schwere der Erkrankung und den ärztlichen Maßnahmen orientieren sollte. Zur Vorbeugung über den Tag verteilt lutschen:

Erwachsene:	4–6 Tab.
Kinder von 6–12 Jahren:	3–4 Tab.
Kinder bis 6 Jahre:	1–2 Tab.

Zur Ergänzung steht vor allem Salz Nr. 11 Silicea zur Verfügung. Weitere Salze zur gleichen Zeit einzunehmen, sollte gut überlegt werden. In Frage käme noch Salz Nr. 10 Natrium sulfuricum, das die Belastungen durch Medikamente abbauen kann. Eine sinnvolle Ergänzung stellt ebenfalls die zusätzliche Anwendung der Calcium-sulfuricum-Salbe dar.

Salbe Nr. 12 Calcium-sulfuricum-Salbe

Bei Entzündungen im Bereich des Kopfes kann die Salbe dort aufgetragen werden, wo sich die Entzündung manifestiert. Beispielsweise auf die Wange bei Zahnwurzelentzündungen oder auf die Stirn bei einer Nebenhöhlenentzündung. Chronisch entzündliche Gelenke werden vorsichtig massierend mit der Salbe behandelt. Bei einer Brustentzündung kann die Haut der Brust mit der Salbe eingecremt werden. Vor der Behandlung von Abszessen und Furunkeln ist darauf zu achten, dass der Eiter abfließen kann, bevor die Salbe aufgetragen wird.

Calcium-sulfuricum-Salbe unterstützt den Körper bei der Ausheilung von eitrigen Entzündungen. Sie ist überall hilfreich, wo der Eiter bereits abfließen und der Körper mit dem Heilungsprozess fortfahren kann.

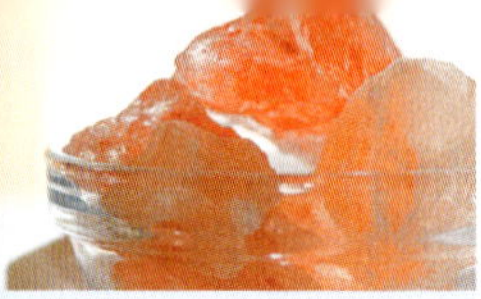

Die biochemischen Ergänzungsmittel

Nach dem Tode von Schüßler blieb die biochemische Forschung nicht stehen, sondern hat sich weiterentwickelte. Die Nachfolger von Schüßler entdeckten noch mehr Mineralstoffe, denen ebenfalls eine große Bedeutung für die Gesundheit der Zellen zugesprochen wird. Zu den ursprünglich 12 Funktionsmitteln kamen 12 weitere Salze hinzu, die zur besseren Abgrenzung von Schüßlers Erkenntnissen als »Ergänzungsmittel« bezeichnet werden. Sie können einerseits als Ergänzung zu den ursprünglichen Schüßler-Salzen eingesetzt werden, aber auch durchaus alleine. Denn viele Anwender verstehen »Ergänzung« in dem Sinne, dass sie das bestehende Wissen von Schüßler durch neue Erkenntnisse »ergänzen und erweitern«.

Ob die Ergänzungsmittel notwendig sind, darüber scheiden sich die Geister: Die einen halten sie für durchaus entbehrlich, die anderen möchten nicht auf sie verzichten, weil sie das Behandlungsspektrum bereichern. So zum Beispiel zur Kropfbehandlung in Jodmangelgebieten wie Süddeutschland oder der Schweiz. Oder zur Behebung eines Zinkmangels, dessen Bedeutung erst in den letzten Jahren deutlich wurde. Werden Ergänzungsmittel eingenommen, so gilt auch für diese: nicht schlucken, sondern im Mund zergehen lassen. Es können mehrere gleichzeitig und mit den Funktionsmitteln zusammen eingenommen werden. Normalerweise werden die Ergänzungsmittel in der Regelpotenz D6 eingenommen.

Salz Nr. 13 Kalium arsenicosum: Kaliumarsenit

Kaliumarsenit hat eine enge Beziehung zur Haut. Daher wird dieses Salz vor allem bei Hautkrankheiten angewendet und kann auch bei schwer zu behandelnden oder chronischen Beschwerden hilfreich sein. Körperliche und geistige Schwächezustände, Muskelkrämpfe, Gedächtnisstörungen und Angstanfälle sprechen auf dieses Salz sehr gut an. Bei Überreiztheit und nervös bedingten Beschwerden wie Herzklopfen bewährt sich Kalium arsenicosum ebenso wie bei wässrigem Durchfall. Das Salz erhält die Zellkraft und bewahrt die Zellen vor einem schnellen Untergang.

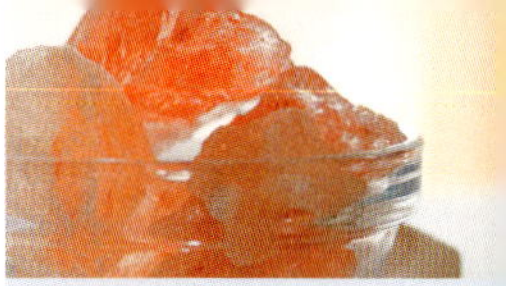

Salz Nr. 14 Kalium bromatum: Kaliumbromid

Kaliumbromid wird als Beruhigungsmittel bei Erregungszuständen, sowie bei Schlafstörungen aufgrund eines gestörten Tag-Nacht-Rhythmuses, wie man ihn häufig bei Schichtarbeitern findet, eingesetzt. Drüsenstörungen, Nerven- und Rückenmarksleiden werden durch das Salz positiv beeinflusst. Seine entzündungshemmende Wirkung entfaltet Kaliumbromid besonders im Hals-Nasen-Ohren-Bereich.

Salz Nr. 15 Kalium jodatum: Kaliumjodid

Kalium jodatum ist in der Biochemie das wichtigste Schilddrüsenmittel. Es wird eingesetzt bei Schilddrüsenüber- oder unterfunktion, bei Herzklopfen, Bluthochdruck und Arteriosklerose. Darüber hinaus wird Kaliumjodid bei rheumatischen Gelenkschwellungen und Entzündungen der Schleimhäute, besonders der oberen Luftwege – etwa bei Bronchitis und Asthma – angewendet.

Salz Nr. 16 Lithium chloratum: Lithiumchlorid

Dieses Salz fördert die Ausscheidung von Harnsäure. Entsprechend bewährt es sich bei Gicht sowie bei rheumatischen Beschwerden mit schmerzhaften Schwellungen und Versteifungen der Gelenke. Weitere Anwendungsgebiete sind Blasenbeschwerden und Entzündungen der ableitenden Harnwege. Auch bei manisch-depressiven Zuständen, der so genannten bipolaren Störung, kann Lithiumchlorid unterstützend zur schulmedizinischen Behandlung eingesetzt werden.

Salz Nr. 17 Manganum sulfuricum: Mangansulfat

Mangansulfat ist ein lebensnotwendiges Spurenelement und an vielen Stoffwechselprozessen beteiligt. Im Wechsel mit Ferrum phosphoricum bewährt sich dieses Salz zur Förderung der Blutbildung und ist einzusetzen bei Blutarmut und Blässe. Bei Durchblutungsstörungen, Schwächezuständen, Zahnschmerzen und rheumatischen Beschwerden findet es ebenso seinen Einsatz wie bei Abwehrschwäche und einer erhöhten Allergiebereitschaft.

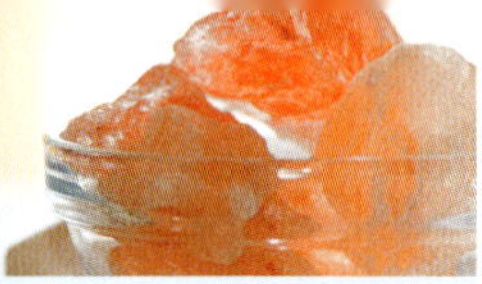

Salz Nr. 18 Calcium sulfuratum: Kalziumsulfid

Der Haupteinsatzbereich dieses Salzes sind die Haut und Schleimhäute. Es wirkt regulierend auf den Säure-Basen-Haushalt und regt die Reinigungs- und Ausscheidungsvorgänge des Körpers an. Kaliumsulfid hilft bei Nervenschwäche, besonders solchen, die durch Auszehrung oder Nachtarbeit verursacht wurden. Es kann jedoch auch eingesetzt werden, wenn es zu Gewichtsverlust kommt, obwohl der Betreffende starken Hunger hat und entsprechend viele Kilokalorien zu sich nimmt.

Salz Nr. 19 Cuprum arsenicosum: Kupferarsenit

Kupferarsenit wird in der Potenz D12 verwendet. Es unterstützt die Hämoglobinbildung und die Bildung roter Blutkörperchen und wird deshalb bei Anämie und Durchblutungsstörungen eingesetzt. Darüber hinaus wird ihm ein günstiger Einfluss auf verschiedene psychische Erkrankungen nachgesagt. Es wird besonders Menschen empfohlen, die nervös und reizbar sind. Zudem hat Kupferarsenit einen positiven Einfluss auf Blutgefäße, Haut und Verdauungsorgane.

Salz Nr. 20 Kalium Aluminium sulfuricum: Kalium-Aluminium-Sulfat (Alaun)

Das Salz wird eingesetzt bei Störungen im zentralen, peripheren oder vegetativen Nervensystem. Schwindel und Erschöpfungen können mit ihm ebenso gebessert werden wie Störungen des Ganges (Gangunsicherheit). Kalium-Aluminium-Sulfat findet Verwendung bei Verdauungsstörungen wie hartnäckiger Verstopfung und Blähungen. Ebenso bei Asthma bronchiale und bei COPD.

Salz Nr. 21 Zincum chloratum: Zinkchlorid

Zinkchlorid ist Baustein vieler Enzyme und befindet sich vornehmlich in der Gewebeflüssigkeit. Es ist an vielen Stoffwechselvorgängen beteiligt. Da es vor allem auf das Nervensystem wirkt, findet es Anwendung bei nervös bedingten Beschwerden und Schlafstörungen. Darüber hinaus ist Zinkchlorid ein wichtiger Bestandteil der Immunabwehr. Bei Krämpfen vor und während der Menstruation hat es sich als wirksam

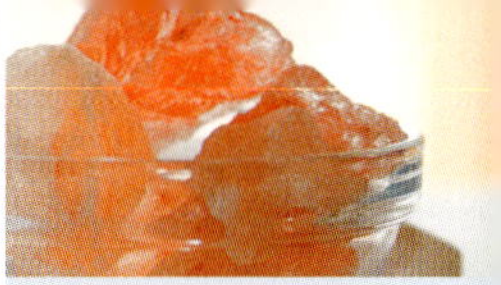

erwiesen, auch bei der Behandlung von »unruhigen Beinen«. Bei Haarausfall und stumpfen Haar kann es nahezu Wunder bewirken.

Salz Nr. 22 Calcium carbonicum: Kalziumcarbonat

Kalziumcarbonat ist das Salz, das sich vor allem für junge und alte Menschen eignet. Es wirkt langsam, aber dafür nachhaltig bei Kinderkrankheiten und verzögert den Alterungsprozess. Weiterhin wird das Salz bei Erschöpfung, in der Rekonvaleszenzzeit, bei chronischen Schleimhautentzündungen der oberen Luftwege, bei Entzündungen der Augen und Ohren, sowie bei geschwollenen Lymphdrüsen eingesetzt. Oft lohnt sich auch bei Nesselsucht ein Behandlungsversuch.

Salz Nr. 23 Natrium bicarbonicum: Natriumbikarbonat (Natron)

Natron wird eingesetzt bei Beschwerden, die durch Übersäuerung entstehen. Traditionell wird Natron bei Sodbrennen und Beschwerden, die durch Magenübersäuerung entstehen, verwendet. Außerdem kurbelt Natriumbikarbonat den Stoffwechsel an und hilft so bei der Ausscheidung von Schlacken- und Giftstoffen. Mit ihm sind deshalb alle Krankheiten, die aufgrund einer gestörten Ausscheidung von Stoffwechselprodukten entstehen, günstig zu beeinflussen.

Salz Nr. 24 Arsenum jodatum: Arsentrijodid

Es ist darauf zu achten, dass dieses Salz in der Selbstbehandlung nicht zu hoch dosiert wird. In niedrigen Dosen wirkt es symptomlindernd bei Allergien, Asthma und Sehnenscheidenentzündungen. Durch den Jodanteil unterstützt Arsenum jodatum die Schilddrüse bei der Hormonbildung und baut damit einer Kropfentwicklung und hierdurch verursachten Gewichtsstörungen vor. Auch bei chronischen Entzündungen der Lymphknoten kann dieses Salz sehr hilfreich sein.

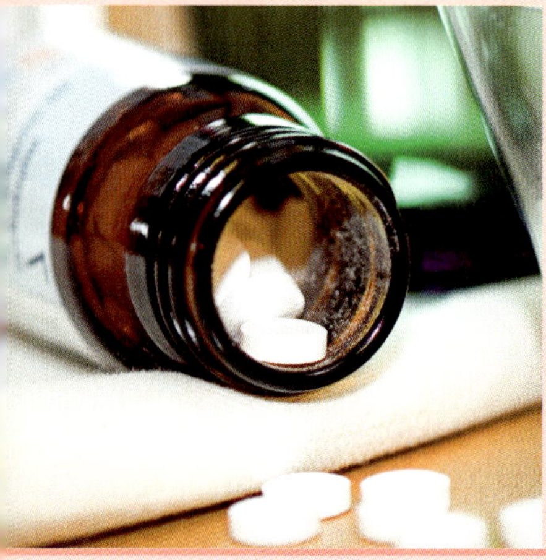

Kapitel 3

Beschwerden von A bis Z

Mit Schüßler-Salzen können fast alle Beschwerden und Alltagserkrankungen selbst behandelt werden. Diese lassen sich an typischen Beschwerdemustern erkennen, die auf die Lebenssalze hinweisen, die der Körper jetzt braucht, um wieder gesund zu werden. In diesem Kapitel finden Sie eine Auswahl an Beschwerden und Vorschläge, wie diese mit Schüßler-Salzen in einer ganzheitlichen Weise behandelt werden können.

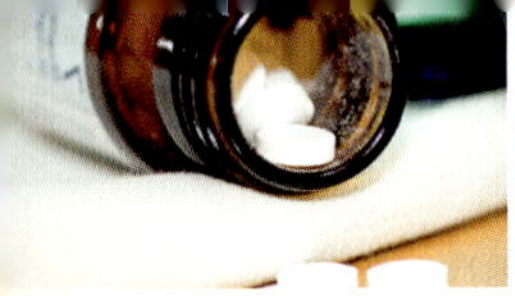

Die Lebenssalze des Dr. Schüßler sind ideal für die ganzheitliche und natürliche Selbstbehandlung. Mit ihnen sind weder Risiken, noch Nebenwirkungen, Wechselwirkungen oder zusätzliche Belastungen des Körpers verbunden. Im Gegenteil: Sie versorgen den Körper mit den Mineralstoffen, die er benötigt, um gesund zu werden; sie kurbeln die Zelltätigkeit an und aktivieren die Selbstheilungskräfte des Körpers. Grundsätzlich sollen Sie sich bei der Auswahl eines bestimmten Schüßler-Salzes immer von den Anzeichen leiten lassen, an denen der Mangel eines Mineralstoffs zu erkennen ist, wie Sie dies bereits im Kapitel »Die zwölf Salze im Portrait« kennen gelernt haben. Liegen jedoch bereits deutliche Beschwerden oder eine Erkrankung vor, können auch diese wegweisend für die Auswahl des geeigneten Lebenssalzes sein. Um Ihnen in solchen Fällen die Orientierung zu erleichtern, finden Sie in diesem Kapitel eine Auswahl an Erkrankungen und erhalten Hilfestellung, wie Sie diese mit Schüßler-Salzen behandeln können.

Schulmedizin und Schüßler-Salze

Häufig wird eine Behandlung mit Schüßler-Salzen im Gegensatz zur klassischen Schulmedizin gesehen. Dies ist jedoch weder sinnvoll noch notwendig und ganz sicher nicht in Schüßlers Sinn, der sich ein Leben lang darum bemüht hat, neue Erkenntnisse in seine Behandlungsmethode zu integrieren. Auf das Wissen der heutigen Medizin sollte und braucht nicht verzichtet werden, liefert es doch eine Menge an Erkenntnissen über Erkrankungen und Beschwerden, die darauf hinweisen, welches Lebenssalz am sinnvollsten eingesetzt werden kann.

So viel Arzt muss sein

Schüßler ging zwar davon aus, dass „alle Krankheiten, welche überhaupt heilbar sind" mit seinen Salzen geheilt werden können. Jedoch sollte dabei berücksichtigt werden, dass zu seiner Zeit viele der heute bekannten Erkrankungen weder bekannt noch heilbar waren. Deshalb sollten Sie bei jeder Selbstbehandlung deren Grenzen beachten. Diese sind erreicht, wenn eine Selbstbehandlung keinen Erfolg zeigt oder eine

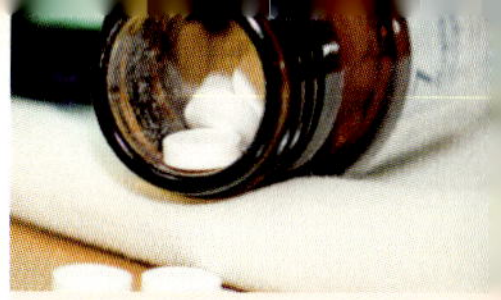

ernsthafte und schwerere Erkrankung vorliegt. In diesen Fällen auf die Hilfe eines Arztes zu verzichten kann durchaus lebensgefährlich werden. Und dieser Gefahr sollten Sie sich niemals aussetzen.

Gesamtkonzept erhält und schafft Gesundheit

Die Biochemie ist ausgerichtet auf die ganzheitliche Heilung von Körper, Geist und Psyche. Damit sie dies bewirken kann, muss die Behandlung mit Schüßler-Salzen jedoch immer in ein gesundheitliches Gesamtkonzept integriert sein. Hierzu gehören in erster Linie eine Ernährung mit einer ausgewogenen Mischkost und viel körperliche Bewegung. Ernährung und Bewegung sind die Grundpfeiler, auf denen die biochemischen Funktionsmittel und Ihre Gesundheit aufbauen. Denn die biochemischen Funktionsmittel können zwar viel, aber sie können nur wenig bewirken, wenn Sie weiterhin mit ihrem Körper Missbrauch betreiben. Die Selbstbehandlung mit Schüßler-Salzen kann durch homöopathische Mittel und durch Heilkräuter unterstützt werden, ebenso durch Maßnahmen, die dazu geeignet sind, Beschwerden zu lindern und Besserung zu schaffen.

> Eine Behandlung mit Schüßler-Salzen sollte immer in ein gesundheitliches Gesamtkonzept integriert werden, damit die Lebenssalze optimal wirken können.

Wenn ich »meine« Beschwerden nicht finde?

Da Sie in diesem Buch nur eine Auswahl an Beschwerden und Erkrankungen finden, kann es vorkommen, dass „Ihre Erkrankung" in diesem Kapitel nicht aufgeführt wird. In diesem Fall sollten Sie bei den einzelnen Salzportraits nachsehen. Gleichzeitig macht es Sinn, auch in diesem Kapitel zu schmökern; hier erhalten Sie wertvolle Anregungen für eine ganzheitliche Behandlung. Denn in diesem Kapitel wurde besonderen Wert darauf gelegt, sowohl primär körperliche als auch psychische Beschwerden in einem Gesamtbehandlungskonzept dazustellen. Zudem trägt die Auswahl dazu bei, dass Sie ein Gefühl dafür entwickeln können, wann Lebenssalze als begleitende Behandlung und wann sie als leitende Therapie eingesetzt werden.

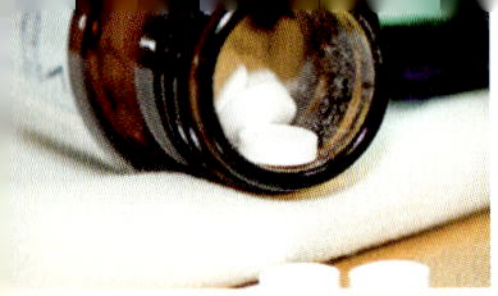

Akne

Akne ist eine hormonbedingte Hauterkrankung. Sie tritt vor allem bei jüngeren Menschen mit einer erblichen Vorbelastung auf, sobald sich die Hormonwerte im Körper verändern. Das ist in der Pubertät, während des weiblichen Zyklus und in der Schwangerschaft der Fall. In der Regel klingt eine Akne im dritten Lebensjahrzehnt wieder von allein ab, doch können typische Aknenarben zurückbleiben. Deshalb sollte sie nicht auf die leichte Schulter genommen, sondern behandelt werden.

Ausgelöst wird Akne von männlichen Geschlechtshormonen (Androgene); sie regen die Talgdrüsen dazu an, vermehrt Hautfett zu produzieren. Diese gesteigerte Produktion verursacht bei den Betroffenen eine Verengung der Ausführungsgänge der Talgdrüsen, sodass sich das Hautfett nur schwierig ausscheiden lässt. Es kommt zu Stauungen, und schließlich bilden sich weiße Knötchen über den Haarwurzeln, die zum Teil zentrale schwarze Pünktchen haben. Entzünden sich diese Knötchen, entsteht der typische Pickel mit Eiterpfropf.

> Akne entsteht durch eine Überproduktion von Hautfett und die hierdurch hervorgerufene Entzündung der kleinen Talgdrüsen, die sich an den Wurzeln der Härchen von Gesicht und Oberkörper befinden.

Ausgelöst wird eine solche Entzündung von Bakterien, vor allem von Propionibacterium acnes und Staphylococcus epidermidis, die sich von Hautfett ernähren. Doch auch Abfallprodukte und Fettsäuren, die beim Abbau von Hautfett entstehen, reizen die Talgdrüse und führen zur Entzündung. Diese zeigt sich anfangs als wundes, rotes Knötchen, das sich in recht kurzer Zeit zum eitrigen Pickel entwickelt. Eine solche Entzündung klingt – abhängig von der Schwere – erst nach Tagen oder sogar Wochen wieder ab. Bei einer schweren Akne wird die Gesichtshaut zudem so stark geschädigt, dass sie nach der Ausheilung der Entzündung vernarbt.

INFO

Die Behandlung beim Arzt

Eine Behandlung der Akne braucht Zeit, egal welche Therapie eingesetzt wird, denn erst nach einigen Wochen zeigen sich die ersten Behandlungserfolge. Wenn Schüßler-Salze nicht ausreichen, kann ein Arzt die Überproduktion von Hautfett, die Verengung der Talgdrüsen-

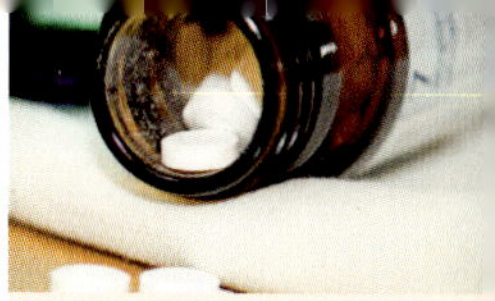

öffnungen und die Aknebakterien auf verschiedenen Wegen behandeln. Hierfür wird er zunächst hautschälende, antiseptische Lösungen, Cremes und Waschlotionen einsetzen. In schwereren Fällen kommen zusätzlich Antibiotika zur örtlichen Anwendung zum Einsatz. Bei besonders schwerer Akne wird Ihnen der Arzt zusätzlich zu einer Therapie raten, bei der Sie Antibiotika einnehmen müssen. Zeigen diese Maßnahmen keine Wirkung, kann Ihr Hautarzt eine Behandlung mit Vitamin-A-Säure-Derivaten durchführen.
Haben sich bereits Aknenarben gebildet, ist der Gang zum Hautarzt oder plastischen Chirurgen anzuraten. Dieser kann die Aknenarben durch Abschleifen der Haut oder mit einer Laserbehandlung mildern, oft sogar ganz entfernen.

Welches Schüßler-Salz kann angewendet werden?

Um Akne zu vermeiden oder zu behandeln, können viele Salze eingesetzt werden. Die Auswahl des Schüßler-Salzes orientiert sich einerseits am Gesamtbild, das den Mangel eines Salzes zeigt, andererseits spielen das Entzündungsstadium und der Schweregrad eine wichtige Rolle. Hier finden Sie die fünf wichtigsten Salze und ihre Funktion aufgeführt.

1. Entzündungsphase: Nr. 3 Ferrum phosphoricum D12

Eisenphosphat unterstützt das Immunsystem bei der Bekämpfung von Bakterien und versorgt die Zellen mit Sauerstoff. So gewappnet können Aknebakterien sich nicht oder nur schlecht auf der Haut ansiedeln und Entzündungen hervorrufen. Erste Entzündungsreaktionen klingen zudem wieder ab, sodass die Entstehung einer Akne schnell im Keim erstickt wird. Zur Vorbeugung von Akne sollte man täglich 4–6 Tabletten über den Tag verteilt im Mund zergehen lassen. In akuten Phasen sollten Sie wie auf Seite 87 beschrieben verfahren.

2. Entzündungsphase: Nr. 4 Kalium chloratum D 12

Dieses Salz wird eingesetzt, wenn die Akne bereits »blüht« und sich entzündete Pickel herausbilden – entweder, weil Salz Nr. 3 nicht ausrei-

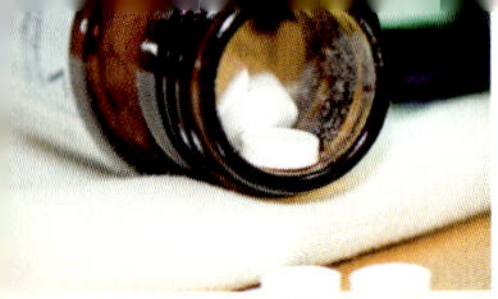

chend gewirkt hat, oder weil zu spät mit der Behandlung begonnen wurde. Kalium chloratum aktiviert die Abwehrzellen und kann Giftstoffe binden. Mit dieser doppelten Schlagkraft werden die Entzündungsherde meist schnell besiegt.

Säure-Basen-Haushalt: Salz Nr. 9 Natrium phosphoricum D6

Ursache für Hauterkrankungen ist meist eine tiefer liegende Störung. Bei Akne ist dies ein Ungleichgewicht des Hormonhaushalts. Grundlegende gesundheitliche Störungen sind zudem häufig eine Folge eines Ungleichgewichts zwischen Säure und Basen des Körpers. Salz Nr. 9 stellt die Balance zwischen diesen beiden Polen wieder her und heilt so die Haut von tief innen heraus. Die Einnahme von 4–6 Tabletten pro Tag stellt eine sinnvolle Vorbeugung und Langzeitsanierung dar.

Eiterausscheidung und Eiterabfluss: Salz Nr. 11 Silicea D12 und Salz Nr. 12 Calcium sulfuricum D6

Bei Akne ergänzen sich diese beiden Salze hervorragend. Während Salz Nr. 11 die weißen Blutkörperchen aktiviert, damit sie die Entzündung bekämpfen, unterstützt Salz Nr. 12 den Abfluss des Eiters, sodass die Entzündung wieder ausheilen kann. Die Tabletteneinnahme richtet sich nach dem Schweregrad der Akne und sollte wie auf Seite 48 beschrieben erfolgen.

Narben: Salbe Nr. 1 Calcium-fluoratum-Salbe

Zur Vorbeugung einer Narbenbildung bei Akne sollte Salbe Nr.1 regelmäßig aufgetragen werden. Haben sich bereits Narben gebildet, können diese wieder weich und geschmeidig werden, wenn diese Salbe eingesetzt wird.

TIPP

Zur Behandlung der Akne können für die äußere Anwendung mehrere Tabletten der Schüßler-Salze mit wenig Wasser aufgelöst werden, sodass ein dicken Brei entsteht. Mit diesem vorsichtig die eiternden und nicht-eiternden Pickel bestreichen. Anschließend die Hände gründlich waschen, um eine Übertragung von Bakterien zu vermeiden.

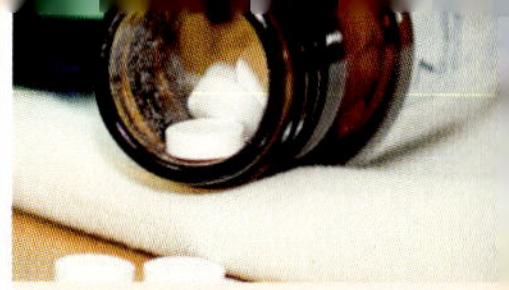

Was Ihnen zusätzlich hilft

- Aus der Homöopathie: Kombinationen, die Euphorbia Oligoplex enthalten, da ihre Wirkstoffe die Talgdrüsenproduktion regulieren, Entzündungen bekämpfen und die Ausscheidung unterstützen.
- Zur äußeren Anwendung können Salben oder Tinkturen von Pflanzen angewendet werden, die Gerbstoffe enthalten. Gerbstoffe wirken entzündungshemmend, antibakteriell und adstringierend (zusammenziehend). Hierzu gehören vor allem Stiefmütterchen, Eichenrinde, Zaubernuss, Walnussblätter und Gänsefingerkraut.
- Jede Zubereitungsform der Kamille, beispielsweise Tinktur, Bäder, Umschläge, Waschungen oder Tee.
- Ätherische Öle von Myrrhe, Pappelknospen und Ringelblumenblüten, denn sie fördern die Wundheilung und wirken antibakteriell und entzündungshemmend.

Vorsicht: Wann Sie zum Arzt müssen

Leichte Formen einer Akne können Sie gut selbst behandeln. Eine schwere Akne gehört jedoch grundsätzlich in die Hand eines Arztes. Diesen sollten Sie aufsuchen, wenn Sie

- viele, große und entzündete Pickel haben,
- eine Neigung zur Narbenbildung feststellen,
- nach einigen Wochen der Selbstbehandlung keine Besserung feststellen können.

Was Sie noch tun können

- Waschen Sie sich zweimal täglich das Gesicht mit einer milden, hautfreundlichen Seife. Der pH-Wert der Seife sollte etwa 6,5 betragen. Rezeptfreie Wasch- und Pflegeserien erhalten Sie in der Apotheke oder im Drogeriemarkt.
- Verwenden Sie Feuchtigkeitscreme und Kosmetika auf Wasserbasis. Fett- oder ölhaltige Cremes und Kosmetika verstopfen die Poren der Haut.

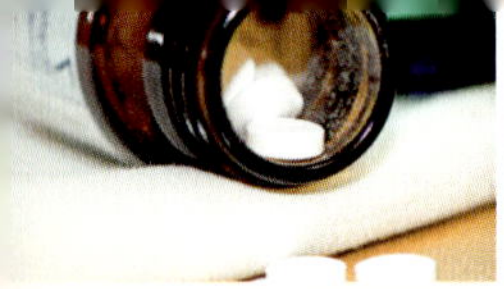

- Waschen Sie häufig Ihre Haare und lassen sie diese nicht ins Gesicht hängen.
- Drücken Sie Ihre Pickel niemals selbst aus! Dadurch verschlimmert sich die Akne, und das Risiko, dass Narben entstehen, erhöht sich. Gönnen Sie sich lieber einen Besuch bei einer Kosmetikerin, die Sie bei der Hautpflege berät und Mitesser entfernt, bevor sie sich entzünden.
- Schützen Sie die Haut vor äußeren Reizen wie zu viel Kälte, Wärme und Sonnenlicht.

A

Allergien

Um es salopp zu sagen: Eine Allergie ist nichts anderes als ein verhängnisvoller Irrtum des Immunsystems. Während es überlebenswichtig ist, dass das Immunsystem beim Kontakt mit gefährlichen Fremdstoffen Alarm schlägt, reagiert es bei einer Allergie genauso stark und oft viel stärker auf harmlose Stoffe wie Nahrungsmittel, Tierhaare, Sonne, Zigarettenrauch oder Blütenpollen, weil diese irrtümlich als gefährlich einstuft werden. Die Liste solcher allergieauslösenden Stoffe, die in der Medizin Allergene genannt werden, ist lang. Bisher sind rund 20.000 verschiedene Allergene bekannt, und täglich kommen neue hinzu.

> Ob Heuschnupfen, Lebensmittelallergie oder Neurodermitis: Allergien verlaufen alle gleich. Sie unterscheiden sich lediglich in der Substanz, die die Allergie auslöst, und darin, wo sich die allergische Reaktion manifestiert – Haut und/oder Schleimhäute.

Weshalb bei manchen Menschen das Immunsystem so aus dem Gleis gerät, ist bisher nicht eindeutig geklärt. Eine mögliche Hypothese lautet, dass sich das Immunsystem in unserer hygienischen Gesellschaft einfach »langweilt und unterbeschäftigt« ist und sich deshalb auf alles stürzt, was vorhanden ist. Eindeutig belegt ist hingegen: Hat sich eine Allergie erst einmal entwickelt, muss das Allergen vollständig gemieden werden, da ansonsten die Symptome erneut und meist immer heftiger auftreten. Denn die gebildeten Antikörper erkennen das Allergen sofort wieder und aktivieren die Mastzellen dazu, die hormonartige Substanz Histamin auszuschütten, um die Hilfstruppen der Immunabwehr schnell an den Kampfplatz zu lotsen. Die Folge sind all-

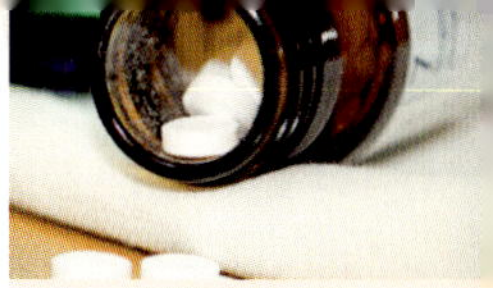

ergische Beschwerden, die sich in Haut- und/oder Schleimhautreaktionen bemerkbar machen, wie Niesreiz, laufende Nase, Juckreiz, Hautrötung, Quaddeln oder Verengung der Bronchien. Lesen Sie hierzu auch:

→ Heuschnupfen, Seite 176
→ Urtikaria, Seite 234
→ Sonnenallergie, Seite 226

INFO

Körper bekämpft sich selbst

Ein weiterer Irrtum des Immunsystems ist die Autoimmunreaktion, bei der körpereigenes Gewebe als gefährlicher Fremdstoff fehlinterpretiert und angegriffen wird. Eine rheumatoide Arthritis entsteht dann, wenn die T-Zellen des Abwehrsystems das körpereigene Eiweiß der Gelenkkapseln angreifen und damit Entzündungen auslösen. Bei Typ-1-Diabetes werden hingegen die Beta-Zellen der Bauchspeicheldrüse, die das Hormon Insulin produzieren, von den Abwehrzellen zerstört, sodass die Insulinproduktion ausfällt. Gehen die Abwehrzellen auf die Myelinscheide los, welche die Nervenzellen isoliert und schützt, und zerstören diese, entsteht die Erkrankung Multiple Sklerose. Bisher sind Autoimmunerkrankungen genauso wenig heilbar wie die Schäden, die das Immunsystem anrichtet.

Welches Schüßler-Salz kann angewendet werden?

Bei einer Allergie sollten möglichst keine Salze eingesetzt werden, die das Immunsystem zusätzlich aktivieren, da es ja bereits überschießend reagiert. Die Hauptstrategie der Behandlung richtet sich daran aus, die »Schäden« einer Allergie möglichst schnell zu beheben, damit der Körper wieder zu seiner normalen Funktionsfähigkeit zurückkehren kann. Neben der Gabe von Tabletten kann die Behandlung durch eine äußere Anwendung unterstützt werden.

Zellhülle: Nr. 2 Calcium phosphoricum D6

Das Salz Nr. 2 wirkt stabilisierend auf die Zellhüllen und unterstützt die Aufbau- und Erneuerungsvorgänge der Zellen, die durch die aller-

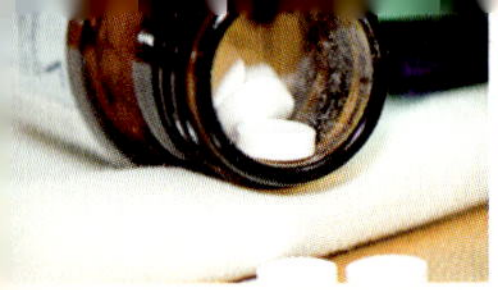

gische Reaktion in Mitleidenschaft gezogen wurden. Als Aufbaumittel wirkt die Nr. 2 jedoch sehr langsam und muss deshalb über längere Zeit regelmäßig eingenommen werden.

Schadensbekämpfung: Nr. 8 Natrium chloratum D6

Natrium chloratum fördert die Versorgung der Zellen mit Nährstoffen, die diese jetzt besonders benötigen. Es unterstützt die Zellneubildung und stellt die Funktionsfähigkeit der Schleimhäute wieder her, die durch die allergischen Symptome stark in Mitleidenschaft gezogen wurden.

Entschlackung: Nr. 10 Natrium sulfuricum D6

Jede Allergie ist mit einer erhöhten Zellaktivität und Zellzerstörung verbunden. Hierdurch entstehen vermehrt Abfallstoffe aus den Stoffwechselprozessen und jede Menge Zelltrümmer, die der Sulfatanteil des Salzes Nr. 10 bindet, sodass sie über die Ausscheidungsorgane den Körper verlassen und nicht im Bindegewebe eingelagert werden.

Was Ihnen zusätzlich hilft

In der Homöopathie und der Pflanzenheilkunde sind einige Mittel bekannt, die einzelne Symptome lindern können. Gleichzeitig ist die Gefahr recht hoch, dass sie selbst als Allergen wirken.

INFO

Dem Allergen auf der Spur

Wer sich vor allergischen Reaktionen schützen möchte, muss genau wissen, auf was er allergisch reagiert. In der Regel wird hierzu der Prick-Test eingesetzt. Dazu trägt der Arzt Lösungen mit häufig vorkommenden Allergenen auf den Unterarm auf und ritzt die darunter liegende Haut leicht an. Nach einigen Minuten bilden sich rote Höfe um die Substanzen, auf die eine allergische Reaktion erfolgte. Nun kann gezielt weiter getestet und nach Kreuzallergien untersucht werden. Der Prick-Test ist jedoch nicht immer sicher. Deshalb sollte zur genauen Abklärung eine Blutuntersuchung durchgeführt werden. In

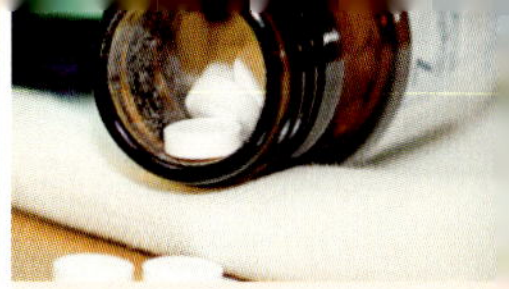

manchen Fällen ist ein »Provokationstest« notwendig. Dabei wird ein Allergen gezielt und in steigender Konzentration eingesetzt, um zu überprüfen, ob es eine Allergie auslöst. Ein Provokationstest sollte ausschließlich unter ärztlicher Aufsicht im Krankenhaus oder einer Klinik durchgeführt werden, da die Gefahr eines anaphylaktischen Schocks besteht, der tödlich verlaufen kann.

Vorsicht: Wann Sie zum Arzt müssen

Auch ein Arzt kann eine Allergie nicht heilen, sondern lediglich die Symptome mit Antihistaminika mildern. Zum Arzt sollten Sie hingegen immer gehen, wenn

- eine Allergie zum ersten Mal auftritt, um andere Ursachen auszuschließen,
- sich die Symptome einer bestehenden Allergie verändern oder plötzlich sehr stark werden,
- Entzündungen, Fieber oder Schmerzen auftreten,
- sehr heftige allergische Reaktionen auftreten, da diese lebensgefährlich werden können.

Was Sie noch tun können

- Oberstes Gebot ist, jeden Kontakt mit dem Allergen zu vermeiden. Nur dadurch kann eine allergische Reaktion verhindert werden.
- Alle Maßnahmen richten sich am Allergen aus, das vermieden werden soll.
- Sind die Beschwerden sehr stark, besonders lästig oder behindern sie massiv die Tagesaktivität und den Schlaf, sollten Sie daran denken, sich vom Arzt ein Antihistaminikum verschreiben zu lassen. Dieses verhindert, dass Histamin aus den Mastzellen ausgeschüttet wird, und reduziert damit die Symptome. Doch Achtung: Die älteren Substanzen machen sehr müde und benommen. Selbst bei den neueren Präparaten empfiehlt es sich, darauf zu achten, dass sie nicht sedieren, denn sie wirken bei Menschen oft recht unterschiedlich.

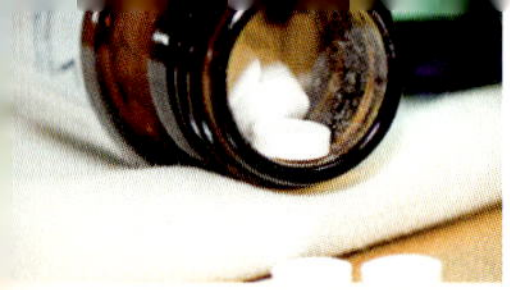

- Vermeiden Sie alles, was das Immunsystem zusätzlich belasten könnte, etwa Stress, Hektik, Alkohol und Zigaretten.
- Belasten Sie den Körper nicht übermäßig. Mäßige Bewegung an der frischen Luft ist genau das Richtige.

A

Ängste

Jeder kennt sie von klein auf: die Angst. Sie ist ein wichtiger Begleiter in unserem Leben, weil sie uns seit Urzeiten vor Gefahren warnt und den Körper in Alarmbereitschaft versetzt, damit wir uns schnell in Sicherheit bringen können. Doch das, was uns schützt, die so genannte Realangst, hat sich bei jedem fünften Bundesbürger verselbstständigt und ist zu einer Angststörung geworden, die nur mit einer Behandlung überwunden werden kann.

Ängste gibt es so viele, wie es Menschen und Situationen gibt, vor denen sie Angst haben können. Weshalb manche Menschen jedoch eine Angststörung bekommen, darüber streiten sich Psychologen untereinander, Psychologen und Mediziner miteinander sowie die Mediziner untereinander. Die Psychoanalytiker vertreten die Ansicht, dass es sich hierbei um eine Angstneurose handelt, die durch Triebverdrängung entstand. Verhaltenspsychologen wiesen hingegen nach, dass Angst erlernt wurde und wieder verlernt werden kann. Aus medizinischer Sichtweise beruht eine Angststörung hingegen auf einem Mangel des Botenstoffs Serotonin im synaptischen Spalt. So unterschiedlich wie die Annahmen zur Entstehung einer Angststörung sind, so unterschiedlich fallen die hierauf aufbauenden Behandlungsmethoden aus.

> Angst ist ein Gefühl, das als sehr unangenehm erlebt wird und den ganzen Menschen beeinträchtigt. Man hat nicht Angst, man ist Angst.

Ob vor einer Prüfung oder vor Spinnen, ob im Flugzeug oder im Kaufhaus, egal vor was oder wann sich Angst einstellt, sie wird immer als sehr unangenehm erlebt. Bei kaum einer anderen Erkrankung wird so bewusst wahrgenommen, wie eng Körper, Geist und Psyche miteinander verbunden sind. Angst hat der ganze Mensch, sie drückt sich in seinem ganzen Sein aus. Herzschlag und Blutdruck erhöhen sich, die Atmung wird flach und schnell, das

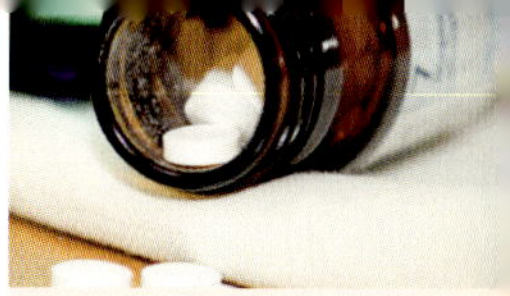

Gesicht blass, die Hände sind schweißnass, Magen und Darm rumoren, und der ganze Körper spannt sich an. Die Gedanken drehen sich ausschließlich um das Angstobjekt und können sogar vollständig blockieren. Je nach Angststörung treten diese Anzeichen mehr oder weniger stark auf, sie können ständig vorhanden sein oder sich nur in ganz bestimmten Situationen einstellen.

Bei einem generalisierten Angstsyndrom sind die Angstsymptome schwächer, dafür aber fast immer vorhanden. In der Regel drehen sich die Gedanken hauptsächlich um Bereiche wie Arbeit, Finanzen und Partnerschaft, wobei die Sorgen nicht mehr abgeschaltet werden können. Bei Panikanfällen oder einer Phobie treten sie hingegen kurz und heftig auf, ebenso bei Angst vor sozialen Situationen wie der Prüfungsangst oder der Angst vor einer Rede. Und sie klingen sofort wieder ab, sobald der Auslöser weg ist. Lesen Sie hierzu auch:

→ Panikstörung, Seite 211
→ Zwangsstörung, Seite 242

INFO

Heilen statt leiden

Eine Angststörung kann fast immer geheilt werden. Keine andere Erkrankung hat so hohe Heilungsraten wie die Behandlung von Ängsten. Trotzdem leben viele Menschen mit einer Angststörung, die ihr ganzes Leben beeinträchtigt, ohne sich behandeln zu lassen. Denn leider ist es in Deutschland immer noch so, dass der Weg zum Psychologen gescheut wird, weil viele glauben, Hilfe bei psychischen Problemen bräuchte man nur, wenn man »verrückt« sei. Tatsache ist jedoch: Eine Angststörung kann man ebenso wenig selbst behandeln wie am eigenen Zahn eine Wurzelbehandlung durchführen. In beiden Fällen braucht man die Hilfe eines Fachmanns, um wieder ohne Beschwerden das Leben genießen zu können. Für alle psychischen Probleme ist der Gang zum Psychologen der richtige, denn er ist der Spezialist, dafür ausgebildet und qualifiziert, Menschen einen Weg aus der Angst heraus zu zeigen und sie auf diesem Weg zu unterstützen. Und die Erfolge sprechen für sich: Fast alle Menschen mit einer Angststörung können nach einer Psychotherapie wieder ein Leben führen, das nicht mehr von ihren Ängsten dominiert wird.

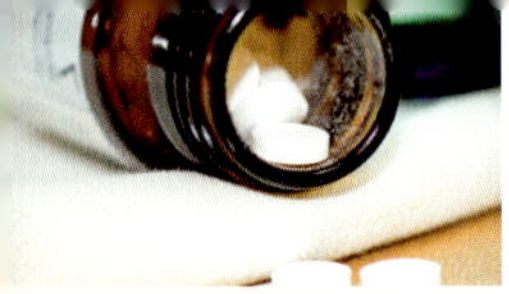

Welches Schüßler-Salz kann angewendet werden?

Da Angst ein ganzheitliches Geschehen ist, ist es bei der Auswahl des richtigen Schüßler-Salzes besonders wichtig, alle anderen Anzeichen eines Mineralstoffmangels mit zu berücksichtigen. Die psychischen Anzeichen in den Salz-Porträts geben Ihnen Orientierungshilfen. Hier nur einige Beispiele, welches Salz Sie einsetzen können:

Botenstoffe: Nr. 1 Calcium fluoratum D12 und Nr. 2 Calcium phosphoricum D6

Kalzium spielte eine wichtige Rolle bei der Signalübertragung von Zelle zu Zelle. Der Einstrom von Kalzium in eine Gehirnzelle (Neuron) führt dazu, dass diese die Botenstoffe Serotonin und Noradrenalin in den synaptischen Spalt ausschütten. Aus medizinischer Sicht ist die Serotoninkonzentration dafür verantwortlich, ob ein Mensch sich gut fühlt, ängstlich oder depressiv ist. Schütten die Neurone genügend Botenstoffe aus, hat dies zur Folge, dass die Angst abnimmt.

Das Salz für die Psyche: Nr. 5 Kalium phosphoricum D6

Für die schnelle Weiterleitung von Reizen über die Nervenbahnen und im Gehirn sind Kalium- und Natriumionen unerlässlich. Während die Natriumionen die Zellhüllen so aufladen, dass ein Aktionspotential entsteht, sorgen die Kaliumionen dafür, dass die Zelle zurück in den Ruhezustand gelangt. Da bei einer Angststörung das ganze System ständig »feuert«, braucht es viel Kalium, um es wieder zu beruhigen. Das Salz Nr. 5 unterstützt diese »Beruhigung« der überaktiven Nerven.

Entspannung: Nr. 7 Magnesium phosphoricum D6

Angst führt zu Verspannungen der Muskulatur und zu Schlafstörungen. Beiden kann mit Salz Nr. 7 wirksam begegnet werden, weil Magnesiumphosphat beruhigend auf Körper und Psyche einwirkt.

Ergänzungsmittel: Nr. 13 Kalium arsenicosum D6

Auch diese Kaliumverbindung ist sehr gut geeignet, die Nervenzelltätigkeit zu regulieren und dadurch Angstanfälle zu reduzieren. Zudem wirkt es günstig auf nervös bedingtes Herzklopfen ein, wodurch die Anzeichen der Angst gemildert werden.

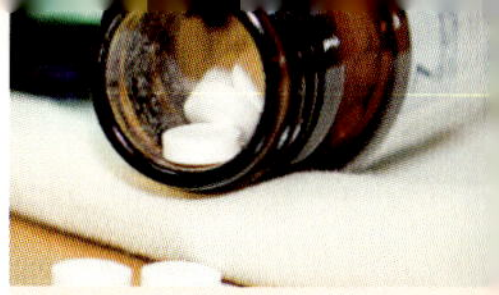

Was Ihnen zusätzlich hilft

- Apotheke: Bei leichten Angststörungen können Kava-Präparate eingenommen werden,
- Auch Extrakte, die Baldrian, Hopfen, Melisse und/oder Passionsblume enthalten, wirken günstig auf die Angstproblematik ein.
- Tees aus Baldrian, Hopfen, Melisse und/oder Passionsblume wirken ebenfalls, schmecken besser, sind billiger und liefern gleichzeitig viel von der Flüssigkeit, die täglich getrunken werden sollte.

INFO

Die Anomalie der Angst

Wenn man sie nicht gerade hat, sondern theoretisch betrachtet, ist Angst ein hochinteressantes Phänomen. Während alle anderen Verhaltensweisen und -muster über das Ergebnis einer Handlung korrigiert und angepasst werden, ist dies bei der Angst nicht der Fall. Sie verstärkt sich immer selbst, wird immer schlimmer, egal wie das Ergebnis ausfällt. Ein Beispiel: Wer gut vorbereitet in eine Prüfung geht und damit gute Noten erzielt, lernt daraus, dass eine gute Vorbereitung wichtig für gute Noten ist. Ein Mensch mit Prüfungsangst lernt hingegen, die Angst zu fürchten, egal wie gut seine Noten sind. Und mit jeder Prüfung wird die Angst vor der Angst größer und schlimmer, bis er irgendwann jede Prüfungssituation vermeidet, auch wenn er die Prüfung aufgrund seines Wissens locker bestehen würde.

Vorsicht: Wann Sie zum Arzt müssen

Ein Hausarzt kann eine Angststörung oft weder korrekt diagnostizieren noch richtig behandeln. Trotzdem sollten Sie ihn aufsuchen, um abklären zu lassen, ob

- eine organische Ursache oder Krankheit für die Angstsymptomatik verantwortlich ist,
- eine Herzerkrankung vorliegt, deren Symptome als Angst interpretiert werden,
- Medikamente die Angstsymptome hervorrufen.

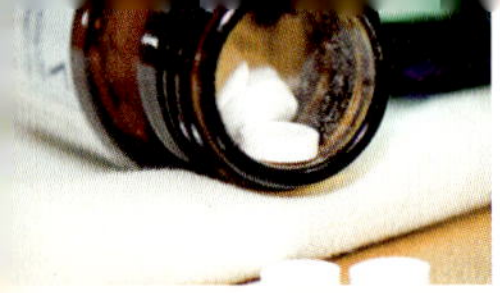

Was Sie noch tun können

- Bewegung, Bewegung und nochmals Bewegung! Ob Sie täglich einen Spaziergang machen, Joggen, Radfahren, Schwimmen oder Tanzen gehen, das bleibt Ihnen überlassen. Nur bewegen Sie sich, denn Sport und Bewegung sind das beste Mittel, einer Angststörung vorzubeugen und Ängste abzubauen.
- Entspannungsübungen entlasten. Sie sollten eine Entspannungstechnik jedoch möglichst in Zeiten erlernen, in denen die Angst nicht besonders hoch ist.
- Suchen Sie sich eine Selbsthilfegruppe. Hier können Sie sich mit Gleichgesinnten austauschen und erhalten viele Informationen, die Sie auf dem Weg in ein angstfreieres Leben begleiten können.

Arthrose

Unter Arthrose versteht man eine chronische Gelenkerkrankung, bei der die Gelenkknorpel und die Knochen, die im Gelenk enden, geschädigt werden. Betroffen sind besonders die Gelenke, die das Körpergewicht tragen, wie Knie- und Hüftgelenke, der Hals und die Lendenwirbelsäule. Die ersten Symptome einer Arthrose sind Schmerzen, die sich durch Bewegung verschlimmern. Auch ein steifes Gelenk am Morgen oder nach einer längeren Bewegungspause, das nur mühsam wieder in Gang gebracht werden kann, weist auf eine Arthrose hin. Tritt sie an der Wirbelsäule auf, kann es zu schmerzhaften Bewegungseinschränkungen bis hin zu Taubheitsgefühlen und Bewegungseinschränkungen in den Armen und Beinen kommen. Zu einer Arthrose kann beispielsweise eine lang anhaltende Fehlbelastung der Gelenke führen. Sehr viel häufiger ist jedoch Bewegungsmangel und die hierdurch entstehende Unterversorgung der Knorpelmasse mit Nährstoffen die Ursache für eine Arthrose.
Damit die Knochen der Gelenke während der Bewegung nicht aneinander reiben, sind die Gelenkflächen mit einer Knorpelschicht überzogen. Wie die Knochen unterliegt auch das Knorpelgewebe einem stän-

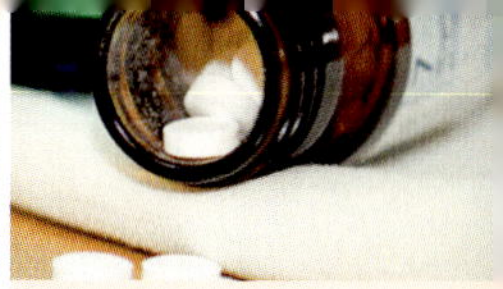

digen Auf- und Abbauprozess. Versorgt wird die Knorpelschicht, die zu 95 Prozent aus extrazellulärer Masse besteht, über die Gelenkflüssigkeit (Synovia). Die Synovia hat jedoch nicht nur die Aufgabe, den Knorpel mit Nährstoffen zu versorgen und Abfallprodukte aus seinem Stoffwechselprozess zu entfernen, sondern sie verhindert wie ein Schmieröl seine Zerstörung durch die Gelenkbewegung. Zu einer Zerstörung des Knorpels kommt es dann, wenn nicht genügend Gelenkflüssigkeit von der Gelenkinnenhaut des Knochens gebildet wird, die Gelenkflüssigkeit nicht genügend Nährstoffe für die Versorgung der Knorpelmasse enthält oder sie gar nicht in die Knorpelmasse hineingelangt. Denn dazu ist es notwendig, dass das Gelenk bewegt und belastet wird, sodass sich die Knorpelmasse wie ein Schwamm immer wieder voll saugen kann. Ist die schützende Knorpelmasse zerstört, reiben die Knochenenden in den Gelenken schmerzhaft aufeinander, und es kann zur Absplitterung von Knochengewebe kommen. Diese verursachen Entzündungen und können zu besonders schmerzhaften Anschwellungen des Gelenks führen. Eine Arthrose im fortgeschrittenen Stadium kann bisher nicht geheilt werden. Dann können nur ihre Symptome gemildert werden.

Arthrose gehört zu den häufigsten Gelenkerkrankungen. Über Jahre hinweg verschlimmert sie sich langsam und unbemerkt. Erst im fortgeschrittenen Stadium treten Schmerzen, Gelenkversteifungen und Knorpelwucherungen auf.

INFO

Alles eine Frage des Alters?

Vielfach wird angenommen, Arthrose sei eine Alterserscheinung, mit der man sich abfinden müsse wie mit grauen Haaren. Dem ist aber bei weitem nicht so. Zwar kommt Arthrose bei älteren Menschen häufiger vor, aber auch viele junge Menschen sind betroffen. Röntgenbilder zeigen, dass bei den meisten Menschen ab dem 40. Lebensjahr bereits die ersten Anzeichen einer Arthrose vorliegen, auch wenn diese noch keine Beschwerden verursacht. Vielmehr schreitet die Erkrankung unbemerkt fort. Die Knorpelmasse wird ständig weiter abgebaut und verliert ihre Stoßdämpfereigenschaften, bis schließlich die feine, schmerzempfindliche Haut der Gelenkknochen aufeinander reibt. Hierdurch entstehen die Schmerzen, die durch die einsetzende Schädigung der Gelenkknochen noch verstärkt werden.

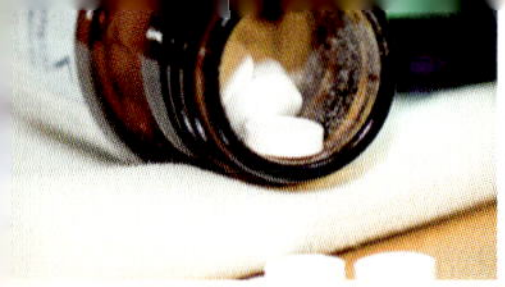

Welches Schüßler-Salz kann angewendet werden?

Um einer Arthrose vorzubeugen und auch bei akut auftretenden Beschwerden kommen Salz Nr. 1 Calcium fluoratum, Nr. 2 Calcium phosphoricum, Nr. 6 Kalium sulfuricum und Nr. 8 Natrium chloratum zum Einsatz, wobei die Salze durchaus gleichzeitig eingenommen werden können. Ergänzt wird die Behandlung mit der äußeren Anwendung der entsprechenden biochemischen Funktionssalben, die auf das betroffene Gelenk aufgetragen werden.

Elastizität: Nr. 1 Calcium fluoratum D12

Durch seine Fähigkeit, Strukturen des Körpers weich und elastisch zu halten, kann Salz Nr. 1 dazu beitragen, dass die Knorpelmasse elastisch und beweglich bleibt. Da das Salz außerdem in der Lage ist, zu weiche Strukturen wieder zu festigen und ihnen ihre Elastizität zurückzugeben, werden die Bänder und Sehnen gestärkt, die das Gelenk in seiner richtigen Position halten. Darüber hinaus stärkt Kalziumfluorid die Knochenhülle und verhindert damit den Abrieb von Knochensplittern.

Knorpel und Knochen: Nr. 2 Calcium phosphoricum D6

Als Baustoff für die Knochen trägt Salz Nr. 2 dazu bei, dass diese fest und widerstandsfähig bleiben, und verhindert durch den Abtransport von Stoffwechselabfallstoffen, dass sich Knochen- und Knorpelwucherungen bilden können. Zudem unterstützt das Salz den Zellaufbau in der Knorpelmasse und verhindert so deren allzu schnellen Abbau. Durch die muskelentspannende Wirkung bewirkt die Nr. 2, dass Muskelverspannungen nicht zusätzlichen Druck auf das Gelenk ausüben. Um diese Wirkung zu unterstützen, kann zusätzlich Salz Nr. 7 eingenommen werden.

Gelenkschmiere: Nr. 6 Kalium sulfuricum D6

Schwefel ist ein wichtiger Bestandteil eines jeden Gelenks, da sowohl die Gelenkschmiere als auch die Innenschicht der Gelenkkapsel aus Schwefelverbindungen bestehen. Die Nr. 6 gleicht Mangelzustände aus und fördert die Erneuerung der Gelenkinnenhaut, des Knorpels und der Knochenmatrix.

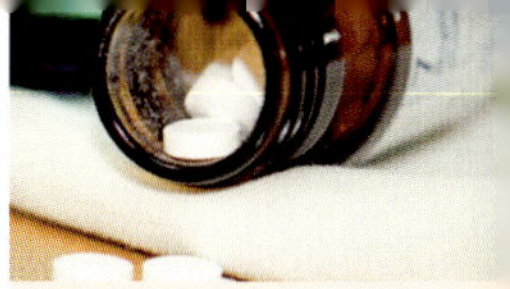

Versorgung der Zellen: Nr. 8 Natrium chloratum

Auch Natriumchlorid wird zur Neubildung von Knorpelzellen benötigt. Da die Knorpelschicht zu 95 Prozent aus extrazellulärer Masse besteht und über die Gelenkflüssigkeit mit Nährstoffen versorgt wird, kann Salz Nr. 8 die Knorpelmasse besonders gut ernähren. Gleichzeitig sorgt es dafür, dass genügend Gelenkflüssigkeit im Gelenk gebunden wird.

Was Ihnen zusätzlich hilft

- Aus der Homöopathie: das Komplexmittel Rhus toxicodendron Oligoplex, da seine Inhaltsstoffe auf das Bindegewebe wirken, den Knochenstoffwechsel fördern und Entzündungen sowie Schmerzen lindern.
- Teufelskralle: Einen Esslöffel der fein geschnittenen Wurzel mit zwei Tassen kochendem Wasser übergießen und acht Stunden stehen lassen. Abseihen, in drei Portionen kurz aufkochen und vor der Mahlzeit trinken. (Achtung: regt die Magensäureproduktion an!)
- Zu den bewährten Hausmitteln zählen verschiedene Möglichkeiten, die Gelenke einzureiben. Hierzu gehören Pferdesalbe, Waffenöl und Weißwein.
- Eisbeutel und kalte Wickel lindern die Entzündungen des Gelenks.
- Injektionen mit Hyaluronsäure sollen die Gelenkflüssigkeit ersetzen. Es müssen immer mehrere Injektionen hintereinander gespritzt werden, und die Wirkung hält nur wenige Monate an. Diese recht teure Behandlung darf nicht bei schwerer Arthrose angewendet werden, bei mittelschwerer soll sie jedoch die Schmerzen lindern und das Gelenk beweglicher machen.

INFO

Ohne Bewegung verhungert der Knorpel

Damit die Gelenkflüssigkeit in die Knorpelmasse, die wie ein Schwamm aufgebaut ist, eindringen und ihre Aufgaben wahrnehmen kann, muss das Gelenk regelmäßig belastet und entlastet werden. Etwas so, wie dies bei einem Schwamm geschieht, den man unter

Wasser ausdrückt und sich wieder voll saugen lässt. Wird hingegen das Gelenk zu wenig bewegt oder enthält die Gelenkflüssigkeit zu wenig Nährstoffe, kommt der Aufbauprozess des Knorpels zum Erliegen. Es wird nur Knorpelmasse abgebaut, der Knorpel wird dünner und reißt an der Oberfläche ein. Gleichzeitig können Knochenwucherungen an den Knochenenden entstehen, die so groß sind, dass man sie von außen fühlen kann. Das Gelenk verliert mehr und mehr seine Beweglichkeit und schmerzt bei jeder Belastung. Zusätzlich lässt die stabilisierende Fähigkeit der Bänder nach, sodass das Gelenk seinen Halt verliert.

Vorsicht: Wann Sie zum Arzt müssen

Sie können eine Arthrose verhindern und viele Symptome selbst mildern, aber eine schwere Arthose gehört grundsätzlich in die Hand eines Arztes. Diesen sollten Sie auch dann aufsuchen, wenn:

- Sie Gelenkbeschwerden haben, um eine entzündliche Rheumaerkrankung auszuschließen, da diese anders behandelt werden muss,
- Sie nicht sicher sind, ob bei Ihren Gelenken Gelenkkopf und Gelenkpfanne optimal zueinander ausgerichtet sind, sodass sie reibungslos arbeiten können,
- Sie unter starken Schmerzen leiden,
- die Gelenke im Laufe der Zeit steif werden oder Verwachsungen spürbar sind,
- das Gelenk stark geschwollen oder entzündet ist.

Was Sie noch bei Knie- oder Hüftarthrose tun können

- Wer zu viele Pfunde mit sich herumschleppt, sollte unbedingt abnehmen, um die Gelenke zu entlasten.
- Darauf achten, dass Sie genügend trinken.
- Bewegung ist unerlässlich. Dabei gilt: moderat und ausdauernd, nicht schnell und belastend. Geeignete Sportarten sind beispielsweise Radfahren und Schwimmen.

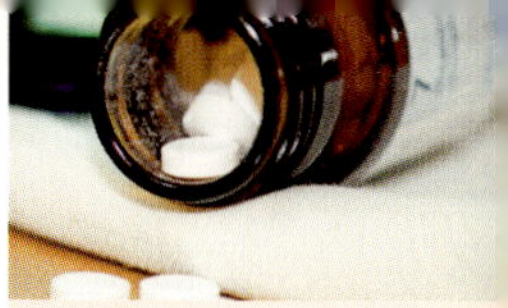

- Stöße, die das Gelenk abfangen muss, sollten grundsätzlich vermieden werden. Ebenso sollten Sie auf alle Sportarten verzichten, welche die Gelenke stark belasten, wie Joggen, Sprint oder auch Waldläufe.
- Achten Sie auf Ihr Schuhwerk. Dieses sollte bequem sein und Stöße abfedern können. Schuhe mit hohen Absätzen sollten Sie grundsätzlich nicht tragen.

Belastungsinkontinenz

Husten, lachen, niesen sind für viele Frauen ein wahrer Albtraum, weil sie in diesen Situationen ihren Harn nicht halten können. Sie leiden unter einer Belastungsinkontinenz, die medizinisch korrekt Stressharninkontinenz genannt wird. Allerdings hat die Stressharninkontinenz nichts mit psychischem Stress zu tun, wie viele glauben, sondern erhielt ihren Namen von gestresstem, das heißt geschädigtem Gewebe. Nach einer Geburt oder auch mit zunehmendem Alter kommt es oft dazu, dass die Trägermuskeln, die Haltebänder und das Bindegewebe, die die Harnröhre an ihrem Platz halten, gestresst (geschädigt) werden, erschlaffen oder zerstört sind. In der Folge sinkt die Harnröhre ab und liegt nicht mehr da, wo sie hingehört: im inneren Druckbereich des Bauchraumes. Und deshalb kann der Urin nicht mehr gehalten werden. Betroffen sind in erster Linie Frauen.

Anders als bei der Dranginkontinenz verursacht die Blase bei der Belastungsinkontinenz keinerlei Beschwerden. Es besteht auch kein starker Reiz, der zum Toilettengang nötigt. Auch kann der Urin gehalten werden, solange die Bauchmuskulatur entspannt bleibt. Nur wenn die Bauchmuskulatur angespannt wird, wie dies bei jedem Lachen, Niesen, aber auch durch Anheben eines Gegenstandes oder Hochheben eines Kindes sowie bei sportlichen und sexuellen Aktivitäten der Fall ist, tritt Urin aus. Durch die Belastung der Bauchmuskulatur erhöht sich nämlich der Druck im Bauchinnenraum, wodurch

> Es gibt verschieden schwere Formen der Belastungsinkontinenz. Bei machen Frauen geht nur wenig Urin verloren, während andere den Urin gar nicht mehr halten können. Die Behandlung sollte am Grad der Belastung, die sich für eine Frau ergibt, ausgerichtet werden.

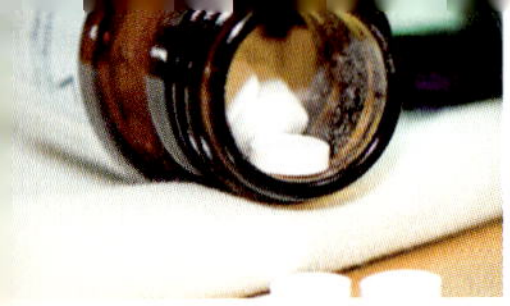

die Blase zusammengedrückt und der Urin aus ihr herausgepresst wird. Da im Normalfall gleichzeitig die im inneren Druckbereich liegende Harnröhre zusammendrückt wird, ist die »Leitung nach außen« fest verschlossen, sodass der Urin in der Blase bleibt. Liegt die Harnröhre jedoch außerhalb des Druckbereichs und wird durch den Druck nicht verschlossen, kann der Urin nur noch über den schwachen Schließmuskel gehalten werden, der dem erhöhten Druck nicht gewachsen ist. Es kommt, was kommen muss: Bei jeder Anspannung der Bauchdeckenmuskulatur tritt mehr oder weniger Urin aus.

INFO

Beckenbodentraining

Ein Beckenbodentraining behebt zwar nicht die Ursache der Stressharninkontinenz, aber es kann die Folgen mildern. Der Beckenboden trägt das »Innere« einer Frau, auf ihm lasten alle inneren Organe. Sinkt er ab, sinken diese ebenfalls ab, wodurch sich Beschwerden wie die einer Harninkontinenz verschlimmern. Deshalb sollte die Muskulatur des Beckenbodens und des Schließmuskels regelmäßig durch ein Training gestärkt werden. Da die meisten Frauen die Beckenbodenmuskulatur jedoch nicht mehr willentlich anspannen können, empfiehlt es sich, ein solches Training unter fachlicher Anleitung zu erlernen.

Welches Schüßler-Salz kann angewendet werden?

Schüßler-Salze können dann angewendet werden, wenn das Gewebe, das die Harnröhre stabilisiert, und die Muskulatur des Beckenbodens nicht zerstört, sondern erschlafft sind. Sie sollten als eine begleitende Behandlung angesehen werden, denn eine Belastungsinkontinenz heilen, das können sie nicht.

Weiches wird fest und elastisch: Nr. 1 Calium fluoratum D12

Das Salz, das »ausgeleierte« Strukturen wieder fest und elastisch macht, ist bei der Stressharninkontinenz genau richtig. Da es sich um ein langsam wirkendes Mittel handelt, braucht frau jedoch sehr viel Geduld, bis sich eine Besserung andeutet.

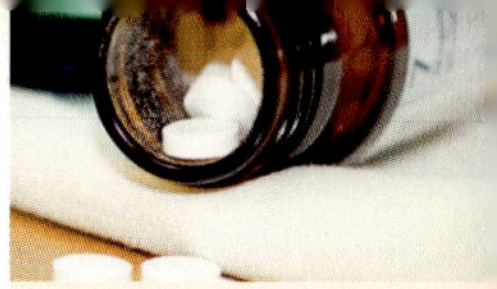

Aufbaumittel: Nr. 2 Calcium phosphoricum D6

Salz Nr. 2 ist ein wichtiges Restaurationsmittel für das Gewebe. Es unterstützt die Sauerstoff- und Energieversorgung der Zellen, sodass diese sich wieder regenerieren können. Zudem wirkt es am Aufbau neuer Zellen mit und hat dadurch einen günstigen Einfluss auf die Strukturen, die die Harnröhre stützen und halten.

Beckenbodentraining: Nr. 7 Magnesium phosphoricum D6

Die Beckenbodenmuskulatur ist wie jeder andere Muskel anfällig für Muskelkater und Muskelverspannungen. Hier baut die Nr. 7 vor und unterstützt damit das Training.

INFO

Operation als letzte Möglichkeit

Am häufigsten wird nach wie vor die Kolposuspension durchgeführt, bei der die vordere Scheidenwand und damit indirekt der Blasenhals angehoben wird. Diese große Operation bringt oft nur eine kurzzeitige Besserung und hat viele Risiken.

Bei der Schlingensuspensions-Operation werden unter Vollnarkose Trägermuskel und Bindegewebe durch eine Schlinge ersetzt, die die Harnröhre wieder in den Druckbereich hebt. Dies erfordert viel Fingerspitzengefühl vom Operateur, um genau die richtige Lage zu finden. Wird zu weit angehoben, kann kein Urin mehr gelassen werden; bei zu wenig bleibt das Problem.

Die TVT-Methode ist hingegen ein minimalinvasives Verfahren, weil nur zwei kleine Schnitte in die Bauchdecke notwendig sind, um ein Prolene-Band unter die Harnröhre zu legen. Während die Patientin hustet, wird das Band so lange angehoben, bis kein Urin mehr abgeht. Die Erfolge sind auch nach Jahren noch gut.

Vorsicht: Wann Sie zum Arzt müssen

Sie sollten einen Arzt aufsuchen, wenn

- neben der Inkontinenzproblematik Schmerzen in der Blase, in den Nieren oder im Rücken auftreten,
- die Inkontinenz ihr Leben stark einschränkt.

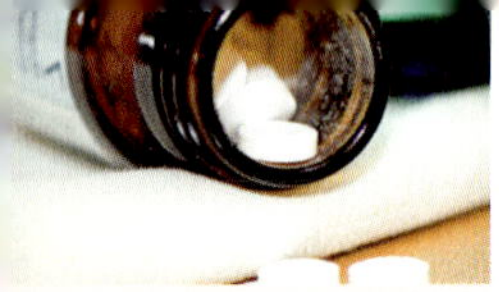

Was Sie noch tun können

- Beckenbodengymnastik kann den unwillkürlichen Harnabgang mildern, aber sie muss ein Leben lang regelmäßig durchgeführt werden, weil ansonsten der Beckenboden schnell wieder erschlafft.
- Viele Betroffene trinken zu wenig, weil sie glauben, dadurch den Urinverlust minimieren zu können. Sie sollten jedoch viel trinken, da ansonsten das Risiko für eine Blasenentzündung und Dehydratation des Körpers besteht.
- Inkontinenzeinlagen, die es in der Apotheke zu kaufen gibt, können das Leben erleichtern und schützen die Wäsche vor »Peinlichkeiten«.
- Tauschen Sie sich mit anderen Frauen aus. Das mildert einerseits das Gefühl der Isolation, andererseits erhalten Sie auf diese Weise viele wertvolle Informationen zum Umgang mit der Erkrankung.

Blähungen

Sie drücken im Bauch und treiben ihn auf, sie entweichen durch Aufstoßen oder als Winde, die mehr oder weniger laut und riechend sind: Luft und Gase in Magen und Darm, kurz Blähungen oder in der Medizin Flatulenz genannt. Blähungen sind zwar lästig, aber meistens harmlos. Verursacht werden sie durch zu fette, zu süße oder blähende Lebensmittel, durch zu hastiges Essen, bei dem viel Luft verschluckt wird, oder durch Gase, die von Darmbakterien produziert werden. Aber auch Erkrankungen wie Laktoseintoleranz, Zöliakie oder Funktionsstörungen der Bauchspeicheldrüse können für eine Flatulenz verantwortlich sein.

Welches Schüßler-Salz kann angewendet werden?

Schüßler-Salze können dazu beitragen, Ihr allgemeines Befinden zu verbessern und die Blähungen zu lindern. Allerdings wäre es vermessen anzunehmen, dass sie »Essenssünden« ausgleichen können.

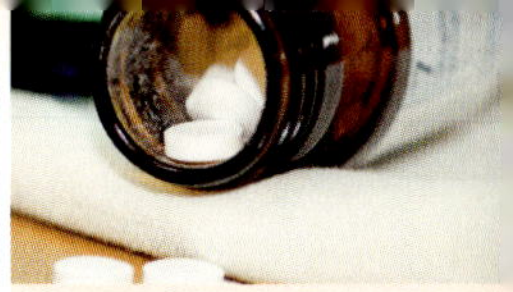

Bei Druckschmerzen: Nr. 6 Kalium sulfuricum D6

Durch seinen Bezug zu den Schleimhäuten unterstützt Salz Nr. 6 die Darmtätigkeit und den Abtransport von Gasen. Als Lebersalz wirkt es günstig auf die Verdauung und Entgiftung ein.

Entkrampfung: Nr. 7 Magnesium phosphoricum D6

Salz Nr. 7 ist das Mittel der Wahl bei Muskelverspannungen, auch dann, wenn diese durch die Gasentwicklung an den Darmwänden auftreten. Durch seine positiv beruhigende Wirkung auf den Magen-Darm-Trakt kommt es hier zur Entspannung und zur Schmerzlinderung.

Was Ihnen zusätzlich hilft

- Homöopathie: Anwendung findet das homöopathische Kombinationsmittel Momordica Oligoplex.
- Nach dem Essen Fenchel-, Kümmel- oder Anistee trinken.

Vorsicht: Wann Sie zum Arzt müssen

Häufig wiederkehrende Blähungen können ein Zeichen für eine Erkrankung, Lebensmittelunverträglichkeit oder Allergie sein. Deshalb sollten Sie zum Arzt gehen, wenn

- Sie unter häufigen oder schweren Blähungen leiden,
- sich andere Symptome zu den Blähungen gesellen wie Fieber, starke Schmerzen,
- die Blähungen immer nach den Essen oder Trinken auftreten, um sich allergologisch untersuchen zu lassen.

Was Sie noch tun können

- Essen Sie langsam und in Ruhe, kauen Sie gründlich und achten Sie darauf, fette, süße und blähende Lebensmittel zu vermeiden.
- Gehen Sie nach dem Essen spazieren, denn Bewegung regt die Darmtätigkeit an.

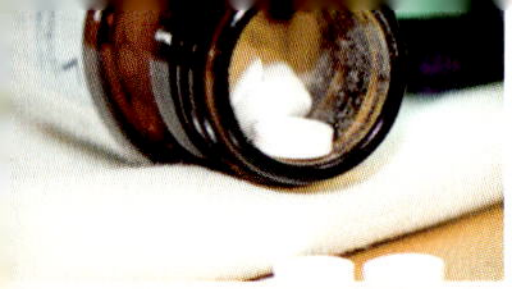

B

Blasenentzündung

Die Blase sticht, krampft sich zusammen, und drängender Harndrang nötigt zum permanenten Toilettengang. Unter Schmerzen kommen jedoch nur spärliche, trüb verfärbte Urinmengen beim Wasserlassen. Dies sind typische Anzeichen einer Blasenentzündung.

Betroffen sind vor allem Frauen, weil ihre Harnröhre mit vier Zentimeter deutlich kürzer ist als die von Männern. Über diese kurze Harnröhre können Bakterien aus dem Darm und der Scheide schneller und leichter bis zur Blase vordringen und dort eine Entzündung hervorrufen. Diese kurze Harnröhre ist auch dafür verantwortlich, dass Frauen, vor allem in der Anfangsphase einer Beziehung, nach sexuellen Kontakten leicht eine Blasenentzündung bekommen. Die hierbei übertragenen Bakterien steigen recht schnell aus dem unteren Teil der Harnröhre zur Blase auf und vermehren sich hier.

> Eine Blasenentzündung wird von Bakterien hervorgerufen, die über die Harnröhre in die Blase gelangen.

Eine Blasenentzündung kann dann entstehen, wenn das Immunsystem geschwächt ist oder an anderer Stelle zu stark beansprucht wird, etwa bei einer Erkältung. Häufig wird sie durch Magnesiummangel und eine schlechte Durchblutung der Gefäße begünstigt, die durch kalte Füße oder durch das Sitzen auf kalten Untergründen verursacht wird. Hinzu kommt, dass viele Frauen zu wenig trinken und zu selten auf die Toilette gehen. Und je länger der »unverdünnte« Urin in der Blase bleibt, umso mehr Zeit haben Bakterien, sich in diesem für sie so günstigen warmen Milieu zu vermehren.

INFO

Bakterien rausspülen

Haben sich Bakterien in der Blase erst einmal eingenistet, dann hilft vor allem: mindestens drei Liter am Tag trinken, um sie wieder hinauszuschwemmen. Günstig sind alle warmen und heißen Getränke, die weder Alkohol noch Kohlensäure enthalten. Die »Heiße Sieben« wirkt wahre Wunder, aber auch Tees aus Goldrute oder pflanzliche Kombinationsmittel wie Blasentees sind bestens geeignet, um eine Blasenentzündung schell wieder loszuwerden.

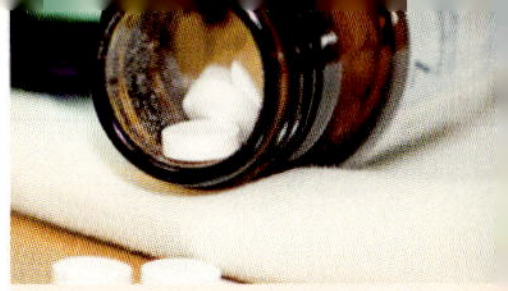

Welches Schüßler-Salz kann angewendet werden?

Bei einer Blasenentzündung ist schnelles Eingreifen angesagt, um zu verhindern, dass die Entzündung einen chronischen Verlauf nimmt. Wie bei akuten Situationen üblich, werden viele Tabletten in kurzen Zeitabständen eingenommen.

Erste Anzeichen: Nr. 3 Ferrum phosphoricum D12

Das Hauptmittel für die erste Entzündungsphase sollte bereits bei den ersten Anzeichen eine Blasenentzündung eingesetzt erden. Es unterstützt die Immunabwehr wirkungsvoll, sodass sich die Bakterien erst gar nicht festsetzen können. Nehmen Sie von der Nr. 3 fünfmal täglich je 10 Tabletten als »Heiße Drei« ein.

Konsequentes Handeln: Mineralstoffdrinks

Wurde die Blasenentzündung zu spät bemerkt, helfen selbst gemachte Mineralstoffdrinks, die täglich fünfmal am besten warm und kauend eingenommen werden. Dazu je 10 Tabletten von Salz Nr. 4, Nr. 7, Nr. 9 und Nr. 10 in einer Tasse heißem Wasser auflösen.

Magnesiummangel: Nr. 7 Magnesium phosphoricum D6

Die Nr. 7 sollte (als »Heiße Sieben«) auf jeden Fall immer mit von der Partie sein, da sie eine wichtige Ursache der Blasenentzündung, den Magnesiummangel, behebt und die stechenden Schmerzen lindert. Eine gute Ergänzung ist Salz Nr. 21 Zinkchlorid.

Was Ihnen zusätzlich hilft

- Homöopathie: Uva uris (Bärentraube) gehört zu den kleinen Mitteln der Homöopathie und wird bei Blasenentzündungen mit schmerzhaften Verkrampfungen der Blase eingesetzt.
- Apotheke: Extrakte aus Bärentraubenblättern oder Goldrutenkraut sowie Vitamin-C- und Zinkpräparate fördern die Heilung einer Blasenentzündung.
- Tees aus Birkenblättern, Bärentraube und Goldrute spülen Blase und Harnröhre kräftig durch und lindern die Beschwerden.

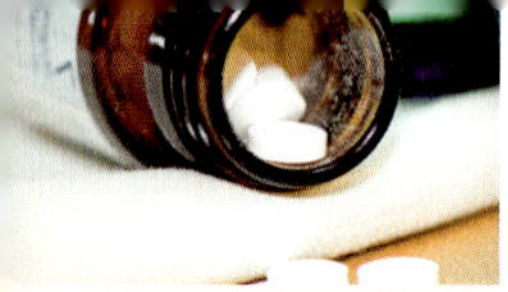

Vorsicht: Wann Sie zum Arzt müssen

Die meisten Blasenentzündungen brauchen nicht vom Arzt gesehen werden. Zum Arzt müssen Sie hingegen, wenn

- → sich die Beschwerden nach zwei Tagen Selbstbehandlung nicht deutlich gebessert haben,
- → Sie zusätzlich Rückenschmerzen oder Fieber bekommen, um Nieren und Harnleiter untersuchen zu lassen,
- → sich im Urin Blut befindet, weil dies ein Anzeichen für eine schwere Erkrankung sein kann,
- → sich starke stechende Schmerzen einstellen,
- → Krämpfe im Unterleib auftreten.

Was Sie noch tun können

- → Achten Sie darauf, immer genügend zu trinken und regelmäßig zur Toilette zu gehen.
- → Bei jedem Toilettengang die Blase vollständig entleeren. (Manchmal braucht dies Zeit.)
- → Nach jedem Stuhlgang von vorne nach hinten abwischen, um zu vermeiden, dass Bakterien aus dem Darm über die Scheide in die Blase gelangen.
- → Stärken Sie das Immunsystem mit ausreichender Bewegung, frischer Luft und gesunder Kost.
- → Halten Sie die Füße warm! Da die Füße direkt mit dem Unterleib in Verbindung stehen, wirken sich kalte Füße nachteilig auf die Blasenentzündung aus: Sie lassen den Unterleib auskühlen und verschlechtern die Durchblutung der Gefäße.
- → Halten Sie den Unterleib warm und trocken, damit über die Blutzufuhr das körpereigene Abwehrsystem aktiv werden kann. Kälte führt zur Verengung der Adern und behindert den Heilungsprozess.
- → Tragen Sie keine Slipeinlagen oder Unterhosen aus Kunstfasern. Beide sind wahre Bakterienbrutkästen und lassen die Gefahr für eine Blasenentzündung ansteigen.
- → Intimhygiene ja, aber mit Bedacht, denn zu viel Hygiene setzt die körpereigene Abwehr außer Kraft.

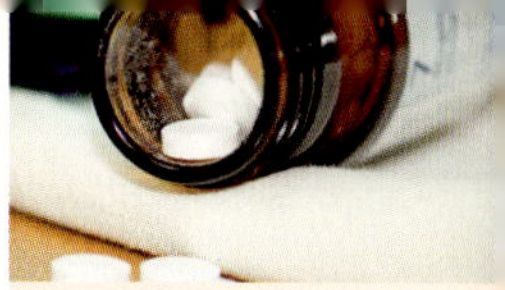

Depression

Die Depression ist eine psychische Erkrankung, die zum Verlust der Lebensfreude, zu großer Traurigkeit und zum Gefühl der Sinnlosigkeit des Lebens führt. Daher ist es nicht verwunderlich, dass rund 15 Prozent der an einer Depression leidenden Menschen sich das Leben nehmen. An einer Depression kann jeder erkranken. Sie kann im Kindes- und Jugendalter genauso auftreten wie im höheren Lebensalter, wobei Frauen etwa doppelt so häufig betroffen sind wie Männer. Das irritierende an dieser Erkrankung ist, dass sich Krankheitsphasen mit Phasen scheinbar vollständiger Gesundheit abwechseln. Jedoch handelt es sich um eine chronische Erkrankung, die auch in symptomfreien Zeiten vorhanden ist. Deshalb spricht man in der Medizin von depressiven Episoden (Phasen mit Symptomen), Rezidiven (Rückfall in eine depressive Episode) und der Depression als der bestehenden Grunderkrankung.

Depressive Episoden sind gekennzeichnet durch eine anhaltende gedrückte Stimmung, Interessenverlust, Freudlosigkeit und der Unfähigkeit, Dinge in Angriff zu nehmen. Sie sind kein individuelles Versagen oder ein Zustand, der mit Ablenkung oder Angeboten für Unternehmungen besiegt werden kann. Vielmehr stellen für depressive Menschen die wohlgemeinten Aufforderungen ihrer Mitmenschen, doch einmal etwas zu unternehmen, eine zusätzliche Belastung und Überforderung dar. Nicht der Mangel an Aktivität macht Depressiven zu schaffen, sondern es fehlen ihnen der Sinn und die Kraft, diese umzusetzen. Es fehlt der emotionale Kontakt zur Außenwelt; sie fühlen sich abgeschlossen und in ihrer Haut gefangen. Die Gedanken depressiver Menschen kreisen dabei ständig um ein Gefühl der Schuld und des Versagens. Häufig kommen massive Ängste hinzu, die sich um den Verlust des Berufes, der Familie und des Lebensstatus drehen. Auch auf der körperlichen Ebene macht sich diese Erkrankung bemerkbar. Rückenschmerzen, Herzrasen, Verspannungen, Schlaflosigkeit, Magen- und Verdauungsbeschwerden sind ebenso zu finden wie Kopfschmerzen und Gelenkbeschwerden.

> Die Depression ist eine chronische Erkrankung, bei der sich Phasen mit Krankheitssymptomen und Phasen ohne Symptome abwechseln. Wie lange die einzelnen Phasen anhalten, ist von Mensch zu Mensch verschieden und auch für den Einzelnen nicht absehbar.

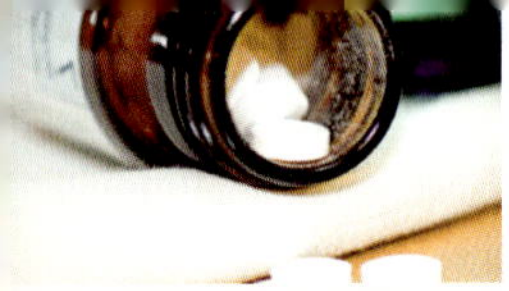

Verantwortlich für dieses breite Spektrum an psychischen, geistigen und körperlichen Symptomen ist aus medizinischer Sicht ein Serotonin- und Noradrenalinmangel im synaptischen Spalt der Gehirnzellen. Da die Botenstoffe nicht in ausreichender Zahl vorhanden sind, werden die eingehenden Informationen nicht vollständig an die anderen Gehirnzellen weitergeleitet. Aus Sicht der Psychoanalyse handelt es sich um eine neurotische Verdrängung und aus Sicht der Verhaltenspsychologen um ein kognitives Problem, das mit den entsprechenden verhaltenstherapeutischen Techniken gelöst werden kann.

INFO

Manche werden eher depressiv

Jeder kann eine Depression bekommen – besonders dann, wenn ein schwerer Schicksalsschlag oder schwere, belastende Ereignisse zu bewältigen sind. Weshalb jedoch manche Menschen aus dieser Trauerphase nicht wieder herausfinden, sondern in eine Depression hineingleiten und noch Jahre später Rezidive auftreten, ist bisher nicht vollständig geklärt. In Studien konnte nachgewiesen werden, dass es mehrere Risikofaktoren gibt, die eine depressive Erkrankung begünstigen. Hierzu gehört eine familiäre Belastung. Je häufiger in einer Familie Depressionen vorkommen und je enger der Verwandtschaftsgrad ist, umso höher ist das Risiko, ebenfalls zu erkranken. Frauen haben zudem ein doppelt so hohes Risiko wie Männer. Weitere Risikofaktoren sind auf sozialem Gebiet angesiedelt. So erkranken getrennt lebende oder geschiedene Personen und Personen ohne vertrautes Umfeld eher als solche, die in stabilen sozialen Beziehungen leben. Eine positive Arbeitseinstellung und ein befriedigendes Arbeitsleben stabilisieren, während psychisch belastende Arbeitsbedingungen, Arbeitslosigkeit, ebenso wie permanente Über- und Unterforderung als Risikofaktoren angesehen werden müssen.

Welches Schüßler-Salz kann angewendet werden?

Mit Ausnahme von sehr leichten Depressionen und der so genannten Winterdepression sollte man niemals versuchen, Depressionen bei sich oder einem Familienmitglied selbst zu behandeln. Schüßler-Salze kön-

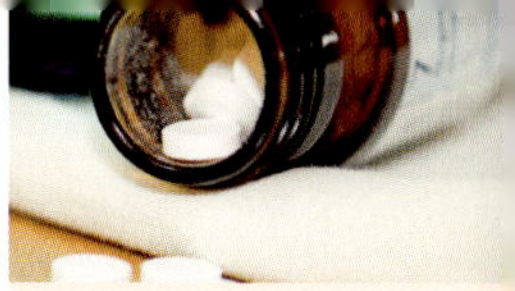

nen jedoch sehr gut als Unterstützung einer professionellen Behandlung eingesetzt werden. Die Salz-Auswahl richtet sich dabei an den im Vordergrund stehenden Beschwerden aus, die individuell sehr unterschiedlich sein können. Deshalb hier nur einige Beispiele.

Botenstoffausschüttung: Nr. 1 Calcium fluoratum D12

Gehirnzellen speichern chemische Botenstoffe in winzigen Speicherbläschen, den so genannten Vesikeln. Damit diese zur Zellmembran der Gehirnzelle wandern, mit ihr verschmelzen und die Botenstoffe in den synaptischen Spalt ausschütten können, muss Kalzium in die Gehirnzelle einströmen und die Kalziumkonzentration im Zellinneren ansteigen. Die Nr. 1 unterstützt diesen Vorgang und trägt dazu bei, dass wieder mehr Serotonin und Noradrenalin ausgeschüttet werden und damit die Mangelsituation gemildert wird.

Mildert Erschöpfung: Nr. 5 Kalium phosphoricum D6

Da depressive Menschen unter einer alles umfassenden psychischen, geistigen und körperlichen Erschöpfung leiden, ist Salz Nr. 5 genau die richtige Wahl, um diese Beschwerden zu lindern. Es beruhigt die gestörte Reizweiterleitung, wirkt ausgleichend auf quälende Gedanken ein und stellt den Zellen Energie zur Verfügung, sodass man sich insgesamt wieder kräftiger fühlt.

Gegen Schmerzen: Nr. 7 Magnesium phosphoricum D6

Salz Nr. 7 mildert viele Symptome, unter denen Depressive leiden. Die »Heiße Sieben« ist ein probates Mittel, wenn körperliche Schmerzen wie Magenkrämpfe, Verdauungsstörungen, Herzbeschwerden und Schlafstörungen auftreten. Auch werden die Verspannungen im Schulter- und Nackenbereich, unter denen depressive Menschen leiden, gebessert. Zudem ist das Salz in der Lage, ausgleichend auf das Gefühl von Abgeschlagenheit bei gleichzeitig innerer Getriebenheit einzuwirken.

Bei Medikamenteneinnahme: Nr. 10 Natrium sulfuricum D6

Werden Antidepressiva eingenommen, kann Salz Nr. 10 die durch die Medikamenteneinnahme entstehenden Belastungen verringern oder sogar ganz aufheben, da es in der Lage ist, Giftstoffe zu binden und über die Ausscheidungsorgane zu entsorgen.

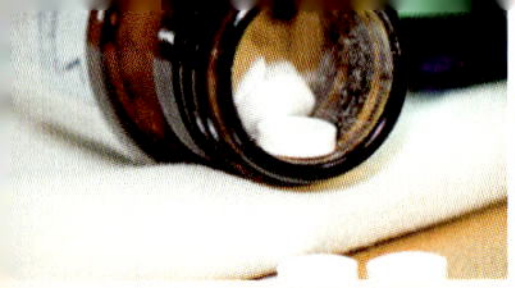

Welche Therapie hilft?

- Psychoanalyse: Von einer Psychoanalyse ist bei Depressionen abzuraten. Da bei depressiven Menschen die Gedanken nicht mehr frei fließen, sondern sich ausschließlich um die eigene »Schuld« und das eigene »Versagen« drehen, wird dieser »Gedankenkreis« durch die Techniken dieser Therapie lediglich unterstützt, sodass letztendlich die Belastung größer wird und noch schlechter zu bewältigen ist.
- Verhaltenstherapie: Im Gegensatz zur Psychoanalyse konnten für die verschiedenen Techniken der Verhaltenstherapie bisher gute Erfolge nachgewiesen werden. Idealerweise wird sie mit einer kognitiven Therapie kombiniert.
- Lichttherapie: Sie eignet sich besonders für Menschen, die unter einer saisonalen Depression, besser bekannt als Winterdepression, leiden. Mit einem speziellen Licht kann der Lichtmangel, der wahrscheinlich für diese Form der Depression verantwortlich ist, wirkungsvoll ausgeglichen werden. Eine Lichttherapie kann zu Hause mit speziellen Lampen durchgeführt werden. Sie wird jedoch auch von manchen Ärzten oder Heilpraktikern angeboten.
- Phytopharmaka: Für Extrakte aus Johanniskraut konnte ebenfalls eine gute Wirksamkeit bei Depressionen nachgewiesen werden. Allerdings müssen sie hoch genug dosiert und über einen längeren Zeitraum eingenommen werden.
- Antidepressiva: Sie werden eingesetzt bei mittelschweren und schweren Depressionen. Für sie gibt es viele, von der Pharmaindustrie unterstützte Studien, die ihre Wirksamkeit nachweisen. Die älteren, so genannten trizyklischen Antidepressiva, haben jedoch sehr viele Nebenwirkungen. Zudem machen sie extrem müde und fördern die Antriebsarmut, unter der depressive Menschen leiden. Dieser Nachteil ist bei den selektiven Serotonin-Wiederaufnahmehemmern nicht mehr zu finden.

Was Sie noch tun können

- Auch wenn es schwer fällt, sich aufzuraffen: Bleiben Sie nicht sitzen. In Studien konnte immer wieder nachgewiesen werden: Regel-

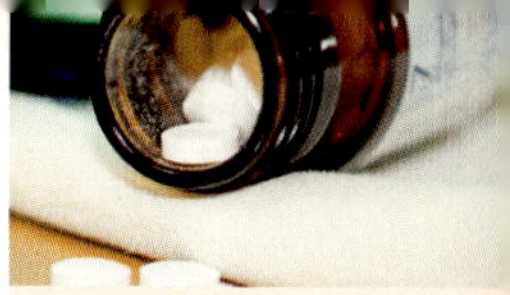

mäßige Spaziergänge und Bewegung sind ein sehr gutes Mittel, Depressionen zu bekämpfen.

- Wenn Sie es sich leisten können, legen Sie sich einen Hund zu. Oder werden Sie Tiersitter in einem Tierheim. Viele Menschen bekommen über ein Tier wieder Zugang zur Welt, und ein Tier auszuführen schafft den Zwang, sich selbst zu bewegen.
- Vermeiden Sie Genussmittel wie Alkohol, Zigaretten und Kaffee. Sie belasten Ihren Körper und fördern die Beschwerden.
- Und vor allem: Lassen Sie den Fernseher aus. Nichts ist für depressive Menschen schlimmer, als tage- oder gar wochenlang vor der Glotze zu sitzen. Sie wirkt wie ein Energieräuber und fördert den Hang zur Bewegungslosigkeit.

E

Entzündungen

Eine Besonderheit der Lebenssalze ist, dass sie bei allen Entzündungen eingesetzt werden können. In der Biochemie nach Dr. Schüßler werden dabei drei Entzündungsstadien bzw. Entzündungsphasen unterschieden, denen jeweils ein Schüßler-Salz zugeordnet wird. Da fast alle Erkrankungen mit einer Entzündung verbunden sind, sind diese Salze von so zentraler Bedeutung, dass sie hier noch einmal gesondert im Überblick aufgeführt werden.

1. Entzündungsphase: Nr. 3 Ferrum phosphoricum D12

Bei den ersten Anzeichen eines akuten Infekts hilft Salz Nr. 3, die Erkrankung bereits im Keim zu ersticken. Es ist das Entzündungs- und Fiebermittel bis maximal 39 °C und eignet sich ebenfalls sehr gut zur Vorbeugung von Infektionskrankheiten.

2. Entzündungsphase: Nr. 4 Kalium chloratum D6

Ist der Infekt bereits ausgebrochen und die Infektionskrankheit auf ihrem »Höhepunkt«, kommt Salz Nr. 4 zum Einsatz. Empfehlenswert ist es, in der »Übergangszeit« von der ersten zur zweiten Entzündungsphase Salz Nr. 3 und Salz Nr. 4 gemeinsam einzunehmen.

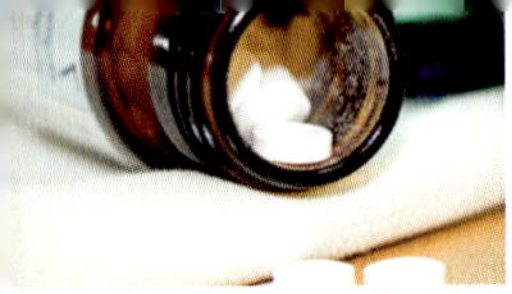

3. Entzündungsphase: Nr. 6 Kalium sulfuricum D6

In der 3. Entzündungsphase ist die Infektionskrankheit am Ausheilen. Jetzt kommt Salz Nr. 6 zum Einsatz, damit sich die Ausheilung nicht verzögert oder die akute Infektion einen chronischen Verlauf nimmt. Auch bei bereits chronisch vorliegenden Entzündungen kann Kalium sulfuricum eingesetzt werden, da es die Ausscheidung von Krankheitserregern unterstützt und dazu beiträgt, dass die Entzündung abheilen kann.

E

Erektile Dysfunktion

Ein befriedigendes Sexualleben ist wesentlicher Bestandteil einer glücklichen Paarbeziehung. Schätzungsweise fünf Millionen deutsche Männer können jedoch kein befriedigendes Sexualleben mehr führen: Sie leiden an erektiler Dysfunktion, im Volksmund auch Impotenz genannt. Medizinisch definiert wird die erektile Dysfunktion als »eine anhaltende Unfähigkeit, eine Erektion zu erreichen oder aufrecht zu erhalten, die für ein befriedigendes Sexualleben notwendig ist«. Es fehlt also nicht, wie viele Frauen glauben, an der Attraktivität der Partnerin, sondern daran, dass Männer durchaus Geschlechtsverkehr haben wollen, ihn aber nicht durchführen können. Da sich viele hierdurch in ihrem männlichen Selbstwertgefühl beeinträchtigt sehen, sich nicht mehr als »ganzer« Mann fühlen, schweigen sie über ihr Unvermögen und weichen stattdessen körperlicher Nähe aus. Auch wenn Mann glaubt, dass Mann immer kann, ist die Potenz eine recht komplizierte Angelegenheit. Unzweifelhaft ist das Gehirn unser größtes Sexualorgan. Je nach Sinneseindrücken und Reizen werden hier die Weichen gestellt, ob eine sexuelle Erregung zustande kommt oder nicht. Bei entsprechenden Reizen wird über die Großhirnrinde im Sexualzentrum die Ausschüttung verschiedener Botenstoffe wie Dopamin angeregt, wodurch eine ganze Reaktionskaskade ausgelöst wird. An ihrem End-

Erektile Dysfunktion wird in der Umgangssprache auch als Impotenz bezeichnet. Die Bezeichnung ist jedoch nicht ganz korrekt, da bei der erektilen Dysfunktion nach wie vor der Wunsch nach Geschlechtsverkehr besteht, dieser jedoch aufgrund mangelnder Erektion nicht durchgeführt werden kann.

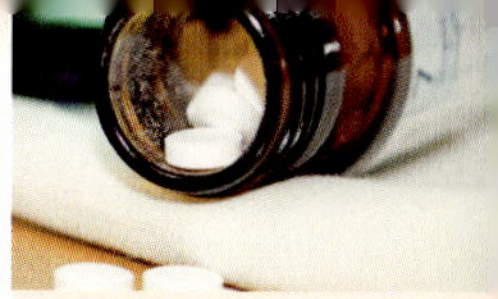

punkt steht die Erschlaffung der glatten Muskelzellen in den Corpora cavernosa mit starker Blutzufuhr und der hierdurch verursachten Volumenzunahme des Penis. Damit die Erregung aufrechterhalten werden kann, kommt es gleichzeitig zum Verschluss der Blut abführenden Gefäße, die sich erst wieder öffnen, damit die Erektion abklingen kann. Innerhalb dieses ganzen Ablaufs können sehr viele Störungen auftreten: Psychischer Stress und Partnerschaftsprobleme können verhindern, dass ein ausreichend hoher Reiz wahrgenommen wird; die Ausschüttung des Botenstoffes Dopamin kann zu gering sein, um die weitere Reaktionskaskade anzustoßen; die Reizweiterleitung kann gestört sein; Durchblutungsstörungen können dazu führen, dass die Schwellkörper des Penis nicht mit ausreichend Blut gefüllt werden. Doch selbst wenn genügend Blut in den Penis einströmt, muss dies nicht zu einer ausreichenden Erektion führen. Werden die Blut abführenden Gefäße nicht ausreichend verschlossen, bleibt der Penis zu weich, sodass der Geschlechtsakt nicht durchgeführt werden kann.

INFO

Körperliche Auslöser einer erektilen Dysfunktion

Wenn Mann nicht mehr kann, glaubt Frau, sie sei schuld. Dabei ist häufig eine Erkrankung die Ursache für männliches Unvermögen. Bis zu 50 Prozent der Männer mit Bluthochdruck, 60 Prozent der Männer mit einem Diabetes mellitus und fast 80 Prozent der Männer mit koronarer Herzkrankheit leiden unter einer erektilen Dysfunktion. Deshalb wird die Erektionsstörung auch als Frühsymptom und Warnhinweis einer drohenden Herz-Kreislauf-Erkrankung angesehen. Doch auch Männer mit Fettstoffwechselstörungen, Adipositas, Leber- und Niereninsuffizienz oder depressiven Erkrankungen leiden häufig an erektiler Dysfunktion. Schließlich können Erektionsprobleme auch als Nebenwirkung einer medikamentösen Therapie auftreten, beispielsweise nach Einnahme von Blutdruck senkenden Medikamenten oder Psychopharmaka. Regelmäßiger Alkoholkonsum und Rauchen begünstigen ebenfalls eine erektile Dysfunktion. Steigende Anforderungen im Berufsleben und immer längere Arbeitszeiten führen zur Übermüdung, sodass auch immer mehr junge, erfolgreiche Männer von Erektionsproblemen geplagt werden.

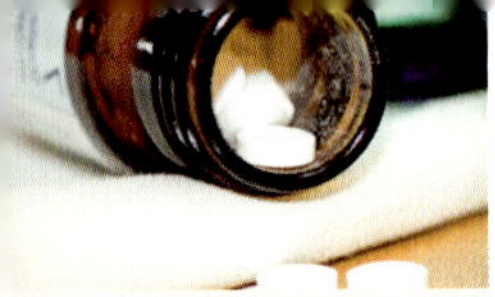

Welches Schüßler-Salz kann angewendet werden?

Um es gleich vorweg zu sagen: Es gibt kein Potenz-Salz. Vielmehr richtet sich die Salzauswahl an den Ursachen für die Erektionsschwierigkeiten aus. Schüßler-Salze können hier unterstützend eingreifen, aber weder zugrunde liegende Erkrankungen noch massive Partnerschaftsprobleme beheben.

Botenstoffmangel: Nr. 1 Calcium fluoratum D12

Salz Nr. 1 regt die Zellen im Gehirn an, Botenstoffe wie Dopamin auszuschütten. Zudem unterstützt es die Aktivierung von Hormonen. Beides ist dazu geeignet, die Kaskade der Erregung zu normalisieren. Zudem unterstützt Kalziumfluorid die Signalübertragung von Zelle zu Zelle, sodass Nervenimpulse wieder besser weitergegeben werden.

Beruhigt die Nerven: Nr. 5 Kalium phosphoricum D6

Häufig führen Druck und Erwartungsängste dazu, dass es mit der Potenz nicht klappt. Das Nervensystem ist überaktiv und kann willentlich nicht mehr heruntergefahren werden. Die überhöhte Nervenzellaktivität wird von Salz Nr. 5 beruhigt, da den Zellen vermehrt Kalium zur Verfügung steht, sodass die Zellen nach einem Aktionspotential schnell wieder in ihren Ruhezustand gelangen.

Stoffwechsel: Nr. 9 Natrium phosphoricum D6

Liegt der erektilen Dysfunktion eine Stoffwechselstörung wie Typ-2-Diabetes, eine Störung des Fettstoffwechsels, Bluthochdruck oder Übergewicht zugrunde, ist Salz Nr. 9 das Mittel der Wahl. Natriumphosphat normalisiert den Stoffwechsel, verbessert die Leitung der erotischen Nervenimpulse und hält die mikrozelluläre Durchblutung aufrecht.

Welche Therapien können helfen?

→ Manchmal genügt es bereits, Risikofaktoren zu beseitigen, etwa das Rauchen oder übermäßigen Alkoholkonsum einzustellen, die Behandlung einer Diabeteserkrankung zu optimieren oder die Bluthochdrucktherapie umzustellen.

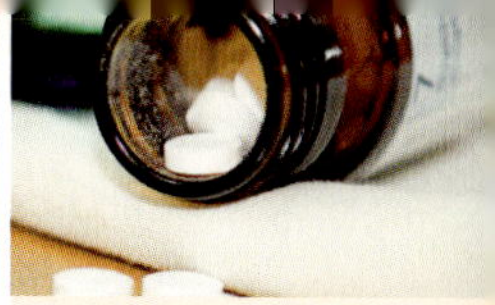

- Ist die erektile Dysfunktion nicht auf organische Ursachen zurückzuführen, kann eine psychologische Beratung, eine Psychotherapie oder eine Paartherapie helfen.
- Seit einigen Jahren sind Medikamente auf dem Markt, die in Tablettenform eingenommen werden. Je nach Substanz müssen einige Besonderheiten beachtet werden. Allerdings wirken die Tabletten nicht bei jedem und auch nicht immer. Zudem haben auch diese Medikamente Nebenwirkungen. Hinzu kommt, dass sie nicht ganz billig sind und aus eigener Tasche bezahlt werden müssen. Dadurch steigt bei vielen Männern der Erwartungsdruck noch stärker an. In jedem Fall sollte die Beratung eines Arztes in Anspruch genommen werden, der Sie genau über die verschiedenen Wirkstoffe aufklären kann.
- Eine andere Möglichkeit, dem Penis die Steifheit zu geben, die für einen Geschlechtsverkehr notwendig ist, ist das Schwellkörper-Autoinjektionverfahren. Bei ihm wird mit einer Spritze eine Substanz direkt in die Schwellkörper gespritzt, sodass diese anschwellen und den Penis versteifen. Allerdings lässt sich die Spritze nur schlecht in eine intime Atmosphäre integrieren. Zudem hat dieses Verfahren den Nachteil, dass die Erektion häufig länger anhält als gewünscht und sehr schmerzhaft werden kann.
- Eine weitere Möglichkeit, den Penis künstlich zu versteifen, sind Vakuumpumpen. Mit ihnen lässt sich eine erektionsähnliche Blutstauung im Penis erreichen.
- Weniger auffällig, dafür aber aufwendig und mit einer Operation verbundenen ist die Implantation einer Penisprothese. Hierfür werden in den Schwellkörpern Prothesen eingesetzt, die mit einer in den Hoden implantierten Pumpe mit Flüssigkeit voll gepumpt werden. Diese spezielle Flüssigkeit wird in einem Depotbehälter im Bauchraum eingesetzt und kann nach dem Geschlechtsakt wieder in den Behälter zurückgedrückt werden.

Vorsicht: Wann Sie zum Arzt müssen

Erektile Dysfunktion kann ein ernst zu nehmendes Warnzeichen für eine schwere, körperliche Erkrankung sein. Einen Arzt sollten Sie unbedingt aufsuchen, wenn Sie

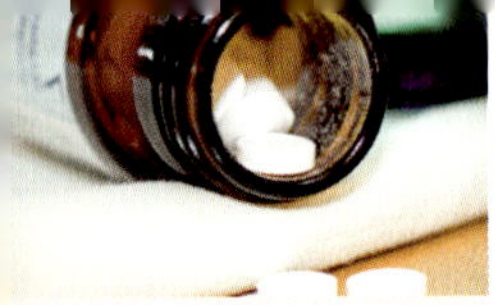

- Probleme mit der Erektionsfähigkeit haben, um sich gründlich untersuchen zu lassen,
- Medikamente einnehmen, da diese für Ihre Probleme verantwortlich sein könnten,
- an einer Stoffwechselerkrankung leiden, da diese entsprechend behandelt werden muss,
- eine medikamentöse Behandlung der erektilen Dysfunktion ins Auge fassen, da nur ein Arzt Sie über die Vor- und Nachteile der verschiedenen Substanzen aufklären und Ihnen das jeweilige Medikament auf Privatrezept verschreiben kann.

Was Sie noch tun können

- In erster Linie sollten Sie alle Faktoren ausschalten, die eine erektile Dysfunktion begünstigen. Hierzu gehört: das Rauchen einstellen, Alkohol meiden, bei Übergewicht abnehmen, Stress vermeiden.
- Liegen Grunderkrankungen vor, die für die Potenzprobleme verantwortlich sein könnten, müssen Sie diese unbedingt richtig behandeln lassen.
- Sprechen Sie auf jeden Fall mit Ihrer Partnerin über das Problem. Oft ist dies nicht so einfach, weil wir nie gelernt haben, offen und sachlich über Probleme in der Sexualität zu sprechen. Hilfreich kann deshalb ein gemeinsamer Besuch bei einem Arzt oder Sexualtherapeuten sein.
- Sexualität bedeutet sehr viel mehr als ein erfolgreicher Geschlechtsakt. Entdecken Sie mit Ihrer Partnerin zusammen die vielfältigen Möglichkeiten, die ein erfülltes Sexualleben ausmachen.

E

Erkältungskrankheiten

Husten, Schnupfen, Niesen, Halsschmerzen, leichtes Fieber, Druck auf dem Kopf und ein Körper, der sich zerschlagen anfühlt, sind deutliche Zeichen, dass sich eine Erkältung eingestellt hat. Im Unterschied zu

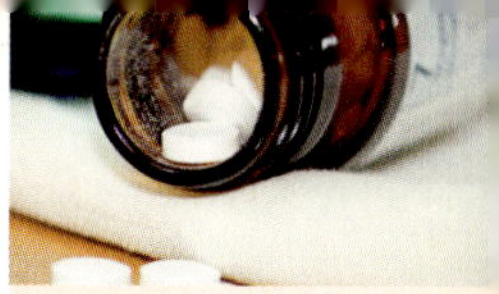

einer Grippe, bei der die Symptome abrupt auftreten, nehmen die Beschwerden bei einer Erkältung langsam zu und klingen langsam wieder ab. Verursacht wird eine Erkältung in der Regel von Viren, die über Tröpfcheninfektion von Mensch zu Mensch übertragen werden. Diese Viren dringen in die Schleimhäute von Nase, Rachen und Atemwegen ein. Etwa zwei bis drei Tage nach der Infektion versucht der Körper nun alles, um die unerwünschten Eindringlinge möglichst schnell wieder loszuwerden. Durch eine vermehrte Schleimproduktion läuft die Nase, und die Viren werden ausgespült. Der durch die Infektion hervorgerufene Hustenreiz dient dazu, die Eindringlinge aus der Schleimhaut der Bronchien zu entfernen, und die Erhöhung der Körpertemperatur heizt den Viren richtig ein. Zudem wird das ganze Immunsystem aktiviert, um die unerwünschten Eindringlinge zu bekämpfen. Normalerweise ist nach vier bis zehn Tagen der ganze Spuk vorbei und die Erkältung überstanden. In einigen Fällen ergeben sich jedoch Komplikationen, und zwar dann, wenn die Nasennebenhöhlen in Mitleidenschaft gezogen wurden und weiter entzündet bleiben. Lesen Sie hierzu auch:

→ Nasennebenhöhlenentzündung, Seite 200
→ Heuschnupfen, Seite 176

Eine Erkältung ist eine durch Viren hervorgerufene Infektion der Schleimhäute in Nase, Nasennebenhöhlen, Rachen und den Atemwegen.

Welches Schüßler-Salz kann angewendet werden?

Die Auswahl des Salzes richtet sich bei einer Erkältung am jeweiligen Krankheitsstadium aus.

Unterstützt die Abwehr: Nr. 3 Ferrum phosphoricum D12

Sobald sich die ersten Krankheitszeichen bemerkbar machen, sollte Salz Nr. 3 in der Dosierung für akute Beschwerden (siehe Seite 84ff.) eingenommen werden. Eisenphosphat unterstützt den Körper bei der Abwehr von Viren, ohne das hierfür notwendige Fieber zu unterdrücken. Durch die Fähigkeit des Salzes, vermehrt Sauerstoff an Hämoglobin zu binden, werden die Zellen trotz verstopfter Nase wieder ausreichend mit Sauerstoff versorgt, sodass sich Muskelschwäche und Konzentrationsbeeinträchtigungen verbessern.

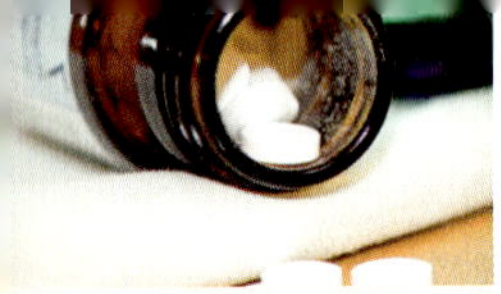

Höhepunkt der Erkältung: Nr. 4 Kalium chloratum D6

Die Nase läuft, der Kopf schmerzt, Husten und Halsschmerzen machen das Leben schwer. Kurz gesagt, die Erkältung hat ihren Höhepunkt erreicht. Nun hilft Salz Nr. 4, denn es lässt die Schleimhäute wieder abschwellen, versorgt die Zellen mit Sauerstoff und neutralisiert Entzündungsstoffe.

3. Entzündungsphase: Nr. 6 Kalium sulfuricum D6

Salz Nr. 6 beschleunigt die Ausheilung einer Erkältung und verhindert, dass sie einen chronischen Verlauf nimmt. Es unterstützt den Körper bei der Ausscheidung der Viren und trägt gleichzeitig dazu bei, dass neue gesunde Schleimhautzellen gebildet werden. Die auf diese Weise regenerierte Schleimhaut kann nun ihre Abwehrfunktion wieder voll erfüllen.

Was Ihnen zusätzlich hilft

- Homöopathie: Das Komplexmittel Eupatorium Oligoplex hat eine ausgeprägte Wirkung auf die oberen Atemwege und sich gut bei Fieber bewährt.
- Apotheke: Hier finden Sie ein großes Angebot an Tropfen, Salben, Sprays und Lutschbonbons, um die Beschwerden einer Erkältung zu lindern. Lassen Sie sich ausführlich von einem Apotheker beraten und vergessen Sie dabei auch den Preisvergleich nicht.
- Heilkräuter: Ätherische Öle von Pfefferminze, Fichte, Kiefer, Eukalyptus und Kampfer machen die Nase schnell wieder frei. Bei Halsschmerzen und Heiserkeit eignet sich Salbei, bei Husten haben sich Anis, Fenchel, Eukalyptus, Kampfer, Thymian, Quendel und Malve bewährt.

Vorsicht: Wann Sie zum Arzt müssen

Einen Arzt sollten Sie aufsuchen, wenn

- die Symptome plötzlich einsetzen, da dies auf eine Grippe hindeutet, die unter Umständen lebensgefährlich werden kann,

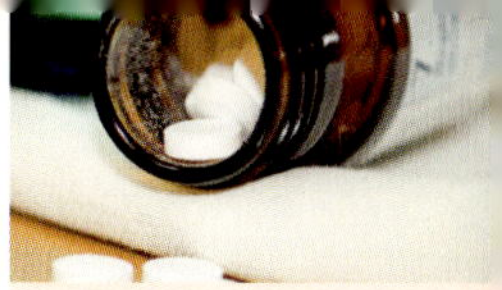

- das Fieber über 39,5 °C steigt und eine Lungenentzündung zu befürchten ist,
- die Beschwerden länger als 10 Tage anhalten.

Was Sie noch tun können

- Bei Erkältungen schwören manche Menschen auf die Einnahme von Zwiebelsirup, der aus Zwiebeln und Honig hergestellt wird.
- Sehr hilfreich sind kurze, warme Vollbäder mit ätherischen Ölen von o.g. Heilkräutern. Sie regen die Durchblutung an und machen die Nase frei, da sie wie ein großes Dampfbad wirken.
- Frische Luft und mäßige Bewegung stärken das Immunsystem und fördern die Sauerstoffversorgung der Zellen.
- Bei kalten Füßen sollten Sie sich heiße Fußbäder machen. Auf diese Weise wird der Körper ganz durchwärmt und die Durchblutung gefördert.
- Leichte, vitaminreiche Kost ist genau das Richtige. Auch eine gut gewürzte Fleischbrühe ist jetzt nicht zu verachten, denn sie ersetzt das Salz, das durch das Fieber ausgeschwitzt wurde.

Funktionelle Dyspepsie

Von einer funktionellen Dyspepsie wird in der Medizin dann gesprochen, wenn im Oberbauch häufig Schmerzen und Krämpfe mit Übelkeit, Völlegefühl, saurem Aufstoßen, Sodbrennen und Blähungen auftreten, die weder auf eine körperliche Ursache noch auf eine Lebensmittelunverträglichkeit zurückgeführt werden können. Wenn auch keine direkte Ursache gefunden werden kann, so heißt das aber nicht, dass die Betroffenen deshalb weniger leiden. Ganz im Gegenteil. Mit einer großen Untersuchung konnten Wissenschafter nachweisen: Die Lebensqualität von Menschen mit funktioneller Dyspepsie ist durch die starken Beschwerden oft genauso massiv

> Anders als bei einer Dyspepsie kann bei der funktionellen Dyspepsie trotz intensiver Untersuchungen keine Ursache für die Beschwerden gefunden werden.

beeinträchtigt, wie dies sonst nur bei Patienten mit schweren organischen Erkrankungen – etwa bei schwerem Rheuma – zu finden ist. Und die Erkrankung ist nicht selten: Vier Millionen Bundesbürger sind wegen funktioneller Magen-Darm-Erkrankung in ärztlicher Behandlung, obwohl die meisten Betroffenen ihre Beschwerden selbst behandeln.
Woher die starken Beschwerden bei einer funktionellen Dyspepsie kommen, ist bisher nicht vollständig geklärt. Weil Hektik, Stress und Ärger auf »den Magen schlagen«, glaubte man lange Zeit, sie würden ausschließlich von der Psyche verursacht. Heute weiß man, dass auch die Wahrnehmung von körpereigenen Reizen eine große Rolle spielt. Denn Menschen, die unter einer funktionellen Dyspepsie leiden, reagieren viel sensibler auf Reize im Magen-Darm-Trakt als andere Menschen. Allerdings ist nach wie vor unbekannt, weshalb dies so ist.

INFO

Gehirn ist überwachsam

Zahlreiche Untersuchungen konnten nachweisen, dass alle Vorgänge, die sich im Magen und Darm abspielen, sofort über Botenstoffe ans Gehirn gemeldet werden. Dieses schützt sich vor der Nachrichtenflut, indem es wichtige Informationen zulässt und weniger wichtige unterdrückt, sodass wir kleine Veränderungen im Normalfall nicht bemerken. Bei Menschen mit funktioneller Dyspepsie werden jedoch vom Gehirn bereits geringfügige Reize als wichtig erkannt und nicht ignoriert. Die Folge: Veränderungen im Magen-Darm-Trakt, die normalerweise nicht bemerkt werden, nehmen die Betroffenen so intensiv wahr wie Reize, die beispielsweise von einem Magengeschwür ausgehen. Bisher ist die funktionelle Dyspepsie nicht heilbar, jedoch können die meisten Betroffenen ein ganz normales Leben führen. Eine spezielle Diät muss nicht eingehalten werden.

Welches Schüßler-Salz kann angewendet werden?

Zur Behandlung einer funktionellen Dyspepsie können verschiedene Lebenssalze eingesetzt werden. Von zentraler Bedeutung ist Salz Nr. 7 Magnesium phosphoricum, die anderen aufgeführten Salze sollten je nach vorherrschendem Beschwerdebild gewählt werden.

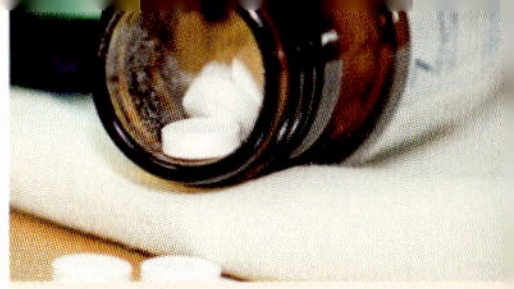

Krämpfe: Nr. 2 Calcium phosphoricum D6

Salz Nr. 2 wirkt regulierend auf die Tätigkeit der Muskeln und Nerven ein. Es hilft, überreizte Nerven zu beruhigen, und fährt ihre überhöhte Aktivität herunter. Dadurch wirkt es ausgleichend auf die Reizwahrnehmung im Magen-Darm-Trakt ein und reduziert die überschießende Reizweiterleitung zum Gehirn.

Druckschmerzen: Nr. 6 Kalium sulfuricum D6

Mit seinem starken Bezug zu Schleimhäuten, Milz und Leber unterstützt Salz Nr. 6 die Verdauung und verhindert somit eine übermäßige Produktion von Gasen. Sowohl ein unbeweglicher Nahrungsbrei als auch Gase im Magen-Darm-Bereich werden nämlich bei der funktionellen Dyspepsie schmerzhaft wahrgenommen.

Blähungen, Krämpfe: Nr. 7 Magnesium phosphoricum D6

Bei Blähungen, Magen-Darm-Krämpfen und auch Koliken ist die Nr. 7 das Hauptmittel, das als »Heiße Sieben« eingenommen werden sollte. Das Nervensalz hilft, die überreizten Nerven zu beruhigen, und wirkt entspannend auf die Muskulatur der Magen- und Darmwände ein. Auf diese Weise lösen sich die Krämpfe meist sehr schnell, und die Darmbewegungen kommen wieder in Gang. Dies ist bei funktioneller Dyspepsie besonders wichtig, weil damit die Bildung von Gasen verhindert wird; diese Gase könnten sonst auf die Darmwand drücken, was als sehr schmerzhaft empfunden wird.

Übersäuerung: Nr. 9 Natrium phosphoricum D6 zusammen mit Nr. 11 Silicea D12

Auch eine Übersäuerung im Magen oder Darm wird bei der funktionellen Dyspepsie sehr viel deutlicher als üblich wahrgenommen. Das Entsäuerungsmittel Salz Nr. 9 reduziert die Säureproduktion und Salz Nr. 11 unterstützt den Körper bei der Ausscheidung dieser belastenden Substanzen.

Ergänzungsmittel: Nr. 20 Kalium Aluminium sulfuricum D6

Bei Störungen im vegetativen Nervensystem greift Salz Nr. 20 regulierend ein. Zudem mildert es Verdauungsstörungen und Blähungen, wodurch die Beschwerden der funktionellen Dyspepsie zurückgehen.

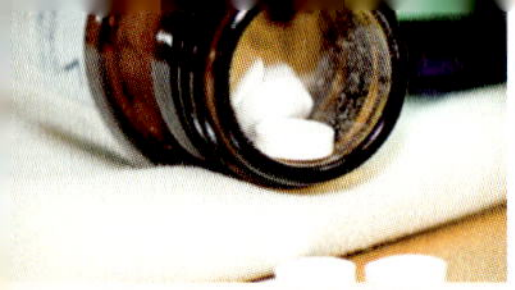

Was Ihnen zusätzlich hilft

- In der Homöopathie sind viele Mittel bekannt, die bei Magen- und Darmbeschwerden eingesetzt werden. Ein Hauptmittel ist die Brechnuss (Nux vomica), die bei krampfartigen Bauchbeschwerden zum Einsatz kommt. Als Kombinationsmittel eignet sich Momordica Oligoplex, von dem 3-mal täglich 15 Tropfen vor dem Essen eingenommen werden.
- Pfefferminze als Tee zubereitet oder in Form von Pfefferminzöl (3-mal täglich 2–3 Tropfen in warmem Wasser eingenommen) wirkt krampflösend und beruhigend auf den Magen-Darm-Trakt.
- Krampflösend wirken ebenfalls Erdrauch und Boldo, die in Form von Tee oder als Dragees in Apotheken und Reformhäusern angeboten werden.
- Gegen Blähungen helfen Anis und Kümmel. Diese können entweder als Tee getrunken oder in Form von Tropfen in Wasser aufgelöst eingenommen werden können.
- Nebenwirkungsarme Antazida, die Sie in der Apotheke kaufen können, lindern säurebedingte Beschwerden. Zudem wird ihnen eine Schutzfunktion der Magenschleimhaut nachgesagt.

INFO

Krank ohne krank zu sein?

Das verwirrende an der funktionellen Dyspepsie ist, dass sich mit den heutigen medizinischen Methoden keine Ursache für die heftigen Beschwerden feststellen lässt. Deshalb wandern die meisten Betroffenen von Arzt zu Arzt und lassen viele, oft quälende und unnötige Untersuchungen über sich ergehen. Es ist sehr wichtig, sich gründlich untersuchen zu lassen, damit nichts übersehen wird – etwa ein durch das Bakterium Helicobacter pylori hervorgerufenes Magengeschwür – und eine ärztliche Behandlung rechtzeitig eingeleitet werden kann. Zur Sicherheit kann man durchaus auch zwei bis drei verschiedene Ärzte konsultieren. Stellen diese einheitlich die Diagnose »funktionelle Dyspepsie« oder »funktionelles Reizmagen-Reizdarm-Syndrom«, bleibt Ihnen nichts anderes übrig, als die Diagnose zu akzeptieren.

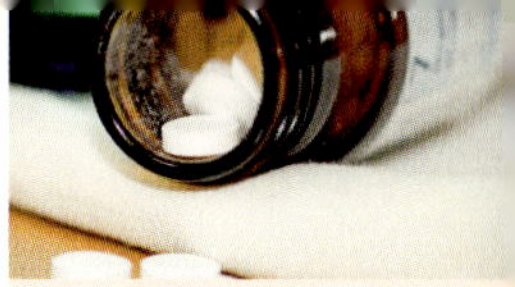

Vorsicht: Wann Sie zum Arzt müssen

Eine funktionelle Dyspepsie können Sie sehr gut selbst behandeln. Zum Arzt gehen sollten Sie jedoch unbedingt:

- um sich gründlich untersuchen zu lassen, damit eine körperliche Ursache nicht übersehen wird,
- wenn die Beschwerden sich schnell verschlimmern oder sich verändern,
- wenn Sie Fieber bekommen,
- zur regelmäßigen Nachuntersuchung.

Was Sie noch tun können

- Hektik und Stress vermeiden, weil diese »auf den Magen schlagen«.
- Eine Entspannungstechnik erlernen, die zu Ihrem Temperament passt, damit Sie besser mit Stress und Ängsten umgehen können. Kurse werden von vielen Privatinstituten und Volkshochschulen angeboten. Auch Krankenkassen bieten – manchmal sogar kostenlose – Kurse an. Es lohnt sich, hier nachzufragen.
- Bleiben Sie nicht sitzen, auch wenn Sie Beschwerden haben. Viel Bewegung bringt Magen und Darm in Schwung und verhindert, dass sich Gase zu lange im Magen-Darm-Trakt aufhalten und gegen die Darmwände »drücken«.
- Eine allgemeine Diätempfehlung gibt es nicht. Achten Sie besonders darauf, welche Lebensmittel Ihre Beschwerden verschlimmern, und versuchen Sie, diese so weit wie möglich zu vermeiden.
- Nehmen Sie sich zum Essen Zeit und essen Sie immer in aller Ruhe. Damit verhindern Sie, dass Sie zu viel Luft schlucken, die Ihnen dann Beschwerden verursacht.
- Zigaretten und Alkohol wirken sich direkt auf den Magen-Darm-Trakt aus. Deshalb sollten Sie mit dem Rauchen aufhören und möglichst wenig Alkohol trinken.
- Seien Sie vorsichtig mit Fruchtsäften und stark gesüßten Getränken. Diese machen den Magen »sauer« und können die Beschwerden verschlimmern.

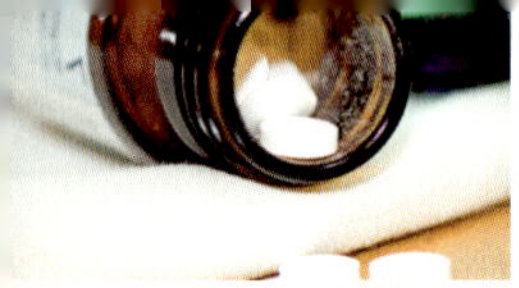

Haarausfall

Normalerweise haben Menschen bis zu 150.000 Haare auf dem Kopf, die rund einen Zentimeter pro Monat wachsen. Fallen hiervon bis zu 100 täglich aus, wird dies als normal bezeichnet. Erst wenn diese Grenze überschritten ist, kann von Haarausfall gesprochen werden. Die Gründe für Haarausfall können recht unterschiedlich sein. Diffuser Haarausfall wird durch Schwangerschaft ausgelöst, aber auch durch Grippe, Stress oder Medikamente. Verletzungen, Bakterien und Pilze können für einen umschriebenen narbigen Haarausfall verantwortlich sein. Eine Chemotherapie führt in der Regel zum vollständigen Haarverlust, wobei das Haar im Anschluss wieder nachwächst.

Der am häufigsten vorkommende Haarausfall ist die androgene Alopezie (kreisrunder Haarausfall), die vor allem Männer betrifft. Zunächst bilden sich »Geheimratsecken«, und die Haare auf dem Oberkopf werden dünner. Nach und nach gehen immer mehr Haare aus, sodass es bis zur Glatzenbildung kommen kann. Bisher gibt es kein Mittel, diesen Haarausfall wirkungsvoll zu stoppen oder neuen Haarwuchs anzuregen. Beim kreisrunden Haarausfall ist nämlich der Lebenszyklus des Haars durch eine erhöhte Empfindlichkeit auf Androgene gestört, obwohl der Hormonhaushalt selbst in einem normalen Gleichgewicht ist. Während bei Männern diese Form der anlagebedingten, hormonell

INFO

Der Zyklus des Haares

Haare unterliegen einem natürlichen Lebenszyklus. Rund 85 Prozent der Kopfhaare befinden sich in der Anagenphase, in der die Haarfollikel fest in der Kopfhaut verankert sind und ständig neue Zellen bilden, sodass die Haare wachsen. Nach zwei bis acht Jahren ist die Wachstumsphase des Haares abgeschlossen. Von der Haarwurzel werden keine neuen Zellen mehr produziert. In dieser Übergangsphase (Katagenphase) befindet sich rund 1 Prozent der Kopfhaare, 14 Prozent sind in der Telogenphase, die das Ende des Lebenszyklus eines Haares beschreibt. Innerhalb von drei bis sechs Monaten fallen die Haare aus. Jedoch stirbt die Haarwurzel nicht ab, sondern bildet ein neues Haar – ein neuer Zyklus beginnt.

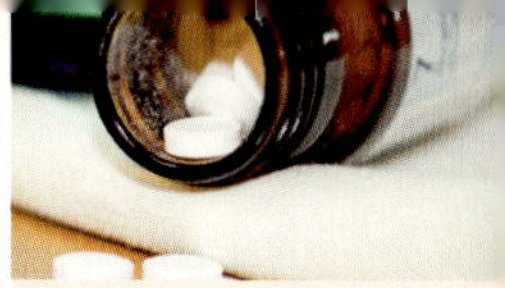

gesteuerten Überempfindlichkeit auf das männliche Hormon Testosteron als normal angesehen wird, tritt sie bei Frauen nur selten auf und wird hier als krankhaft angesehen.

Welches Schüßler-Salz kann angewendet werden?

Schüßler-Salze können dazu beitragen, dass das Haar nicht so schnell ausgeht, indem sie die Funktion der Haarwurzeln unterstützen und Mangelerscheinungen ausgleichen.

Versorgung der Zellen: Nr. 5 Kalium phosphoricum D6

Die Nr. 5 wird aufgrund ihres Phosphatanteils auch das Nährsalz der Biochemie genannt. Es stellt den Zellen die Nährstoffe und den Sauerstoff zur Verfügung, die sie benötigen, um reibungslos arbeiten zu können. Gut versorgte Zellen können die Haarwurzeln besser halten und das Haar von der Wurzel her gesund erhalten.

Nähr- und Aufbaustoff: Nr. 11 Silicea D12

Ein Haarausfall rührt nicht selten von einem im Alter typischen Silicea-Mangel her, der mit Salz Nr. 11 wirksam ausgeglichen werden kann, sodass der Hautstoffwechsel sich wieder normalisiert und kräftige Haare nachwachsen können.

Das Haarwunder: Nr. 21 Zincum chloratum D6

Bilden sich Geheimratsecken bei Frauen, ist das Ergänzungsmittel Salz Nr. 21 nahezu ideal. Zink verhindert den Haarausfall und regt die Haarwurzeln dazu an, schnell wieder neue, kräftige und gesunde Haare zu bilden.

Vorsicht: Wann Sie zum Arzt müssen

Wenn Sie ganz plötzlich viele Haare verlieren oder diese in Büscheln ausgehen, müssen Sie unbedingt einen Arzt aufsuchen, da dieser Haarverlust ein wichtiges Anzeichen für eine schwere Erkrankung oder einen Pilzbefall sein könnte.

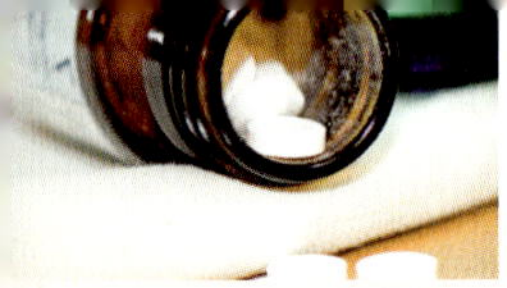

Was Sie noch tun können

- Achten Sie auf Ihre Ernährung, denn nur gut versorgte Haarwurzeln können die Haare festhalten.
- Pflegen Sie die Kopfhaut mit durchblutungsfördernden Mitteln.
- Untersuchen Sie regelmäßig die Kopfhaut. Schuppen, Bakterien und Pilze können Haarverlust verursachen.

H

Heuschnupfen

Heuschnupfen ist streng genommen kein Heuschnupfen, weil getrocknetes Gras die Beschwerden nicht auslöst. Vielmehr handelt es sich um eine Allergie, bei der Symptome wie Niesen, Augenjucken und Augenbrennen, tränende Augen, Jucken der Mundschleimhaut und eine verstopfte und triefende Nase durch Pollen von Gräsern, Getreide, Sträuchern, Bäumen oder Kräutern ausgelöst werden. Betroffen sind ausschließlich die Schleimhäute, auch die in den Bronchien. In der Regel reagiert ein Mensch nicht auf alle denkbaren Pollen allergisch, sondern auf eine bestimmte Pollenart. Sobald eine solche Polle auf die Schleimhaut kommt, sei es die von Nase, Auge oder Mund, wird sofort das ganze körpereigene Abwehrsystem aktiviert. Abwehrzellen, die bei der letzten Immunreaktion beteiligt waren und sich die Polle als »Feind gemerkt haben«, reagieren von Mal zu Mal schneller, wenn eine erneute Pollenattacke auftritt. Histamin wird in Unmengen aus den Mastzellen ausgeschüttet, die Schleimhäute schwellen an und entzünden sich. Dadurch werden noch mehr Abwehrzellen angelockt, die ebenfalls den Feind »Polle« bekämpfen. Das ganze Immunsystem fährt nach oben, und der Mensch fühlt sich sehr belastet, wird müde und gereizt, verliert den Appetit und kann meist nur sehr schlecht schlafen.

> Mit einer Pollenallergie ist nicht zu spaßen. Neben den sehr belastenden und die Lebensqualität beeinträchtigenden Symptomen besteht die Gefahr des Etagenwechsels, das heißt, es kann sich ein allergisches Asthma herausbilden.

Da bei der saisonalen allergischen Rhinitis lediglich das Vermeiden von jedem Pollenkontakt zur Beschwerdefreiheit führt, sollten sich Pollen-

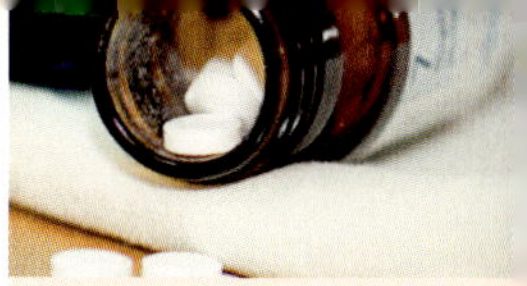

allergiker immer testen lassen, damit sie ihr Verhalten an den Pollenflugkalendern orientieren und »ihren« Pollen aus dem Weg gehen können. Doch trotz aller Vorsichtsmaßnahmen wird es nicht immer möglich sein, jeden Pollenkontakt zu verhindern. Deshalb sollte man sich überlegen, eine Hyposensibilisierung durchführen zu lassen. Lesen Sie hierzu auch:

→ Allergien, Seite 136
→ Nasennebenhöhlenentzündung, Seite 200

INFO

Komplikationen nicht unerheblich

Eine Pollenallergie, auch saisonale allergische Rhinitis genannt, ist noch lange nicht zu Ende, wenn die akuten Symptome abklingen. Die durch die Allergene ausgelöste IgE-vermittelte Entzündung der Schleimhäute klingt nämlich nicht gleichzeitig ab. Untersuchungen zeigen, dass ECP (Eosiniophil Cationic Protein) – ein zuverlässiger Marker für entzündliche Prozesse – während der Allergenbelastung im Nasensekret unablässig ansteigt, ab 1.000 ng/ml die feinen Härchen in der Nase zerstört und die Nasenschleimhaut so verändert, dass sie funktionslos wird – und zwar weit über den Zeitraum des Allergenkontaktes hinaus. Lässt sich eine Allergenkarenz nicht erzielen oder liegt eine Kombination von verschiedenen Allergien vor, kommt es zu dauerhaft erhöhten ECP-Werten und zur chronischen Entzündung. Die geschädigte Nasenschleimhaut verliert dauerhaft ihre wichtige Schutzfunktion für die unteren Atemwege: Pollen und größere Partikel gelangen ungefiltert in Bronchien und Lunge. Das kann zu einer Lungenerkrankung und zu Asthma führen.

Welches Schüßler-Salz kann angewendet werden?

Der Irrtum des Immunsystems, das Pollen als gefährliche Fremdkörper einordnet, lässt sich auch mit Schüßler-Salzen nicht korrigieren. Sie können jedoch dazu beitragen, dass die Schleimhäute sich schnell wieder regenerieren und ihre normale Funktion aufnehmen können. Auf diese Weise können die Lebenssalze auch den gefürchteten Etagenwechsel günstig beeinflussen.

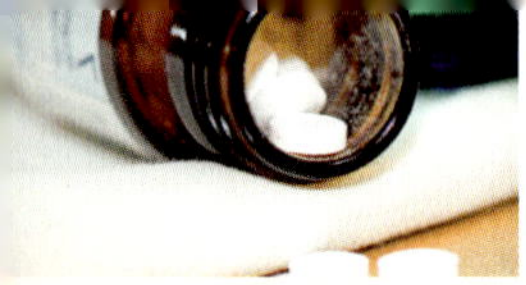

Zellaufbau: Nr. 2 Calcium phosphoricum D6

Salz Nr. 2 ist ein Restaurationsmittel der Gewebe nach einer akuten Erkrankung. Bei Heuschnupfen wird es deshalb nach Abklingen der akuten Beschwerden eingesetzt, um die Zellneubildung in den Schleimhäuten zu unterstützen und die Heilung entstandener Wunden zu beschleunigen.

Absonderungen: Nr. 6 Kalium sulfuricum D6

Mit seinem engen Bezug zu den Schleimhäuten und als Mittel der Ausheilungsphase kann Salz Nr. 6 besonders gut bei Heuschnupfen eingesetzt werden. Es unterstützt den Körper bei der Ausscheidung schleimiger Absonderungen, die durch die Allergie entstanden sind, und unterstützt die Ausheilung der Entzündung, die auch nach Abklingen der akuten Symptome vorliegt.

Schleimhäute: Nr. 8 Natrium chloratum D6

Salz Nr. 8 ist wichtig für die Bildung der Schleimhäute und ihre Funktionsfähigkeit. Es fördert einerseits die Neubildung von Zellen, sodass sich die Schleimhäute von den Attacken des Immunsystems schneller erholen. Andererseits wirkt das Salz regulierend auf den Wasserhaushalt ein und verhindert damit einen zu großen Wasserverlust durch die Schleimhautabsonderungen, wodurch die Zellen arbeitsfähig bleiben.

Entgiftung: Nr. 10 Natrium sulfuricum D6

Zusammen mit Salz Nr. 8 reguliert Natrium sulfurucum den Wasserhaushalt und den Flüssigkeitsaustausch der Schleimhautzellen, sodass diese wieder ihre normale Tätigkeit aufnehmen können. Zudem verhindert Salz Nr. 10, dass sich Abfallstoffe aus der überschießenden Zelltätigkeit der Allergie einlagern können.

Was Ihnen zusätzlich hilft

→ Pflanzliche Mittel sollten bei Heuschnupfen nicht eingesetzt werden, da in vielen Fällen das Immunsystem ebenfalls auf Kräutertees, Tinkturen und andere pflanzliche Zubereitungen überschießend reagiert.

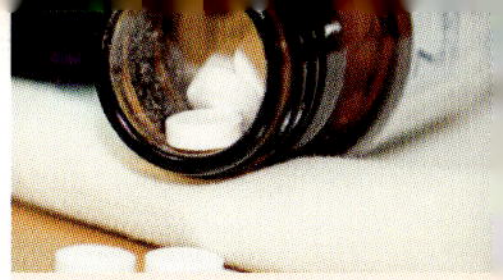

INFO

Hyposensibilisierung

Bei der Hyposensibilisierung werden winzige Mengen des Allergens in steigender Dosierung mit einer Injektionsnadel unter die Haut gespritzt. Am erfolgreichsten ist diese Behandlung, wenn sie deutlich vor der Pollenbelastung begonnen und das ganze Jahr hindurch durchgeführt wird. Dadurch soll der Körper angeregt werden, hemmende oder neutralisierende Antikörper zu bilden, die eine allergische Reaktion verhindern.

Am häufigsten wird die Hyposensibilisierung bei Allergien durchgeführt, die auf Insektenstiche, Pollen aller Art, Hausstaubmilben und Tierhaare zurückgehen. Um einer Nahrungsmittelallergie vorzubeugen, ist sie hingegen grundsätzlich nicht geeignet. Ebenso wenig eignet sie sich bei allergischen Hauterkrankungen wie Urtikaria oder Neurodermitis.

Vorsicht: Wann Sie zum Arzt müssen

Ein Heuschnupfen sollte nicht auf die leichte Schulter genommen werden, da sich Komplikationen wie Erkrankungen der Lunge und der Bronchien, aber auch Asthma und Nasennebenhöhlenentzündungen ergeben können. Deshalb sollten Sie immer zum Arzt gehen, um

- sich testen zu lassen, welches Allergen die Allergie und die Beschwerden auslöst,
- bei Atembeschwerden Bronchien und Lunge untersuchen zu lassen, damit ein Etagenwechsel frühzeitig erkannt und behandelt werden kann,
- bei Gesichts- und Kopfschmerzen die Nasennebenhöhlen untersuchen zu lassen, damit eine Entzündung in diesem Bereich sich nicht unbehandelt ausbreiten und chronisch werden kann.

Was Sie noch tun können

- Besorgen Sie sich einen aktuellen Pollenflugkalender, damit Sie wissen, wann die Belastung durch »Ihre« Pollen besonders hoch ist.

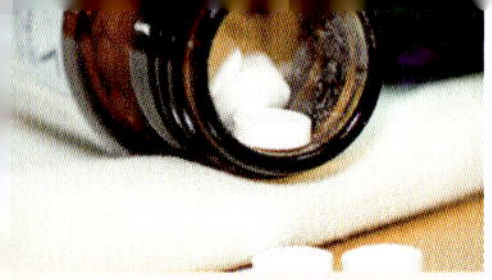

- Wer es sich leisten kann, sollte ans Meer reisen oder in Gebiete, die wenig belastet sind.
- Waschen Sie sich vor dem Schlafengehen die Haare, um die Pollen zu entfernen.
- Niemals im Schlafzimmer die Kleider ausziehen, da auch diese voller Pollen sind.
- Lüften Sie die Wohnung nur in Zeiten, in denen der Pollenflug besonders niedrig ist. Hierzu kann Ihnen der Pollenflugkalender Auskunft geben.
- Trocknen Sie während Ihrer Pollenflugzeit keine Wäsche im Freien, da diese sonst Pollen an sich bindet.
- Trinken Sie so viel wie möglich, da der Flüssigkeitsbedarf des Körpers jetzt sehr hoch ist.
- Vermeiden Sie alles, was das Immunsystem zusätzlich belasten könnte.

Insomnie

Die Insomnie ist eine von 81 bisher bekannten Schlafstörungen. Sie ist diejenige, die am häufigsten vorkommt und am besten untersucht ist, denn unter Insomnie werden alle Ein- und Durchschlafstörungen zusammengefasst. Während nicht schlafgestörte Menschen innerhalb von 10 Minuten einschlafen, liegen Menschen, die unter einer Insomnie leiden, abends oft stundenlang im Bett, ohne dass der Schlaf kommen will. Schlafen sie schließlich doch ein, ist dies nicht von langer Dauer. Ständig werden sie wach und können nur sehr schwer wieder in einen unruhigen Schlaf zurückfinden. Untersuchungen im Schlaflabor haben gezeigt, dass bei der Insomnie die komplette Schlafarchitektur gestört ist. Die Tiefschlafphasen sind zu selten und zu kurz, sodass der Schlaf nicht erholsam ist. Die Zeit, in der geschlafen wird, ist also nicht nur zu kurz (Schlafquantität), sondern auch die Schlafqualität ist stark beeinträchtigt.

> Ein- und Durchschlafstörungen, bei denen nicht nur die Schlafdauer, sondern auch die Schlafqualität gestört ist, werden als Insomnie bezeichnet. Eine Insomnie beeinträchtigt die Nacht und vor allem den Tag, der vor lauter Müdigkeit oft kaum zu bewältigen ist.

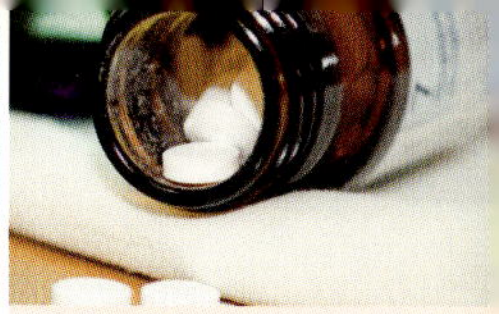

INFO

Den Teufelkreis durchbrechen

Jeder kennt Abende, an denen der Schlaf nicht kommen will, weil die Probleme und Sorgen des Tages jeden Gedanken an Einschlafen verhindern. Bei Millionen von Menschen hat sich diese vorübergehende Situation jedoch »verselbstständigt« und durch die Angst vor der Müdigkeit am nächsten Tag erweitert. Eines der Hauptprobleme der Insomnie ist das erhöhte Arousal, ein inneres Aufgeputschtsein, das durch das Wachliegen im Bett immer stärker wird. Deshalb raten Schlafforscher: nicht stundenlang im Bett liegen bleiben und den Schlaf herbeizwingen wollen – das geht nämlich nicht. Viel sinnvoller ist es, spätestens nach einer halben Stunde wieder aufzustehen und möglichst langweilige Dinge zu erledigen wie bügeln, Unterlagen sortieren oder das Bad putzen. Jedoch sollte auf keinen Fall ferngesehen werden, da Fernsehen zwar Energie raubt, aber die Einschlafphase stört. Nach einiger Zeit kann ein weiterer Einschlafversuch unternommen werden. Klappt dieser ebenfalls nicht, wieder aufstehen und trotz der bestehenden Müdigkeit langweilige Dinge erledigen. Diese Strategie hat zwei Vorteile: Selbst wenn Sie die ganze Nacht aufbleiben, sind Sie am folgenden Tag nicht müder, als wenn Sie sich schlaflos im Bett hin- und herwälzen. Gleichzeitig haben Sie Dinge erledigt, die bisher liegen blieben. Und vor allem: Sie steigern sich nicht in eine Hilflosigkeit und Angst hinein, die Sie wach halten, sondern können wieder handeln. Allein dieses Wissen hilft oft, die Schlafstörung zu mildern. Und letztendlich können Sie darauf vertrauen, dass Sie in einer der nächsten Nächte tief und fest schlafen werden, denn der Körper wehrt sich gegen zu langen Schlafentzug.

Zum Hauptproblem für die Betroffenen werden aber nicht so sehr die Nächte, sondern eher die Tage. Durch die mangelnde Schlafquantität und -qualität quält sie tagsüber eine bleierne Müdigkeit, sie sind gereizt, lustlos, fühlen sich schnell überfordert und abgespannt. Vor lauter Müdigkeit werden private Verabredungen nicht mehr wahrgenommen und viele berufliche Möglichkeiten bleiben ungenutzt. Doch trotz der bleiernen Müdigkeit können sie abends nicht einschlafen, sondern liegen

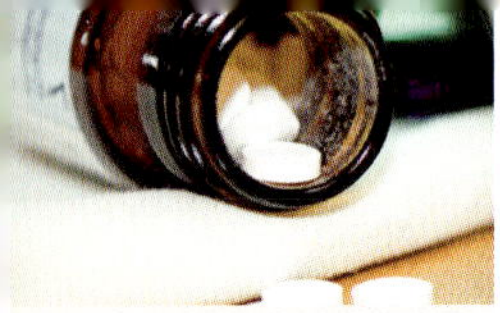

hellwach im Bett, fühlen sich innerlich aufgeputscht und nervös, was als erhöhtes Arousal bezeichnet wird. Ihre Gedanken kreisen ständig um den Schlaf, der endlich kommen soll, und die negativen Konsequenzen, die sie erleiden müssen, wenn sie jetzt nicht einschlafen. Nicht selten greifen Schlafgestörte zu Alkohol oder Schlaftabletten, die ihnen beim Einschlafen helfen sollen. Eine verhängnisvolle Strategie, denn beide stören die Schlafarchitektur zusätzlich und bergen die Gefahr, abhängig zu werden.

Welches Schüßler-Salz kann angewendet werden?

Zur Behandlung der Insomnie bieten sich sehr viele Schüßler-Salze an. Sie helfen, die innere Unruhe beim Einschlafen zu mildern, und wirken beruhigend auf die Gedanken ein, sodass die Sorgen im Bett nicht überhand nehmen. Zur Salzauswahl sollten Sie unbedingt die Salzportraits beachten. Hier nur einige Vorschläge und ein Tipp: Gehen Sie bei der Salzeinnahme wie bei akuten Erkrankungen vor und machen Sie sich Mineralstoffdrinks, so können Sie leichter eine hohe Tablettenanzahl einnehmen.

Ängstlichkeit: Nr. 2 Calcium phosphoricum D6

Kalzium spielt eine wichtige Rolle bei der Übertragung von Nervenimpulsen, denn ihm ist es mit zu verdanken, dass die Botenstoffe Serotonin und Noradrenalin in den synaptischen Spalt ausgeschüttet werden. Sind die Botenstoffe hier in ausreichender Menge vorhanden, verbessern sich Ängstlichkeit und Angst vor dem nächsten Tag. Die Folge: Der ganze Körper wird entspannter und ruhiger, und Sie können besser einschlafen.

Innere Unruhe: Nr. 5 Kalium phosphoricum D6 gemeinsam mit Nr. 7 Magnesium phosphoricum D6

Kalium als Gegenspieler von Natrium sorgt dafür, dass die hohe Spannung der Zelle, die zum Aktionspotential führt, wieder ins Gleichgewicht kommt. Der Phosphatanteil liefert hingegen die Energie, die die Zellen benötigen, um die schnelle Weiterleitung innerhalb der Nervenzellen bewerkstelligen zu können. Unterstützt wird die herunter-

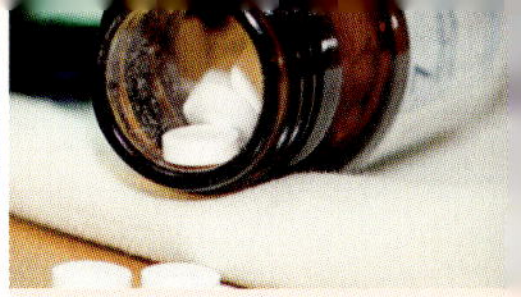

regulierende Wirkung und Versorgung der Zellen durch die Nr. 7, die hier ebenfalls eingreift und schlaffördernd wirkt.

Stark beruhigend: Nr. 14 Kalium bromatum D6

In Kombination mit Salz Nr. 2 oder Nr. 7 entfaltet Salz Nr. 14 seine beste Wirksamkeit. Es beruhigt die Nerven und wirkt ausgleichend auf Störungen des Tag-Nacht-Rhythmus ein.

Nervosität: Nr. 21 Zinkum chloratum D6

Die Nr. 21 ist an vielen Stoffwechselvorgängen beteiligt und wirkt auch auf das Nervensystem ein. Dadurch ist das Salz in der Lage, nervös bedingte Einschlafstörungen, wie sie bei der Insomnie ebenfalls auftreten, zu mildern und zu bessern.

Was Ihnen zusätzlich hilft

- Homöopathie: Die Komplexmittel Lobelia Oligoplex und Tarantula Oligoplex wirken beruhigend und lösen nervliche Anspannungen.
- Apotheke: Baldrian, Hopfen und Melisse, als Extrakt eingenommen oder als Tee getrunken, beruhigen die Nerven und wirken schlaffördernd.
- Psychotherapie: Bewährt haben sich die Verhaltenstherapie und die Schlafentzugstherapie.

INFO

Insomnie im Alter

Besonders ältere Menschen klagen über Ein- und Durchschlafstörungen. In der Regel leiden sie jedoch nicht unter einer Insomnie, sondern haben ein ganzes Bündel an falschen Vorstellungen und Verhaltensweisen, die zu den Schlafproblemen führen. Ältere Menschen bewegen sich oft nur noch sehr wenig, werden also körperlich nicht mehr müde. Außerdem neigen sie dazu, tagsüber kleine Schläfchen zu halten. Hinzu kommt, dass viele abends vor dem Fernseher einschlafen und nach der ersten Tiefschlafphase ins Bett gehen. Sie erreichen damit, dass der Körper glaubt, auch dies sei lediglich ein

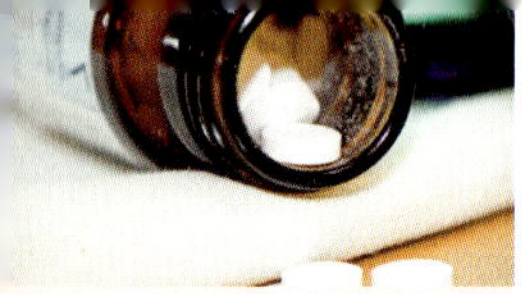

»Mittagsschläfchen« gewesen, und sein Programm auf »wach« stellt. Die Folge: Sie können nicht mehr einschlafen. Untersuchungen mit solchen »schlafgestörten« älteren Menschen konnten zeigen: Werden sie am Tagesschlaf gehindert und körperlich gefordert, verschwinden die Schlafstörungen wie von selbst.

Vorsicht: Wann Sie zum Arzt müssen

Nicht jede Störung des Schlafes ist eine Insomnie. Zweifelsfrei kann sie nur im Schlaflabor festgestellt und diagnostiziert werden. Einen Arzt sollten Sie aufsuchen:

- um abklären zu lassen, dass keine körperliche Ursache für Ihre Schlafstörung verantwortlich ist,
- wenn Sie sich stark belastet fühlen oder befürchten, dass Sie psychisch krank werden,
- damit Sie dieser gegebenenfalls an ein Schlaflabor überweisen kann.

Was Sie noch tun können

- Für einen gesunden Schlaf können Sie selbst sehr viel tun. Ein wichtiger Punkt ist die Schlafhygiene. Das hat nichts mit Sauberkeit zu tun, sondern hierunter werden alle äußeren Maßnahmen verstanden, die schlafförderlich sind. Dazu gehören: mittlere Raumtemperatur, gut durchlüftetes Schlafzimmer, gute Matratze, passendes Kopfkissen und eine leichte Decke, um die Temperatur auszugleichen.
- Der Körper ist ein »Gewohnheitstier« und hat oft große Probleme, sich auf neue Situationen einzustellen. Schichtarbeiter und Jetlag-Geplagte können ein Lied davon singen. Deshalb legen Sie sich eine Schlafroutine zu, auf die sich der Körper einstellen kann. Gehen Sie immer zur gleichen Zeit ins Bett und stehen sie immer zur gleichen Zeit auf. Im Bett nur schlafen, nicht essen oder trinken.
- Bereiten Sie sich auf das Zubettgehen mit immer den gleichen, entspannenden Aktionen vor. In Ruhe ein Glas Tee trinken oder ein Spaziergang an der frischen Luft ist besonders gut geeignet.

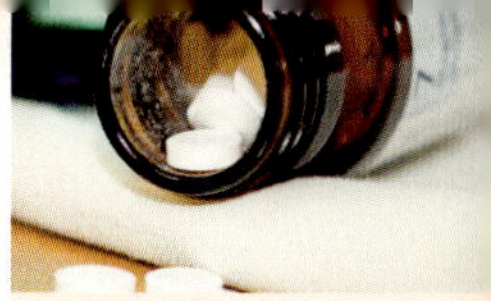

- Sie sollten mindestens eine Stunde vor dem Zubettgehen nicht mehr fernsehen, und schon gar keine aufregenden Filme.
- Alkohol sollten Sie gänzlich meiden, denn er stört die Schlafarchitektur ganz erheblich.

Kater

Alkohol macht zunächst fröhlich und unternehmungslustig, dann betrunken und müde. Ab einer Menge von 1,5 Gramm Alkohol pro Kilogramm Körpergewicht muss man damit rechnen, dass sich der Alkoholgenuss am nächsten Tag mit hämmernden Kopfschmerzen, Schwindel, Lichtempfindlichkeit, Herz-Kreislauf-Problemen und Erbrechen, kurz mit einem Kater, unangenehm bemerkbar macht.

Ein Kater ist in erster Linie eine Vergiftung mit Acetaldehyd. Der abendlich genossene Alkohol wird über den ganzen Verdauungstrakt aufgenommen und über das Pfortaderblut zur Leber transportiert. Dort wird er durch das Enzym Alkoholdehydrogenase zu Acetaldehyd abgebaut. Erst diese Vergiftung mit Acetaldehyd in Verbindung mit einem massiven Mineralstoff- und Flüssigkeitsdefizit verursacht den Kater mit seinen Symptomen.

> Unter einem Kater versteht man Beschwerden, die durch die Vergiftung mit dem Alkoholabbauprodukt Acetaldehyd entstehen und mit einem deutlichen Mineralstoff- und Flüssigkeitsverlust verbunden sind.

Alkohol vergiftet nicht nur den Körper, sondern entwässert ihn auch massiv, da er das Hormon bremst, das für die Wiedergewinnung von Wasser aus den Nierenkanälen sorgt. Die Folge: ein erhöhter Harndrang. Doch bei jedem Gang zur Toilette wird nicht nur vermehrt Wasser ausgeschieden, sondern auch die Mineralstoffe Natrium, Magnesium, Kalium und Kalzium, deren Mangel den morgendlichen »Brand« verursacht. Alkohol regt zudem die Magensäureproduktion an, sodass viele vormals fröhliche Zecher am nächsten Morgen unter Sodbrennen, saurem Aufstoßen und Magenschmerzen leiden.

Das einzig Gute an einem Kater ist, dass er wieder von allein verschwindet. Dies ist dann der Fall, wenn das Zellgift Acetaldehyd vollständig abgebaut sowie der Flüssigkeitsverlust und der Mineralstoffmangel ausgeglichen wurden.

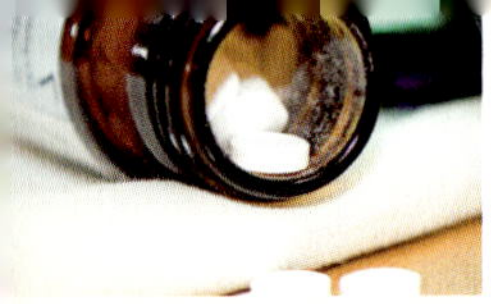

INFO

Kater kennt keine Emanzipation

Frauen sind nicht nur schneller betrunken, sondern haben auch schneller einen Kater als Männer. Hierfür gibt es im Wesentlichen zwei Gründe: Der Alkohol verteilt sich im ganzen Körperwasser. Da der Flüssigkeitsgehalt des Körpers bei Frauen niedriger ist als bei Männern, fällt die Alkoholkonzentration bei gleicher getrunkener Menge höher aus. Außerdem bauen Frauen Alkohol langsamer ab, weil sie in der Regel kleiner und leichter sind als Männer und der Umfang des Alkoholabbaus in der Leber durch die begrenzte Anzahl der alkoholabbauenden Enzyme bestimmt wird. Dadurch kann pro Stunde lediglich 1 Gramm Alkohol pro 10 Kilogramm Körpergewicht abgebaut werden. Entsprechend erreichen Frauen während des Trinkens schneller die magische Grenze von 1,5 Gramm Alkohol. Zudem ist die Belastung mit Acetaldehyd – dem Stoff, aus dem der Kater gemacht ist – bei Frauen am nächsten Morgen höher als bei Männern.

Welches Schüßler-Salz kann angewendet werden?

Ein Kater ist eine typische Akutsituation. Die Tabletteneinnahme orientiert sich daher immer an den Empfehlungen für akute Erkrankungen.

Kalziummangel: Nr. 2 Calcim phosphoricum D6

Kalziumphosphat gleicht einerseits den entstandenen Kalziummangel aus und bringt den Säure-Basen-Haushalt wieder ins Gleichgewicht. Da die Nr. 2 darüber hinaus beruhigend auf die Muskel- und Nerventätigkeit einwirkt, lindert das Salz die Glieder- und Kopfschmerzen.

Kaliummangel: Nr. 6 Kalium sulfuricum D6

Durch seinen Kaliumanteil gleicht die Nr. 6 den entstandenen Kaliummangel aus. Da das Salz den Körper entgiftet, die Leber und die Bauchspeicheldrüse bei ihrer Arbeit unterstützt und für die Sauerstoffversorgung der Zellen sorgt, ist seine Einnahme besonders günstig, um die alkoholbedingten Schäden zu beseitigen.

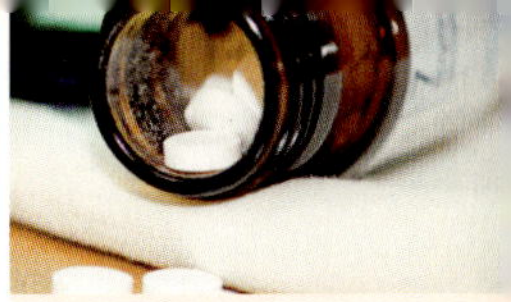

Magnesiummangel: Nr. 7 Magnesium phosphoricum D6

Die Nr. 7 mildert viele Katerbeschwerden. Das Salz beruhigt die überreizten Nerven, entspannt die Muskulatur und reduziert damit die Kopfschmerzen. Gleichzeitig normalisiert Magnesiumphosphat die Stoffwechselprozesse, die durch die Alkoholbelastung aus dem Takt geraten sind.

Natriummangel: Nr. 10 Natrium sulfuricum D6

Einerseits gleicht die Nr. 10 den vorherrschenden Natriummangel aus, andererseits sorgt es für die Entgiftung des Körpers, da es Schlacken und Giftstoffe bindet, sodass diese ausgeschieden werden können. Durch seine Fähigkeit, Wasseransammlungen aufzulösen, trägt das Salz dazu bei, Schwellungen um die Augen abklingen zu lassen. Zudem normalisiert es die Störungen von Leber und Galle, sodass diese wieder zu einem normalen Stoffwechsel zurückfinden.

INFO

Alkoholabhängigkeit

Morgens Alkohol zu trinken, um den Kater zu bekämpfen? Finger weg, das ist gefährlich. Für nicht wenige Menschen war dies ein entscheidender Schritt in die Alkoholabhängigkeit. Schätzungen gehen davon aus, dass es mindestens 1,2 Millionen Alkoholabhängige in unserem Land gibt; die Dunkelziffer soll jedoch mindestens doppelt so hoch sein, denn Alkoholabhängige sind auf den ersten Blick oft nicht zu erkennen. Sie arbeiten als Ärzte und Anwälte, sind Hausfrauen und Filmstars, Kneipenwirte und Wirtschaftsbosse. Als alkoholabhängig gelten Menschen mit einem starken Wunsch oder einer Art Zwang, Alkohol zu trinken, selbst dann, wenn sie gerne weniger trinken würden. Nicht nur, dass sie eine eingeschränkte Kontrollfähigkeit über ihren Alkoholkonsum haben, ihnen fehlt in der Regel zudem die Einsicht, dass der Alkoholkonsum zu einem Problem geworden ist, selbst wenn sie heimlich trinken, um charakteristische Entzugssyndrome zu vermeiden. Wer ständig betrunken ist, macht Fehler – im Beruf, beim Autofahren und bei Entscheidungen. Und der chronische Alkoholkonsum zerstört den ganzen Menschen, den Körper, die Psyche, das Gehirn und soziale Bindungen.

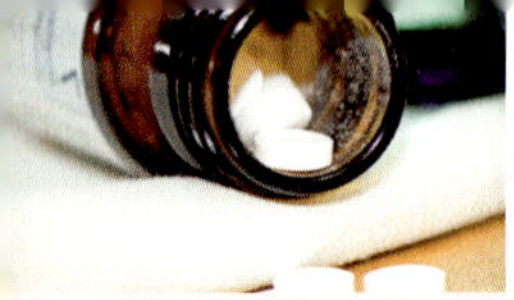

Was Sie noch tun können

- Sie sollten sehr viel trinken, um den Wasserhaushalt wieder aufzufüllen, aber auf keinen Fall Alkohol.
- Frucht- und Gemüsesäfte sind ein idealer Ersatz für feste Nahrung und liefern die Vitamine und Mineralstoffe, die der Körper jetzt braucht.
- Fruchtsaftschorle, Mineralwasser und Tees liefern die Flüssigkeit, um die üblen Symptome zu vertreiben.
- Leichte und würzige Kost entlastet den stark strapazieren Magen und gleicht Defizite aus.
- Essen Sie Honig. Die National Headache Foundation hat festgestellt, dass Honig ein gutes Mittel gegen Katerkopfschmerz ist.
- Akupressur kann den Kopfschmerz und die Übelkeit vertreiben
- Moderate Bewegung an der frischen Luft bringt die Atmung und den Kreislauf in Schwung, reduziert Kopfschmerzen und unterstützt die Entgiftung und Sauerstoffversorgung der Zellen.
- Wechselduschen und Wechselbäder vertreiben den Kopfschmerz, machen munter und beruhigen die Nerven.

K

Kopfschmerzen

Nur wenige Schmerzen sind so vielseitig wie Kopfschmerzen. Sie können pulsierend, hämmernd, pochend, drückend, stechend oder bohrend sein, sich auf einzelne Bereiche des Kopfes beschränken oder den ganzen Kopf fast zum Platzen bringen. Sie können anfallsartig auftreten oder ständig vorhanden sein. Sie können durch Prüfungen und unangenehme Situationen ausgelöst werden, einen Mineralstoffmangel anzeigen oder die Folge eines generellen Schlafmangels sein. Manchmal sind sie erträglich und dann wieder so stark, dass sie die Gedanken verwirren und nur in einem ruhigen, abgedunkelten Raum auszuhalten sind. Es gibt nicht nur eine Kopfschmerzerkrankung, sondern 13 verschiedene, wobei Kopfschmerzen vom Spannungstyp und Migräne am häufigsten sind. 90 Prozent aller Kopfschmerzen können diesen beiden

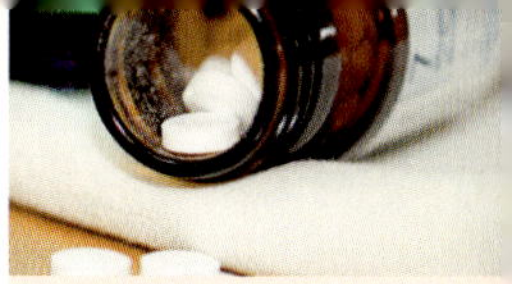

Erkrankungen zugeordnet werden. Darüber hinaus ist es wichtig zu unterscheiden, ob es sich um eine primäre oder sekundäre Kopfschmerzerkrankung handelt. Während bei der primären Kopfschmerzerkrankung keine medizinische Ursache für den Kopfschmerz gefunden werden kann, ist die sekundäre Form immer ein Symptom einer anderen Erkrankung oder eine Folge einer fassbaren Störung wie Medikamentenmissbrauch oder Entzugserscheinungen.

> Es gibt nicht den Kopfschmerz. Kopfschmerzen haben verschiedene Schmerzqualitäten und Schweregrade. Sie können primär oder sekundär sein, akut, chronisch oder saisonal auftreten und die verschiedensten Ursachen haben.

Für die richtige Behandlung von Kopfschmerzen ist es wichtig, zu wissen, an welcher Kopfschmerzerkrankung man leidet, da sie sehr unterschiedlich therapiert werden. Lesen Sie hierzu auch:

→ Kopfschmerz vom Spannungstyp, Seite 192
→ Migräne, Seite 196
→ Kater, Seite 185

INFO

Kopfschmerz als Symptom

Zu viel geraucht, zu viel Alkohol getrunken oder den ganzen Tag in schlecht belüfteten Räumen verbracht? Da lassen Kopfschmerzen nicht lange auf sich warten, und die Ursachen sind schnell behoben. Treten Kopfschmerzen als Anzeichen eines Mineralstoffmangels, während einer Erkältung, bei Fieber oder Grippe auf, ist die Zuordnung ebenfalls nicht schwierig, und Gegenmaßnahmen sind leicht zu finden. Schwieriger wird es, wenn sie ein Symptom von Erkrankungen oder Nebenwirkungen von Behandlungsmethoden sind, die langwieriger und schwerer sind. In diesem Fall kann das Symptom Kopfschmerz nur mit Schmerzmitteln »ausgeschaltet« werden, bis sich die Erkrankung gebessert hat oder die Behandlung abgebrochen wird.
Treten hingegen Kopfschmerzen als Symptom von psychischen Belastungen und Erkrankungen auf, wird ihr Symptomcharakter meist nicht erkannt, weil viele Menschen diese Ursache nicht wahrhaben wollen. Solange die Ursache des Übels jedoch nicht behoben wird, kommt das Symptom »Kopfschmerz« immer wieder und nimmt oft an Intensität zu.

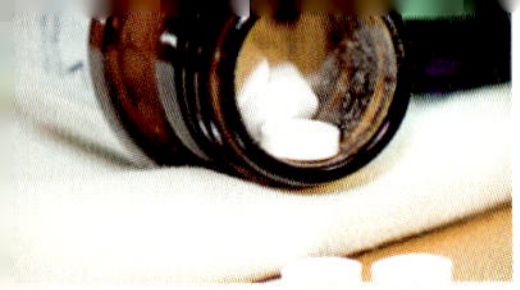

Welches Schüßler-Salz kann angewendet werden?

Kopfschmerzen sind häufig ein markantes Zeichen für einen Mineralstoffmangel. Da sie jedoch auf verschiedene Salze hinweisen, ist es besonders wichtig, sich am Gesamtbild eines Mineralstoffmangels (siehe hierzu Kapitel 2) zu orientieren. Hier zwei Vorschläge, nach welchen Gesichtspunkten Sie auswählen sollten.

Kopfschmerz bei Fieber unter 39 °C: Nr. 3 Ferrum phosphoricum D12

Eisen versorgt die Gehirnzellen vermehrt mit Sauerstoff und mildert dadurch den Kopfschmerz. Gleichzeitig unterstützt die Nr. 3 die natürlichen Abwehrkräfte des Körpers bei der Bekämpfung des Fiebers, das ursächlich für die Kopfschmerzen ist.

Verhindert Chronifizierung: Nr. 6 Kalium sulfuricum D6

Die Nr. 6 ist immer dann sinnvoll, wenn Kopfschmerzen in Folge einer Kindererkrankung auftreten oder bei länger anhaltenden, dumpfen, abends sich verstärkenden Kopfschmerzen. Die Kaliumionen sorgen dafür, dass überaktive Nervenimpulse, die den Kopfschmerz verursachen, heruntergefahren werden, und der Schwefelanteil verhindert, dass sich Krankheitserreger einnisten. Diese doppelte Wirkung kann davor schützen, dass sich episodische Kopfschmerzen zu einer chronischen Kopfschmerzerkrankung auswachsen.

Was Ihnen zusätzlich hilft

- Aus der Homöopathie: Das Komplexmittel Gelsemium Oligoplex hat eine ausgeprägte Wirkung bei Kopf- und Nervenschmerzen.
- Tees und ätherische Öle aus Augentrost, Baldrian, Lavendel, Wacholder oder Waldmeister.
- Schnelle Hilfe: Melissengeist oder Rosmarinöl in den Handflächen verteilen und den Duft einatmen.
- Akupressur: Die kopfschmerzlindernden Punkte heißen Hegu und Hsi-san. Hsi-san liegt direkt vor den Schläfen, während Hegu der höchste Punkt auf dem Handrücken zwischen Daumen und Zeigefinger ist.

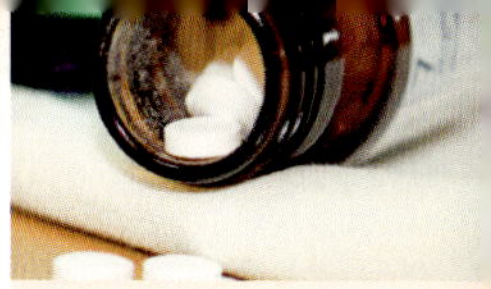

INFO

Kopfschmerztabletten

Sie kommen immer im unpassenden Augenblick: Kopfschmerzen. Und die Werbung zeigt uns, wie man sie schnell wieder los wird und unbeschwert lebt – mit dem Griff zur Kopfschmerztablette. In Not- und Ausnahmefällen eine Tablette einzunehmen kann durchaus hilfreich sein. Gefährlich wird es jedoch, wenn der vermeintlich bequeme Griff zur Tablette zu oft erfolgt. Einerseits treten die Kopfschmerzen in immer kürzeren Abständen auf, andererseits können die Tabletten selbst Kopfschmerzen auslösen. Bei rund 50 Prozent aller Menschen, die unter chronischem Kopfschmerz leiden, liegt ein Medikamentenmissbrauch vor. Da helfen keine Schmerzmittel mehr, sondern nur noch ein langwieriger und sehr schwieriger Medikamententenentzug.

Vorsicht: Wann Sie zum Arzt müssen

Wenn Sie häufig unter Kopfschmerzen leiden oder wenn diese besonders heftig auftreten, sollen Sie unbedingt einen Arzt aufsuchen, um:

→ abklären zu lassen, unter welcher Kopfschmerzerkrankung Sie leiden,
→ schwerwiegende Erkrankungen wie einen Gehirntumor rechtzeitig zu erkennen oder auszuschließen,
→ auszuschließen, dass eine Entzündung des Gehirns oder der Gehirnhaut die Ursache für die Schmerzen ist,
→ bei sekundären Kopfschmerzen die Erkrankung zu finden und zu behandeln, die für die Kopfschmerzen verantwortlich ist.

Was Sie noch tun können

→ Sorgen Sie für genügend frische Luft und Sauerstoff, indem Sie Räume regelmäßig und gut lüften und öfter einen Spaziergang machen.
→ Bei sitzenden Tätigkeiten: Machen Sie regelmäßig Pausen und bewegen Sie sich. Einfache Bewegungsübungen können auch in Bürokleidung gut gemacht werden.

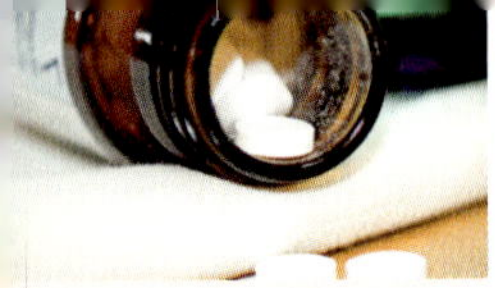

- Suchen Sie sich eine Sportart aus, die Ihnen Spaß macht. Ausdauersportarten sind gute Kopfschmerz-Killer.
- Sorgen Sie dafür, dass Sie genügend schlafen, das Schlafzimmer gut durchlüftet und nicht zu warm ist, Sie auf einer guten, maßgeschneiderten Matratze liegen und nicht durch Lärm gestört werden.
- Regelmäßig etwas Leichtes essen beugt Kopfschmerzen durch Unterzuckerung vor.
- Entspannungstechniken können sehr hilfreich sein.

Kopfschmerzen vom Spannungstyp

Der Kopfschmerz vom Spannungstyp ist mit Abstand die häufigste Kopfschmerzerkrankung, von der Männer und Frauen in gleicher Weise betroffen sind. Während sie früher im Kindesalter nicht auftraten, nimmt die Zahl der Kinder, die heute unter Kopfschmerzen vom Spannungstyp klagen, alarmierend zu.

Spannungskopfschmerzen können Minuten, Stunden oder Tage anhalten. Fast 60 Prozent der Betroffenen leiden an mindestens zwei Tagen im Monat unter ihnen. Treten die Kopfschmerzen hingegen an mehr als 15 Tagen im Monat auf, sprechen Ärzte von einer chronischen Kopfschmerzerkrankung. In der Regel handelt es sich um leichte bis mittelschwere Kopfschmerzen, die drückend und ziehend sind und sich auf beiden Seiten des Kopfes einnisten. Jedoch können die Schmerzen auch so stark sein, dass die Betroffenen nicht mehr arbeiten oder denken können. Besonders diese schwere Form des Spannungskopfschmerzes wird häufig mit der Migräne verwechselt. Oft deshalb, weil die meisten Menschen glauben, dass nur die Migräne starke Kopfschmerzen verursacht – und damit die Chance verspielen, ihre Kopfschmerzen wieder loszuwerden.

> Kopfschmerzen vom Spannungstyp haben meist eine Ursache, von der sie ausgelöst werden. Wird diese Ursache gefunden und beseitigt, verschwinden auch die Kopfschmerzen.

Die Unterscheidung zwischen Kopfschmerzen vom Spannungstyp und Migräne ist deshalb so wichtig, weil es sich um zwei unterschiedliche Erkrankungen handelt. Und während die Migräne bisher nicht heilbar

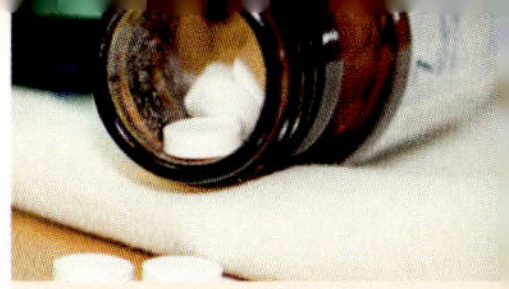

ist, können Spannungskopfschmerzen sehr oft geheilt werden, weil sie meistens das Symptom einer äußeren Ursache sind. Wird dieser ursächliche Faktor behoben, gehen auch die Kopfschmerzen weg. Lesen Sie hierzu auch:

➜ Kopfschmerzen, Seite 188
➜ Migräne, Seite 196
➜ Kater, Seite 185

INFO

Ursachen von Spannungskopfschmerzen

Eine wesentliche Ursache für Spannungskopfschmerzen sind Muskelverspannungen im Schulter-, Nacken-, Hals- und Kopfbereich. Diese können durch permanentes Zusammenbeißen der Zähne, durch falsche Körperhaltung, durch ungünstige Sitzpositionen z. B. am Schreibtisch, durch Schlafmangel oder durch zu wenig Ruhepausen verursacht werden. Weit häufiger ist jedoch psychosozialer Stress für die Kopfschmerzen verantwortlich. Probleme in der Partnerschaft oder im Beruf, Angst vor Arbeitslosigkeit, Zeitdruck, Hektik und finanzielle Sorgen schlagen nicht nur auf den Magen, sondern auch auf den Kopf. Mehr als zwei Drittel der Betroffenen leiden unter ausgeprägten psychischen Problemen wie Depressivität, Schlafstörungen oder Ängsten, die für die Kopfschmerzattacken verantwortlich sind.

Welches Schüßler-Salz kann angewendet werden?

Besonders beim Spannungskopfschmerz müssen immer der ganze Mensch und sein soziales Umfeld betrachtet werden. Als einzelne Beschwerde hat er keine Aussagekraft. Hilfe für die Wahl des richtigen Schüßler-Salzes bietet die jeweilige Ursache, die für den Kopfschmerz verantwortlich ist und behoben werden muss, da nur so die Kopfschmerzen nicht wieder auftreten. Hier einige Vorschläge zur Selbstbehandlung:

Beruhigt überreizte Nerven: Nr. 2 Calcium phosphoricum

Die Nr. 2 moduliert die Signalübertragung der Zellen und hat dadurch einen beruhigenden Einfluss auf die Tätigkeit von Muskeln und

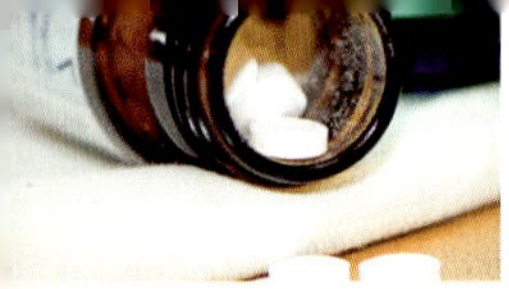

Nerven, die durch Stress überaktiv sind und Kopfschmerz auslösen. Gleichzeitig bewirkt Kalzium in den Gehirnzellen eine vermehrte Ausschüttung der Neurotransmitter (Botenstoffe) Serotonin und Noradrenalin, wodurch sich Depressionen und Ängste verbessern, die für den Spannungskopfschmerz verantwortlich sein können.

Mildert Erschöpfungszustände: Nr. 5 Kalium phosphoricum D6

In der Biochemie wird die Nr. 5 bei allen geistigen und psychischen Erschöpfungszuständen eingesetzt. Deshalb eignet sich das Salz besonders, wenn Spannungskopfschmerzen durch geistige Überanstrengung, ständige Überforderung oder Prüfungen hervorgerufen werden. Auch bei Kopfschmerz, der durch lang anhaltende emotionale Belastungen in der Partnerschaft, berufliches Mobbing sowie Umzug oder Scheidung hervorgerufen wird, ist Salz Nr. 5 die richtige Wahl.

Löst Verspannungen: Nr. 7 Magnesium phosphoricum D6

Schmerzreduzierend und zu hohe Aktivitäten der Muskulatur dämpfend: Mit diesen Eigenschaften ist Salz Nr. 7 unverzichtbar bei der Behandlung von Spannungskopfschmerzen. Einerseits mildert das Salz den Hauptauslöser für den Kopfschmerz, die Verspannungen der Muskulatur, die willentlich nicht mehr gelockert werden kann. Durch die Muskelentspannung nimmt die Kopfschmerzintensität deutlich ab. Andererseits reduziert Salz Nr. 7 die überaktive Reizweiterleitung, sodass die hohe Aktivität der Schmerzzentren abnimmt. Mit dem Ergebnis: Spannungskopfschmerzen lassen nach, egal wovon sie ausgelöst wurden.

Was Ihnen zusätzlich hilft

→ Psychotherapie: Geeignet ist die Verhaltenstherapie. Mit ihr werden alte, krankmachende Verhaltensweisen aufgedeckt und überwunden. Sie ist die Wahl bei der Behandlung von Depressionen, Ängsten, Panikstörungen und Burn-out-Syndrom, wenn diese den Kopfschmerz verursachen (siehe auch: Ängste Seite 140; Depressionen Seite 157, Panikstörungen Seite 211). Von einer Psychoanalyse ist hingegen abzuraten.

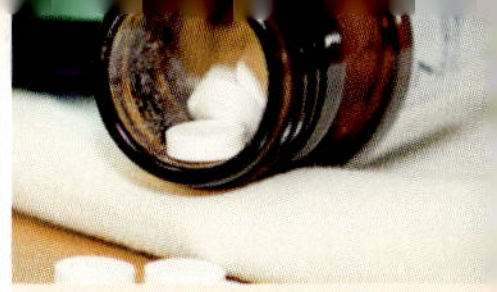

- Homöopathie: Nux vomica (Brechnuss) wirkt bei Kopfschmerz, der durch Ärger, Stress oder Schlafmangel verursacht wird. Bei Schulkopfschmerz hat sich Acidum phosphoricum Oligoplex bewährt.
- Heilkräuter: Arnika und Heublume wirken schmerzlindernd, ebenso Tees aus Augentrost, Baldrian, Lavendel, Melisse, Wacholder oder Waldmeister.
- Akupressur: Der kopfschmerzlindernde Punkt Hsi-san liegt direkt vor den Schläfen und etwa zwei Fingerbreit unterhalb des Endes der Augenbrauen. Beide Punkte gleichzeitig mit geschlossenen Augen kreisend massiert, lindert Spannungskopfschmerz.

INFO

Schulkopfschmerz

Immer mehr Kinder klagen über Kopfschmerzen, wenn sie in die Schule sollen oder aus ihr zurückkommen. Oft werden sie mit ihren Schmerzen nicht ernst genommen. Schulkopfschmerzen sind jedoch immer ein sehr ernstes Alarmzeichen dafür, dass ein Kind unter starkem psychischem und/oder sozialem Stress steht – und sich selbst nicht mehr zu helfen weiß, sondern auf die Hilfe Erwachsener angewiesen ist. Über- oder Unterforderung, Leistungsdruck, Angst vor Versagen und Strafe für schlechte Noten können ebenso die Ursache für die Kopfschmerzen sein wie soziale Ausgrenzung und ständige Hänseleien. Mit zunehmender Gewalt in den Schulen ist auch daran zu denken, dass ein Kind Opfer von anderen Schülern sein könnte, geschlagen, gepeinigt oder erpresst wird. In jedem Fall sollten Sie einfühlsam und konsequent aktiv werden, wenn Ihr Kind über Schulkopfschmerz klagt, und sich auf die Ursachenforschung begeben. Weder Schüßler-Salze noch Kopfschmerztabletten können Ihnen diese Aufgabe abnehmen, die unumgänglich ist, damit sich das Kind frei und unbelastet entwickeln.

Vorsicht: Wann Sie zum Arzt müssen

Kopfschmerz vom Spannungstyp bringt viel Detektivarbeit mit sich, bis der Auslöser gefunden wird. Bei dieser Arbeit kann Ihnen ein Kopfschmerzspezialist oder ein Psychotherapeut behilflich sein.

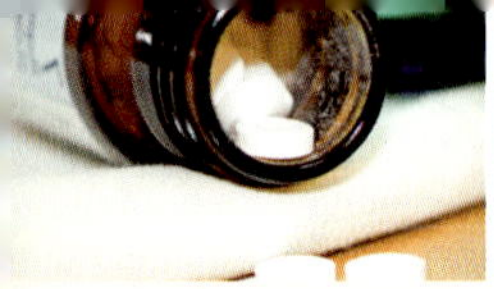

Zu einem Arzt sollten Sie auf jeden Fall gehen, wenn
- die Kopfschmerzen stark und heftig sind, um eine schwerwiegende Erkrankung auszuschließen,
- zusätzlich Fieber oder andere körperlichen Symptome auftreten,
- Sie unter Schlafstörungen leiden.

Zu einem Psychotherapeuten sollten Sie gehen, wenn Sie
- den Eindruck haben, mit dem Leben nicht mehr fertig zu werden,
- häufig unter Ängsten leiden,
- Konflikte in der Partnerschaft oder im Beruf nicht lösen können,
- sich ständig überfordert und mutlos fühlen,
- unter Depressionen leiden.

Was Sie noch tun können

- Bewegung an der frischen Luft reduziert den Spannungskopfschmerz. Gehen Sie deshalb viel spazieren.
- Ausdauersportarten sind ein wunderbares Mittel, Spannungskopfschmerzen vorzubeugen.
- Lernen Sie eine Entspannungstechnik. Entspannung beugt den Kopfschmerzen vor und mildert die Schmerzintensität.
- Machen Sie sich auf die Suche nach der Ursache für die Kopfschmerzen und versuchen Sie diese auszuschalten. Nur so können Sie Ihre Kopfschmerzen besiegen.
- Lösen Sie Probleme, bevor diese Sie krank machen. Dazu sind manchmal auch sehr radikale Schritte notwendig, wie den Arbeitsplatz zu wechseln oder eine Partnerschaft zu beenden.
- Achten Sie darauf, dass Sie genügend, aber nicht zu viel schlafen.

M

Migräne

Kaum eine Gruppe von Menschen wird so wenig ernst genommen wie Migränegeplagte. Obwohl ca. neun Millionen Bundesbürger unter dieser das ganze Leben belastenden Erkrankung leiden, glauben viele

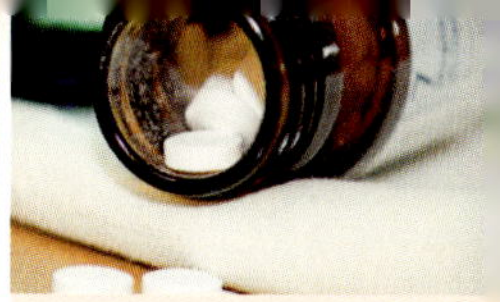

immer noch, dass Migräne lediglich eine Ausrede sei, um sich vor unangenehmen Situationen zu drücken.

Das Schlimmste an der Migräne sind Kopfschmerzattacken, die in der Regel einseitig als starker, pulsierender und pochender Schmerz auftreten. Begleitet werden die Kopfschmerzen üblicherweise von Übelkeit und Erbrechen sowie einer erhöhten Empfindlichkeit gegenüber Licht, Geräuschen und Gerüchen. Bei fast allen Betroffenen treten bereits vor der Migräneattacke Vorboten wie Heißhunger auf Süßes auf. Die Attacke selbst wird häufig von einer Aura eingeleitet, die sich mit optischen und akustischen Verzerrungen, sensorischen oder motorischen Störungen bemerkbar macht. Die Migräneattacke selbst kann zwischen wenigen Sunden und mehreren Tagen anhalten. Sie betrifft nicht nur den Körper, sondern auch sämtliche psychischen Systeme und schränkt in der Regel die Arbeitsfähigkeit erheblich ein.

> Migräne ist eine schwere, das ganze Leben belastende Kopfschmerzerkrankung. Migräneattacken werden häufig durch Trigger ausgelöst.

Der Migräneschmerz wird, so eine anerkannte Hypothese, von einer im Gehirn entstehenden Entzündung verursacht. Durch diese Entzündung »schwellen« die Blutgefäße des Gehirns und der Hirnhaut an und drücken auf die Nervenendigungen. Die Folge: Normale Ausdehnungen der Adern, die durch den Pulsschlag entstehen, verursachen den typischen pulsierenden, pochenden Migränekopfschmerz, der sich bei jeder Bewegung verschlimmert.

Weshalb es bei manchen Menschen zu einer Entzündung im Gehirn kommt, ist bisher noch nicht vollständig geklärt, doch scheinen auch hier die Gene eine wichtige Rolle zu spielen. Bekannt und bewiesen ist hingegen, dass die Migräneattacken von Triggerfaktoren ausgelöst werden können, die über Neurotransmitter (Botenstoffe) die Entzündungsreaktion im Gehirn in Gang bringen.

INFO

Triggerfaktoren

Die Ursache der Migräne ist eine Entzündung, Trigger können diese auslösen. Deshalb ist es für jeden Migränegeplagten wichtig, die Stoffe oder Situationen zu kennen, die bei ihm zu einer Migräneattacke führen. Dadurch wird der Erkrankung, die bisher nicht heilbar

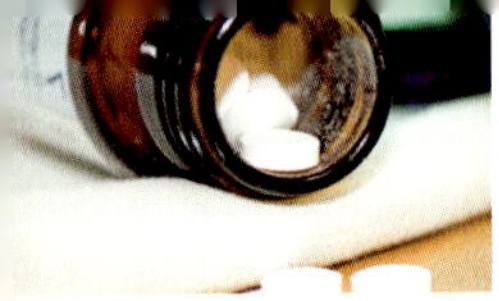

ist, viel von ihrem Schrecken genommen. Veränderungen im normalen Lebensrhythmus sind starke Trigger. Hierzu gehören schwankende Essens- und Schlafzeiten, emotionale und hormonelle Schwankungen, aber auch ein Wechsel des Arbeitsplatzes. Stress ist ebenfalls ein bedeutender Trigger. Und zwar dann, wenn seine Intensität wechselt, er nachgelassen oder zugenommen hat. Nahrungsmittel, besonders Meeresfrüchte und Frittiertes, aber auch Alkohol, Tee und Kaffee sind als Trigger bekannt. Die Liste ließe sich unendlich fortsetzen, denn letztendlich kann jeder und alles eine Migräneattacke anstoßen. Da hilft es nur, darauf zu achten, was man vor der Attacke gemacht, gegessen oder getrunken hat, um den Übeltäter zu finden.

Welches Schüßler-Salz kann angewendet werden?

Alle Salze, die bei Kopfschmerzen angewandt werden können, eignen sich auch für die Migränebehandlung. Die Nr. 10 ist jedoch das Hauptmittel bei Migräne. Zusätzlich können Sie einnehmen:

Beruhigt überreizte Nerven: Nr. 2 Calcium phosphoricum

Die Nr. 2 hat einen regulierenden Einfluss auf die Muskel- und Nerventätigkeit und beruhigt die überaktive Schmerzwahrnehmung der Nervenzellen. Bei Migräne wird sie am besten als »Heiße Zwei« mehrmals täglich eingenommen.

Kaliummangel: Nr. 4 Kalium chloratum D6

Die Nr. 4 behebt einerseits den Kaliummangel, unter dem die Gehirnzellen bei akuter Migräne leiden, und trägt andererseits dazu bei, dass vermehrt Abwehrzellen gebildet werden, die die Entzündung im Gehirn bekämpfen.

Magnesiummangel: Nr. 7 Magnesium phosphoricum D6

Magnesium hat sich als ein hervorragendes Mittel zur Vorbeugung und Behandlung der Migräne erwiesen. Zudem beruhigt das Nervensalz die Überaktivität der schmerzleitenden Nervenzellen und wirkt insgesamt beruhigend und schlaffördernd.

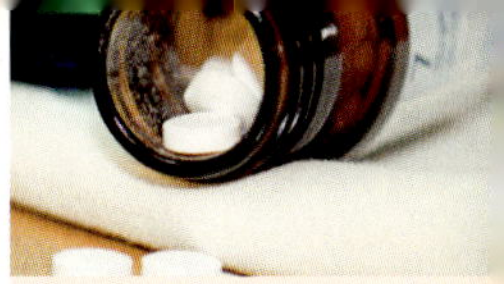

Natriummangel: Nr. 8 Natrium chloratum D6 und Nr. 10 Natrium sulfuricum D6

Beide Salze tragen dazu bei, den bei Migräne zu beobachtenden Natriummangel zu beheben. Als Wassermittel sorgen sie dafür, dass der intra- und extrazelluläre Wasserhaushalt im Entzündungsbereich des Gehirns wieder ins Gleichgewicht kommt und der schmerzverursachende Druck auf die Nervenenden nachlässt.

Was Ihnen zusätzlich hilft

- Homöopathie: Cyclamen Oligoplex ist eine Kombination, die zur Linderung von Schmerzattacken bei Migräne eingesetzt wird.
- Pfefferminzöl mit leichtem Druck auf Schläfen und Stirn reiben.
- Akupressur: Mit leichten Druck den kopfschmerzlindernden Punkt Hsi-san (liegt neben den Schläfen) kreisend massiert.

INFO

Wer weiß, was er hat, kann handeln

Kaum jemand kann Spannungskopfschmerz und Migräne auseinander halten. Dabei gibt es Unterscheidungsmerkmale: Während Spannungskopfschmerz bei Bewegung – vor allem an der frischen Luft oder beim Treppensteigen – deutlich nachlässt, nimmt der Kopfschmerz bei Migräne durch Bewegung zu. Ein weiterer Unterschied ist das Erbrechen: Bei Spannungskopfschmerz tritt es nie auf, bei Migräne sehr häufig.

Aber es kommt noch schlimmer. Viele Menschen leiden jahrelang unter Kopfschmerzen, ohne ihre Erkrankung zu kennen. Bei einer groß angelegten Untersuchung kam heraus: 73 Prozent wussten nicht, dass sie Migräne haben. Meist wurden Begriffe wie Druck-, Stress-, Wetter- oder Menstruationskopfschmerz genannt. Von den Menschen, die Kopfschmerz vom Spannungstyp hatten, bezeichneten lediglich zwei Prozent ihre Kopfschmerzen korrekt. Die anderen glaubten, sie hätten Migräne oder konnten ihren Kopfschmerz nicht benennen. Entsprechend chaotisch wird mit den Kopfschmerzen und ihrer Behandlung umgegangen.

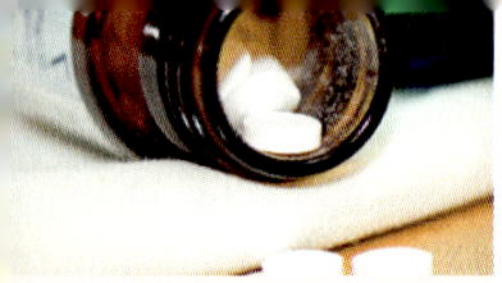

Vorsicht: Wann Sie zum Arzt müssen

Zu einem Kopfschmerzspezialisten sollten Sie gehen, um eine gründliche Untersuchung durchführen und eine exakte Diagnose stellen zu lassen. Darüber hinaus sollten Sie einen Arzt konsultieren, wenn

- → eine Migräneattacke zum ersten Mal auftritt, um andere Erkrankungen und einen Gehirntumor sicher auszuschließen,
- → sich die Symptome deutlich verändern,
- → Sie spezielle Migränemedikamente einnehmen wollen, da diese nur der Arzt verschreiben kann.

Was Sie noch tun können

- → Achten Sie auf Ihre Trigger und vermeiden Sie diese konsequent.
- → Verändern Sie Ihre Schlafenszeiten nicht, auch nicht am Wochenende. Stehen Sie auch dann zu Ihrer gewohnten Zeit auf, wenn Sie ausschlafen könnten, so vermeiden Sie die Wochenendmigräne.
- → Ausreichend Bewegung und viel Sport können Migräne vorbeugen.
- → Achten Sie auf eine kalium- und natriumreiche Ernährung.
- → Vermeiden Sie Stress, denn sobald er nachlässt, kann eine Migräneattacke auftreten.

N

Nasennebenhöhlenentzündungen

Schmerzen, ein dumpfes Druckgefühl im Bereich des Oberkiefers und direkt unter den Augen, aber auch Stirnkopfschmerzen, die sich anfühlen, als »würde einem der Schädel gespalten«, sowie ein allgemeines Krankheitsgefühl sind Zeichen für eine Nasennebenhöhlenentzündung (Sinusitis). In der Regel nimmt der Druckschmerz im Kopf zu, wenn dieser vornübergebeugt wird. Zudem ist die Nasenschleimhaut meist rot und geschwollen. Häufig tritt aus der Nase gelblich bis grünlich gefärbter, eitriger Schleim aus. Auch Fieber und Schüttelfrost können auftreten.

> Eine Nasennebenhöhlenentzündung (Sinusitis) kann in jeder der vier paarweise angeordneten Nebenhöhlen entstehen. Im schlimmsten Fall sind alle Höhlen betroffen.

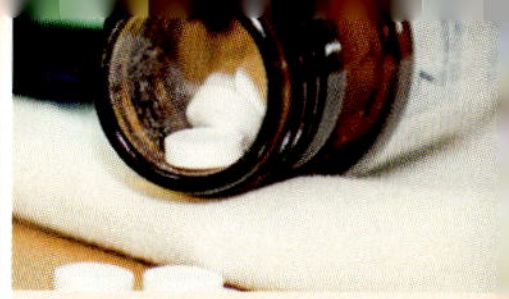

Zu einer Sinusitis kann es kommen, wenn die Verbindungsgänge von der Nasenhöhle zu den Nebenhöhlen nicht frei sind, sodass die Durchlüftung und der Schleimabfluss der Nasennebenhöhlen massiv beeinträchtigt werden. Dies ist beispielsweise der Fall, wenn die Nasenschleimhaut geschwollen ist, sei es durch Erkältungsschnupfen oder durch Heuschnupfen. Doch auch Polypen können die Verbindung von Nasen- und Nebenhöhle verschließen. Da die Flüssigkeit der Nebenhöhlen nicht mehr abfließen kann, können sich in diesem abgeschlossenen, warmen und feuchten Milieu eingedrungene Bakterien oder Viren ungehindert vermehren und die Schleimhäute entzünden, ohne dass sich der Körper dagegen wehren kann. Je nachdem, welche Nebenhöhlen betroffen sind, macht sich die Entzündung mit Druck- und Kopfschmerz bemerkbar. Eine Stirnhöhlenentzündung äußert sich vor allem im Stirnbereich, eine Siebbeinzellenentzündung verursacht Schmerzen zwischen und unter den Augen, und eine Kieferhöhlenentzündung macht sich mit Schmerzen unter den Augen, im Oberkiefer, als Zahnschmerzen und diffuser Druck- und Kopfschmerz bemerkbar. Lesen Sie hierzu auch:

→ Heuschnupfen, Seite 176
→ Erkältungskrankheiten, Seite 166

INFO

Die Nasennebenhöhlen

Im Knochenbereich, der an die Nase angrenzt, befinden sich die Nasennebenhöhlen, die sich zur Nasenhöhle hin öffnen. Jeweils links und rechts paarig angelegt, liegen hinter den Wangenknochen die Kieferhöhlen, zwischen Auge und Nase die Siebenbeinzellen, dahinter die Keilbeinhöhlen und direkt oberhalb der Augenbrauen die Stirnhöhlen. Die Nebenhöhlen sind mit einer Schleimhaut ausgekleidet, auf der schleimproduzierende Zellen mit ihren Zilien sitzen. Eindringende Fremdkörper, Bakterien oder Viren werden von diesen mit Schleim umpackt und von den Zilien über die Ausfuhrgänge in die Nasenhöhle befördert, sodass sie ausgeschieden werden können. Sind die Ausfuhrgänge jedoch verschlossen oder verengt, können Flüssigkeit und Schleim nicht mehr abfließen; die Erreger verbleiben in den Höhlen und rufen dort Entzündungen hervor.

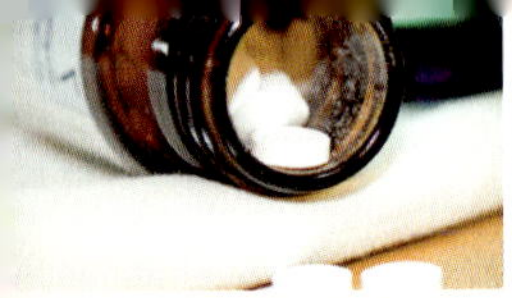

Welches Schüßler-Salz kann angewendet werden?

Die Behandlung einer Sinusitis verfolgt das Ziel, den Sekretabfluss aus den Nebenhöhlen zu verbessern und die Entzündung zum Ausheilen zu bringen. Entsprechend richten sich die Maßnahmen sowohl auf die Nasenschleimhaut als auch auf die Bekämpfung der von außen nicht zugänglichen Entzündung in den Nasennebenhöhlen.

Zwei auf einen Streich: Nr. 4 Kalium chloratum D6

Da eine Nasennebenhöhlenentzündung erst bemerkt wird, wenn eine Entzündung vorliegt, ist das Mittel der zweiten Entzündungsphase einzusetzen. Kaliumchlorid mit seiner entgiftenden Eigenschaft bindet die Krankheitskeime sowohl in der Nasenschleimhaut als auch in den Nasennebenhöhlen und unterstützt den Körper bei der Bekämpfung der Entzündungen. Zudem wirkt das Salz abschwellend, wodurch die Abflusswege zwischen Nasenhöhle und Nasennebenhöhlen wieder freier werden.

Ausscheidung von Krankheitserregern: Nr. 6 Kalium sulfuricum D6

Mit seinem starken Bezug zu den Schleimhäuten und als Mittel der dritten Entzündungsphase verhindert Salz Nr. 6 einerseits, dass die Entzündung der Nebenhöhlen einen chronischen Verlauf nimmt, andererseits unterstützt es die Ausscheidung von Krankheitserregern. Durch das Abschwellen der Schleimhäute werden nicht nur die Nase und die Verbindung zu den Nasennebenhöhlen wieder freier, sondern auch die sich stauende Flüssigkeit in den Nebenhöhlen kann wieder abtransportiert werden und gleichzeitig abfließen.

Löst Wasseransammlungen auf: Nr. 10 Natrium sulfuricum D6

Eine unterstützende Möglichkeit, die Flüssigkeitsansammlung in den Nebenhöhlen zu reduzieren, ist der Einsatz von Salz Nr. 10. Natriumsulfat ist in der Lage, verstärkt Wasser zu binden und dieses über die Ausscheidungsorgane zu entsorgen. Gleichzeitig wirkt der Sulfatanteil wie ein kräftiger »Besen«, der im Körper sauber macht. Mit diesen Eigenschaften kann Salz Nr. 10 die Flüssigkeitsansammlung und die Krankheitskeime sowohl in der Nase als auch in den Nasennebenhöhlen binden – und alles zusammen ausscheiden.

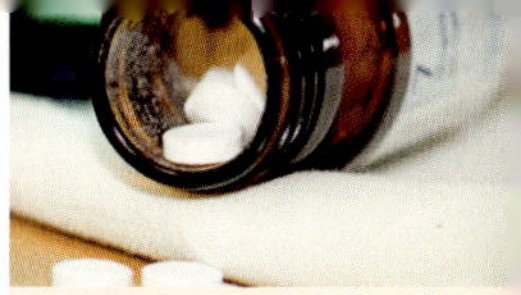

Entzündungshemmend: Nr. 11 Silicea D12

Mit seiner hohen Bindungskraft gegenüber Bakterien und Viren ist Silicea das Mittel der Wahl bei einer eitrigen Nasennebenhöhlenentzündung. Zudem unterstützt Salz Nr. 11 die Bildung von weißen Blutkörperchen, die die Entzündung der Schleimhäute in Nase und Nebenhöhlen wirkungsvoll bekämpfen.

Wenn der Eiter fließt: Nr. 12 Calium sulfuricum D6

Salz Nr. 12 kommt dann zum Einsatz, wenn die Verbindungswege zwischen Nasenhöhle und Nasennebenhöhlen wieder frei sind, sodass der durch die Entzündung gebildete Eiter abfließen kann. Kaliumsulfat hat zudem auf die betroffenen Schleimhäute eine reinigende Wirkung und unterstützt deren Heilungsprozess.

Ergänzungsmittel: Nr. 22 Calcium carbonicum D6

Das Ergänzungsmittel Nr. 22 wirkt zwar langsam, dafür aber nachhaltig bei chronischen Schleimhautentzündungen. Ein Behandlungsversuch mit diesem Salz sollte vor allem dann gemacht werden, wenn sich zusätzlich ein allgemeines Erschöpfungs- und Krankheitsgefühl eingestellt hat.

Was Ihnen zusätzlich hilft

→ Homöopathie: Das Komplexmittel Eupatorium Oligoplex hat eine ausgeprägte Wirkung auf die oberen Atemwege.
→ Heilkräuter: Dampfinhalationen mit ätherischen Ölen aus Pfefferminze, Fichte, Kiefer, Eukalyptus und Kampfer machen die Nase frei und öffnen die Verbindung zu den Nasennebenhöhlen.
→ Regelmäßige Nasenspülungen mit Salzwasser oder Wasser.

Vorsicht: Wann Sie zum Arzt müssen

→ Der Selbstbehandlung einer Nasennebenhöhlenentzündung sind enge Grenzen gesetzt, da sie leicht chronisch werden kann. Zu einem Hals-Nasen-Ohrenarzt sollten Sie unbedingt gehen, wenn

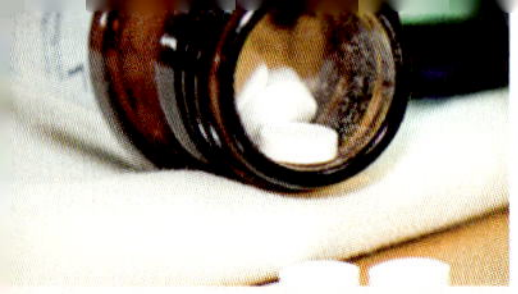

- die Selbstbehandlung nach 4–5 Tagen keinen Erfolg zeigt,
- starke Schmerzen und massive Druckgefühle auftreten,
- Fieber und Schüttelfrost vorliegen.

Was Sie noch tun können

- Sorgen Sie dafür, dass Ihre Nase möglichst immer frei ist. Also öfter einmal und vor allem richtig die Nase putzen. Dazu erst durch das eine Nasenloch und dann durch das andere schnäuzen.
- Da die Zahnwurzeln und die Kieferhöhlen sehr eng beieinander liegen, können die Zähne für eine Entzündung verantwortlich sein. Dies sollten Sie unbedingt von einem Zahnarzt abklären lassen.
- Alle Maßnahmen, die das Immunsystem stärken, sind jetzt besonders wichtig.

O

Obstipation

Von einer Obstipation oder Verstopfung wird dann gesprochen, wenn Stuhlgang nur selten oder unter größter Anstrengung möglich ist. Der Stuhl ist hart und kann nur durch massives Pressen ausgeschieden werden. Häufig bleibt das Gefühl zurück, dass der Darm nicht vollständig entleert wurde. Eine Verstopfung kann kurzzeitig auftreten, etwa durch Umstellung der Ernährung oder durch Bettlägerigkeit während einer Erkrankung. Sie kann jedoch auch eine chronische Form annehmen und monate- bis jahrelang anhalten.

> Eine akute Verstopfung ist kein Grund zur Besorgnis. Sie löst sich meist von selbst wieder auf, wenn man viel trinkt und sich ausreichend bewegt. Vollkornbrot, Obst und Gemüse sind ideal zur Vorbeugung und reichen vollkommen aus, um leichte Verstopfungen aufzulösen.

Die Hauptverursacher für eine chronische Verstopfung sind eine ballaststoffarme Ernährung und Bewegungsmangel. Doch auch zahlreiche Medikamente kommen als Ursache in Frage, ebenso Schilddrüsenunterfunktion und Darmträgheit. Letztere tritt vor allem bei älteren, geschwächten und ganz besonders bei bettlägerigen Menschen auf. Der Darm

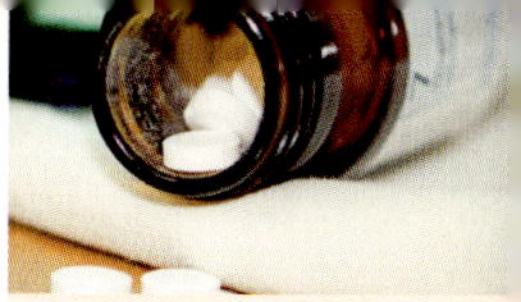

reagiert nicht mehr in adäquater Weise auf die Reize, die zu seiner Entleerung führen. Als vorübergehendes Phänomen ist dies auch bei einer Schwangerschaft und bei Personen zu beobachten, die den Stuhlgang gewohnheitsmäßig hinauszögern oder häufig Abführmittel und Klistiere verwenden.

INFO

Nicht immer ist es Verstopfung

Viele Menschen behandeln ihre vermeintliche Verstopfung jahrelang, ohne dass sie eine Verstopfung haben. Vielmehr unterliegen sie dem Irrtum, dass ein täglicher Stuhlgang normal sei. Dem ist aber nicht so. Täglicher Stuhlgang ist nicht notwendigerweise normal, und seltenere Darmentleerungen sind nicht unbedingt eine Störung. Vielmehr gibt es von Person zu Person sehr große Unterschiede. Manche Menschen haben lediglich ein bis zwei Mal in der Woche Stuhlgang, andere können zwei bis drei Mal am Tag ihren Darm entleeren. Bei manchen Menschen führt Stress zu Verstopfung, bei anderen zu Durchfall. Deshalb nicht gleich zu Abführmitteln greifen, sondern auf eine ballaststoffreiche Ernährung und viel Bewegung achten. Sie bringen den Darm auf ganz natürliche Weise auf Trab und beugen einer Verstopfung vor.

Welches Schüßler-Salz kann angewendet werden?

In erster Linie sind Salze zu wählen, die die Darmtätigkeit unterstützen, und solche, mit denen drohenden Mangelerscheinungen vorgebeugt werden kann.

Beugt vor und entgiftet: Nr. 5 Kalium phosphoricum D6

Salz Nr. 10 Natriumsulfat (Glaubersalz) wird traditionell als Abführmittel eingesetzt, auch wenn seine alleinige Einnahme nicht immer unproblematisch ist. Besonders dann, wenn Natriumsulfat in höherer Dosis eingenommen wird, ist die gleichzeitige Einnahme von Salz Nr. 5 notwendig, um einem Kaliummangel vorzubeugen. Zudem wirkt Kaliumphosphat ausgleichend auf die Muskeltätigkeit der Darmwände ein und unterstützt den Körper bei der Entgiftung.

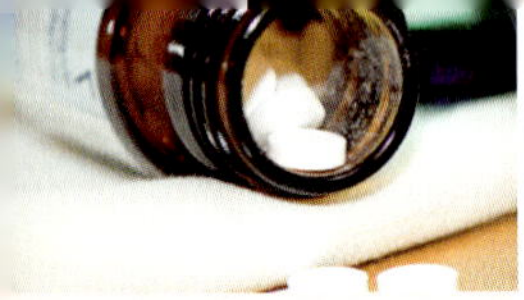

Regt die Darmbewegung an: Nr. 10 Natrium sulfuricum D6

Glaubersalz regt die Tätigkeit des Darms an und aktiviert eine zu träge Darmbewegung. Da das Salz Nr. 10 zudem in der Lage ist, verstärkt Wasser zu binden, kann es den harten und zu »trockenen« Stuhl »durchfeuchten« und wieder weicher machen, sodass er leichter ausgeschieden werden kann.

Was Ihnen zusätzlich hilft

- Homöopathie: Hier wird vor allem das Komplexmittel Plumbum aceticum Oligoplex bei der Selbstmedikation eingesetzt.
- Heilkräuter: Sennesblätter, Cascararinde, Rhabarberwurzel und Rizinusöl regen die Muskelkontraktion der Darmwände an. Sie können jedoch gleichzeitig Bauchkrämpfe verursachen und bei längerfristiger Einnahme zur Darmträgheit führen. Deshalb sollten sie nie länger als 1–2 Wochen eingenommen werden.
- Auch die Einnahme meherer Teelöffel von reinem Olivenöl hat sich als sehr hilfreich erwiesen.
- Klistiere mit 50 bis 80 ml Wasser oder Salzlösung lösen den harten Stuhl, der den Ausgang verstopft.
- Bittersalz und Glaubersalz (Natriumsulfat) sind bewährte Abführmittel, weil sie viel Wasser in den Dickdarm hineinziehen und dadurch das Stuhlvolumen vergrößern und weicher machen. Allerdings kann hierdurch ein Kaliummangel entstehen.

Vorsicht: Wann Sie zum Arzt müssen

Eine Verstopfung lässt sich in der Regel sehr gut selbst behandeln. Zu einem Arzt sollten Sie aber dann gehen, wenn

- die Selbstbehandlung nach zwei bis drei Tagen keinen Erfolg zeigt,
- Sie starke Schmerzen im Bauch haben oder Fieber auftritt, da dies ein Hinweis auf eine ernst zu nehmende Erkrankung wie etwa eine Blinddarmentzündung sein kann,
- eine Verstopfung ohne ersichtlichen Grund immer wieder auftritt und Sie sich dadurch massiv gesundheitlich beeinträchtigt fühlen.

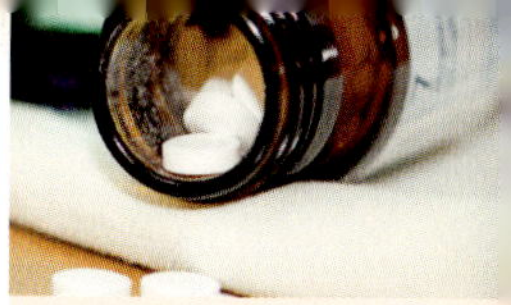

Was Sie noch tun können

- Abführmittel sollten auf keinen Fall über längere Zeit eingenommen werden, da sie selbst zu Verstopfung und Darmträgheit führen können.
- Die beste Vorbeugung und Behandlung von Verstopfung sind und bleiben eine ballaststoffreiche Ernährung und viel Bewegung.
- Häufig entsteht eine Verstopfung, weil viel zu wenig getrunken wurde. Damit im Darm genügend Flüssigkeit vorhanden ist, die den Stuhl weich und geschmeidig macht, müssen Sie sehr viel trinken. Zwei bis drei Liter kalorienfreie Flüssigkeit am Tag sollten es schon sein.
- Gemüse und Obst liefern nicht nur jede Menge Ballaststoffe, sondern gleichzeitig auch viel Flüssigkeit.
- Vollkornprodukte regen die Darmtätigkeit an, während Produkte aus hellem Weizenmehl oder mit hohem Zuckergehalt eine Verstopfung begünstigen.
- Weizenkleie und Leinsamen sind sehr ballaststoffreich, aber mit Vorsicht zu genießen. Wird zu viel eingenommen oder nicht wirklich viel getrunken, wirken sie verstopfend und können sogar zu einem Darmverschluss führen.

Osteoporose

Der Verlust an Knochenmasse und -dichte wird Osteoporose genannt. Sie beginnt ganz harmlos und von den Betroffenen genauso unbemerkt wie der normale Knochenumbauprozess, der lebenslang stattfindet. Bei der Osteoporose ist jedoch das natürliche Gleichgewicht zwischen Knochenabbau und Knochenaufbau gestört. Es wird weit mehr Knochenmasse abgebaut, als dies bei einem normalen Alterungsprozess der Fall ist. Dadurch verliert das Skelett seine Stützfunktion und kann keine Mineralstoffe mehr speichern. Wird nichts unternommen, geht die Zerstörung der kleinen Knochenbälkchen im Knocheninneren so lange weiter, bis sie die äußere Knochenschicht nicht mehr stabil halten

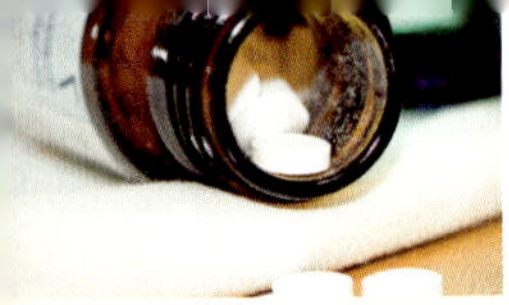

können. Die Knochen werden dünn und starr und brechen. Und sie brechen besonders leicht an den Stellen, wo sie viel Druck aushalten müssen, wie beispielsweise an der Wirbelsäule. Der erste Bruch eines Wirbelsäulenkörpers wird oft nicht bemerkt oder als normale Rückenschmerzen fehlgedeutet, ihm folgen jedoch wie beim Dominoeffekt schnell weitere Wirbelbrüche. Ein »Witwenbuckel« und lebenslange chronische Schmerzen sind die Folge. Aber nicht nur Wirbelkörper brechen, sondern sehr häufig kommt es zu einem Bruch der Hüfte (Oberschenkelhalsbruch). Witwenbuckel, Hüft- und Handgelenksbrüche sind also lediglich das traurige Ende einer jahrelang schleichend verlaufenden Erkrankung, die in den meisten Fällen nicht bemerkt und behandelt wird.

Weshalb bei manchen Menschen die Knochenmasse schneller abgebaut wird, ist bisher nicht eindeutig geklärt. Man weiß allerdings, dass es bei Frauen nach der Menopause durch Wegfall der Östrogene zu einem deutlich schnelleren Knochenmasseverlust kommt. Besonders gefährdet sind Fraue, in deren Familie bereits Osteoporose aufgetreten ist.

INFO

Umbauprozess im Knocheninneren

Unsere Knochen sind keine tote Substanz. Während unseres ganzen Lebens werden sie in einem Stoffwechselprozess um-, auf- und abgebaut, repariert und erneuert. Osteoklasten, das sind große und bewegliche Zellen, »fressen« die Oberfläche der feinen Bälkchen der Mikrostruktur im Inneren des Knochens an. Im Anschluss an die Osteoklastenaktivität beginnen die Knochenaufbau-Zellen, die Osteoblasten, mit dem Knochenbildungsprozess. Auf diese Weise werden alte Knochenstrukturen durch neue ersetzt, Brüche »repariert« und unterschiedliche Skelett-Belastungen ausgeglichen. Gerät die Balance des Ab- und Aufbaus des Knochens aus dem Gleichgewicht und überwiegt der Knochenabbau, werden die feinen Bälkchen zerstört. Dadurch verliert der Knochen seine Elastizität, und das Risiko für einen Knochenbruch steigt. Bemerkt wird die Osteoporose erst dann, wenn die Wirbelkörper brechen und dadurch Schmerzen entstehen oder es zu Oberschenkelhalsfrakturen (Hüftbrüchen) kommt, die häufig nicht wieder vollständig ausheilen.

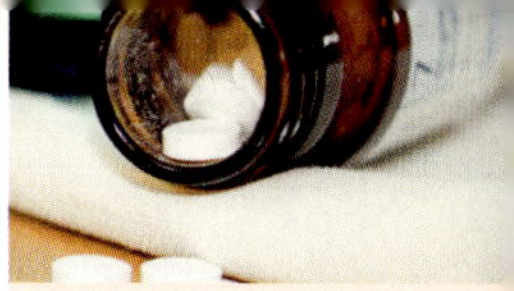

Welches Schüßler-Salz kann angewendet werden?

Salz Nr. 1 Calcium fluoratum, Salz Nr. 2 Calcium phosphoricum, Salz Nr. 7 Magnesium phosphoricum und Salz Nr. 11 Silicea sind die Schüßler-Salze, die Sie zur Vorbeugung einer Osteoporose besonders gut einsetzen können. Sie eignen sich zudem hervorragend als begleitende Behandlung zu einer ärztlichen Osteoporose-Therapie. Vorbeugend oder therapiebegleitend sollten täglich 4–6 Tabletten gelutscht werden.

Knochenhülle: Nr. 1 Calcium fluoratum D12

Calcium fluoratum macht verhärtete Strukturen weicher und regt die Zellen an, die Knochenhülle wieder aufzubauen. Zudem gleicht das Salz einen Mangel an Kalzium aus, das unverzichtbar für den Knochenaufbau ist.

Knochenmatrix im Innern: Nr. 2 Calcium phosphoricum D6

Die Nr. 2 ist das wichtigste Aufbaumittel der Biochemie und sorgt für die Festigkeit und Elastizität der Knochen. Das Salz gleicht einerseits einen Kalziummangel aus und regt andererseits die Osteoblasten an, ihre Knochenaufbauarbeit im Inneren der Knochen wieder aufzunehmen, sodass die feine Struktur der Knochen erhalten bleibt.

Muskulatur: Nr. 7 Magnesium phosphoricum D6

Rund 60 Prozent des im Körper vorhandenen Magnesiums sind in den Knochen und den Zähnen gespeichert. Salz Nr. 7 gleicht hier Mangelsituationen aus und kurbelt den Knochen-Stoffwechsel an. Als basenbindendes Mineral wirkt Salz Nr. 7 ausgleichend auf die Muskulatur ein und lindert Verspannungsschmerzen, die häufig von einer Osteoporose verursacht werden.

Äußere Umgebung: Nr. 11 Silicea D12

Die Nr. 11 verleiht den Knochen Festigkeit und verbessert die Knochen- und Gelenkernährung. Zudem verlangsamt das Salz natürliche Alterungserscheinungen wie Muskelabbau oder Bänder- und Sehnenschwäche, sodass diese weiterhin das Skelett kräftig stützen können, wodurch das Risiko für Knochenbrüche sinkt.

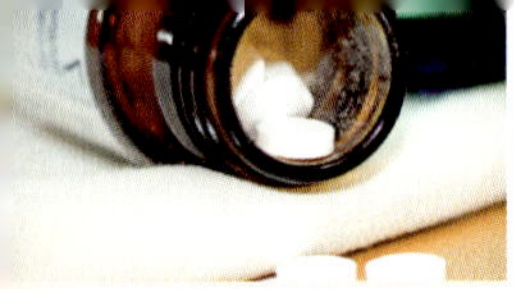

Was Ihnen zusätzlich hilft

- Homöopathie: Begleitend kann Symphytum offinale eingenommen werden, da es bei Osteoporose und Verletzungen des Skelettsystems ein gutes Heilmittel ist.
- Salben, die Beinwellwurzel enthalten, eignen sich für die äußere Anwendung. Beinwellwurzel ist schmerzlindernd und wirkt heilend auf den Knochen ein.
- Traubensilberkerze hat eine östrogenartige Wirkung und kann dadurch nicht nur Osteoporose vorbeugen, sondern auch klimakterische Beschwerden lindern. In Tees wird die Traubensilberkerze meist in verschiedenen Mischungen angeboten. Als Extrakt eingenommen, sollten die Einnahme und Dosierung in Absprache mit dem Arzt erfolgen.
- Täglich 800 mg Kalzium ist nach Ansicht von Ernährungswissenschaftlern für die Versorgung der Knochen ideal. Kann dies nicht über die Ernährung abgedeckt werden, sollten Kalziumpräparate eingenommen werden.
- Vitamin D-Präparate können eine ausreichende Versorgung auch in der Winterzeit sicherstellen, wenn die in Nordeuropa übliche Sonnenbestrahlung für die körpereigene Vitamin-D-Produktion nicht mehr ausreicht.

INFO

Klassische Osteoporose-Behandlung

Prävention und Behandlung der Osteoporose stehen auf drei Säulen. Die erste ist die Ernährung. Die zweite Säule stellt ein Bewegungsprogramm in Form eines Muskeltrainings dar, das die Knochen anregt, wieder Knochenmasse aufzubauen. Die dritte ist die medikamentöse Therapie. Die Einnahme von Kalzium und Vitamin D wird heute als Basis-Behandlung durchgeführt, weil damit nachweislich das Knochenbruchrisiko gesenkt werden kann. Bei ersten Brüchen an der Wirbelsäule oder bei Feststellung von Osteoporose, kann der Arzt auch Medikamente einsetzen. Diese unterstützen die Zellen darin, die Bälkchen im Inneren der Knochen aufzubauen, sodass der Knochen wieder beweglicher und fester wird.

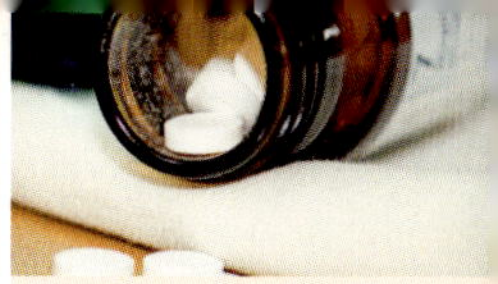

Vorsicht: Wann Sie zum Arzt müssen

Die Behandlung einer Osteoporose gehört grundsätzlich in die Hand eines Arztes. Diesen sollten Sie aufsuchen, wenn Sie

- ständig unter starken Rückenschmerzen leiden,
- den Verdacht haben, dass ein Wirbelkörper eingebrochen ist.
- zu Ihrer eigenen Sicherheit eine Knochendichtemessung durchführen lassen wollen.

Was Sie noch tun können

- Die einfachste und kostengünstigste Vorbeugung gegen Osteoporose: eine kalziumreiche Ernährung und viel Bewegung.
- Milch und Milchprodukte, aber auch Grünkohl, Brokkoli und Brunnenkresse sind optimale Kalziumlieferanten.
- Kalziumräuber wie Zigaretten, Alkohol oder Cola-Getränke sollten Sie weitgehend vermeiden, ebenso Wurst und Fleischwaren, die Phosphate enthalten, da Phosphat den Knochenabbau fördert.
- Vitamin D3 sorgt dafür, dass Kalzium durch die Darmwand ins Blut schlüpfen kann. Dieses Vitamin kann der Körper mit Hilfe des Sonnenlichts selbst herstellen, deshalb sollten Sie sich viel im Freien aufhalten und bewegen. Im Winter allerdings reicht in unseren Breitengraden die Intensität der Sonnenstrahlen nicht aus, dass der Körper ausreichend Vitamin D bilden kann.
- Vermeiden Sie Sportarten, die das Skelett stark belasten. Wählen Sie stattdessen moderate Ausdauersportarten wie Schwimmen, Walken, Nordic Walking oder Radfahren.

Panikstörung

Sie kommen aus heiterem Himmel, sind unvorhersehbar und unkontrollierbar: Panikanfälle mit schweren Angstattacken. Typisch für sie ist, dass sie ganz plötzlich beginnen, im Durchschnitt 30 Minuten anhal-

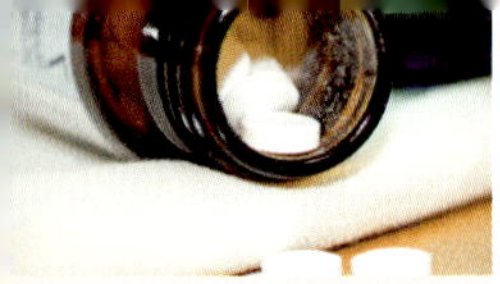

> Eine Panikstörung ist gekennzeichnet durch schwere Angstattacken, die ganz plötzlich auftreten und genauso schnell wieder abklingen. Was bleibt, ist die Angst vor der Angst, die häufig dazu führt, bestimmte Situationen zu vermeiden.

ten und sich mit einer Vielzahl an unangenehmen Symptomen bemerkbar machen. Hierzu gehören u. a. Herzklopfen, Brustschmerzen, Erstickungsgefühle, Hyperventilation, Schweißausbrüche, Kreislaufbeschwerden, Herzrasen, Magen-Darm-Beschwerden und Schwindel. Fast immer kommt die Furcht hinzu, gleich zu sterben, zu ersticken, ohnmächtig oder verrückt zu werden. Genauso schnell, wie die Panikattacke kommt, verschwindet sie wieder. Was jedoch bleibt, ist die »Angst vor der Angst«, die Furcht vor einer erneuten Attacke. Tritt eine solche Panikattacke zum ersten Mal in einer bestimmten Situation auf, wie im Kaufhaus, auf einem Aussichtsturm, im Bus oder Flugzeug, führt dies meist dazu, diese Situation fluchtartig zu verlassen, mit dem Effekt, dass die Angstattacke sofort abklingt. Ist die Flucht nicht möglich, steigert sich die Angstattacke bis zur Unerträglichkeit. Um sich einer solchen Panikattacke nicht erneut auszusetzen, werden die Panik auslösenden Situationen gemieden. In der Fachsprache wird

INFO

Sozialphobie

Während Agoraphobiker vor allem Angstattacken fürchten und die dahinter stehende Lebensgefahr vermeiden wollen, ist die zentrale Befürchtung bei Menschen, die unter einer Sozialphobie leiden, die negative Bewertung durch ihre Mitmenschen. Sie haben Angst, sich zu blamieren, sie befürchten zu versagen, sich lächerlich zu machen oder sich ungeschickt zu verhalten. Ständig kreisen ihre Gedanken um diese Furcht, und sie vermeiden Situationen, in denen sie mit Menschen zu tun haben und einer möglichen Bewertung ausgesetzt sind. Sie gehen nicht durch ein Restaurant, weil sie befürchten, von allen angestarrt zu werden; sie nehmen Einladungen zum Essen nicht an, weil ihnen dort ein Glas umfallen könnte; sie vermeiden es, in der Öffentlichkeit zu essen, weil sie die Bewertung fürchten. Öffentliches Sprechen ist für sie fast genauso unmöglich, wie im Mittelpunkt einer Party zu stehen. Dabei würden sie diese Sachen sehr gerne tun, doch die Furcht vor der unterstellten negativen Bewertung hindert sie, ihre Wünsche umzusetzen.

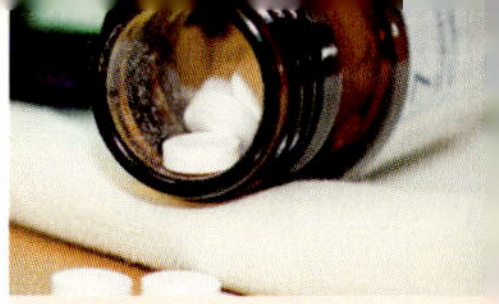

die sich hieraus entwickelnde Panikstörung Agoraphobie genannt. Mit diesem weit gefassten Begriff wird ausgedrückt, dass Panikanfälle in allen Situationen auftreten können, die sich auf einen Ort beziehen. Das können enge, aber auch weite Räume sein, große Höhen oder Höhlen, Flugzeuge und das eigene Auto genauso wie Restaurants und Kaufhäuser. Da Angst in der Lage ist, zu generalisieren, und von einer Situation auf andere übertragen wird, schränkt sich das Leben von Agoraphobikern immer mehr ein. Im Extremfall kann dies so weit gehen, dass sie das Haus oder ein Zimmer nicht mehr verlassen können, weil sie in allen anderen Situationen eine Panikattacke befürchten und auch bekommen. Lesen Sie dazu auch:

→ Ängste, Seite 140
→ Zwangsstörung, Seite 242

Welches Schüßler-Salz kann angewendet werden?

Schüßler-Salze sind bei Panikstörungen als begleitende Maßnahme sehr sinnvoll, aber als alleinige Behandlung nicht ausreichend. Wenn Sie unter Panikstörungen leiden, sollten Sie unbedingt einen Psychologen aufsuchen und eine Psychotherapie machen. Hilfreich können folgende Salze sein:

Botenstoffe: Nr. 1 Calcium fluoratum D12 und Nr. 2 Calcium phosphoricum D6

Aus medizinischer Sicht ist die Serotoninkonzentration im synaptischen Spalt der Neurone dafür verantwortlich, ob ein Mensch sich gut fühlt, ängstlich oder depressiv ist. Schütten die Neurone genügend von diesem Botenstoff aus, hat dies zur Folge, dass die Angst abnimmt. Damit die Neurone überhaupt den Botenstoff Serotonin ausschütten, muss Kalzium in das Neuron gelangen. Erst der Einstrom von Kalzium führt dazu, dass die in Vesikeln gespeicherten Botenstoffe in den synaptischen Spalt gelangen.

Das Salz für die Psyche: Nr. 5 Kalium phosphoricum D6

Für die schnelle Weiterleitung von Reizen über die Nervenbahnen und im Gehirn sind Kalium- und Natriumionen unerlässlich. Während die

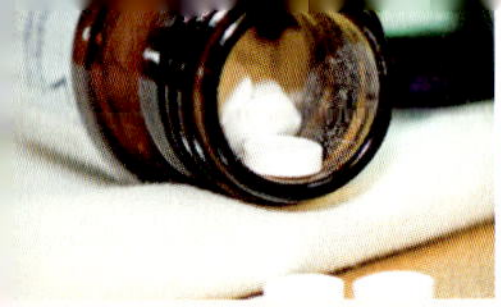

Natriumionen die Zellhüllen so aufladen, dass ein Aktionspotential entsteht, sorgen die Kaliumionen dafür, dass die Zelle zurück in den Ruhezustand gelangt. Da bei einer Angststörung das ganze System ständig »feuert«, braucht es viel Kalium, um es wieder zu beruhigen. Das Salz Nr. 5 unterstützt diese »Beruhigung« der überaktiven Nerven.

Entspannt die Muskeln: Nr. 7 Magnesium phosphoricum D6

Angst und Panik führen über das unwillkürliche Nervensystem dazu, dass sich die Muskeln des ganzen Körpers anspannen. Hält diese Situation länger an, kommt es zu Verspannungen, besonders der Muskeln von Schulter, Nacken und Rücken. Die Nr. 7 wirkt hierauf regulierend ein und entspannt die gesamte Muskulatur.

Ergänzungsmittel: Nr. 13 Kalium arsenicosum D6

Auch diese Kaliumverbindung ist sehr gut geeignet, die Nervenzelltätigkeit zu regulieren und dadurch Angstanfälle zu reduzieren. Zudem wirkt das Salz günstig auf nervös bedingtes Herzklopfen ein, wodurch die Anzeichen der Angst gemildert werden.

Welche Psychotherapie hilft?

Bei einer Psychotherapie denken die meisten Menschen zuerst an Freud und seine Couch. Dabei hat sie weit mehr und Besseres zu bieten, wenn es um Panikstörungen geht, als die Psychoanalyse. Besonders erfolgreich zur Behandlung der Agoraphobie ist eine Psychotherapie nach dem Flooding-Prinzip, auch Reizüberflutung oder Reizkonfrontationsverfahren genannt. Mit ihr können schnelle und dauerhafte Erfolge erzielt werden, wie viele Studien und Untersuchungen eindrucksvoll belegen. Ein wichtiges Prinzip dieser Therapieform ist, dass die Betroffenen nach einer entsprechenden Vorbereitungsphase in therapeutischer Begleitung die Situationen aufsuchen, die für sie besonders panikauslösend sind, und so lange in dieser Situation bleiben, bis die Angst abgenommen hat. Erst dadurch kann sich die Angst nicht mehr selbst verstärken, sodass wieder neue Erfahrungen gemacht werden können. Und diese sind durchweg positiv, denn letztendlich haben sich alle Befürchtungen und die Todesangst als unbegründet herausgestellt.

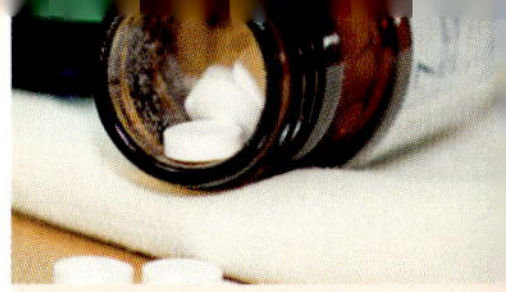

Dieses Therapieprinzip wird häufig auch bei der sozialen Phobie angewandt. Hier spielen jedoch auch die Gruppentherapie und das Rollenspiel eine ebenso wichtige Rolle. Im geschützten Rahmen einer Gruppe können angstbesetzte Situationen analysiert, Ängste hinterfragt und neue Verhaltensweisen erprobt werden.

INFO

Was bringen Medikamente?

Viele Ärzte verschreiben heute gegen Angststörungen ein Medikament. Nach wie vor werden Benzodiazipine verordnet, die nachweislich abhängig machen. Und ein Medikamentenentzug ist weit schlimmer als ein Alkoholentzug. Auch trizyklische Antidepressiva wirken angstreduzierend, aber sie machen müde, viele fühlen sich »wie unter einer Glocke« und können ihren Alltag nicht mehr bewältigen. Manche Ärzte verschreiben deshalb Neuroleptika, die in der Langzeitbehandlung jedoch motorische Störungen wie Zuckungen verursachen, die dann kaum noch zu behandeln sind. Seit einigen Jahren sind Serotonin-Wiederaufnahme-Hemmer (SSRI), die zur Behandlung von Depressionen eingesetzt werden, auch zur Therapie von Angststörungen zugelassen. SSRI haben zwar auch Nebenwirkungen, die aber bei weitem nicht so dramatisch sind, wie die der älteren Substanzen. Wer Medikamente einnimmt, sollte sich im Klaren sein: Sie wirken erst nach einiger Zeit und nur bei manchen Menschen, sie haben meist Nebenwirkungen und wenn sie abgesetzt werden, treten die Angstsymptome in der Regel wieder auf.

Vorsicht: Wann Sie zum Arzt müssen

Ein Hausarzt kann eine Panikstörung meist weder richtig diagnostizieren noch angemessen behandeln. Trotzdem sollten Sie ihn aufsuchen, um abklären zu lassen, ob

- eine organische Ursache oder Krankheit die Panikattacken auslöst,
- eine Herzerkrankung vorliegt, deren Symptome falsch interpretiert werden
- die Nebenwirkung eines Medikaments, das sie einnehmen, für die Panikanfälle verantwortlich sein könnte.

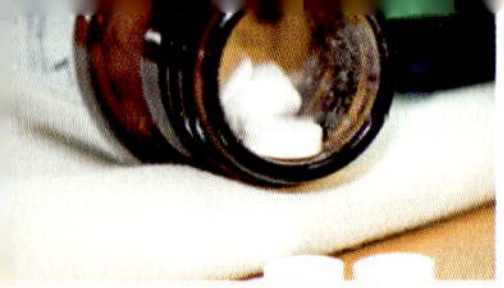

Was Sie noch tun können

- Erlernen Sie in den panikfreien Zeiten die progressive Muskelentspannung nach Jacobson, denn diese können Sie, anders als das Autogene Training, auch bei Panikanfällen gut einsetzen, um die Muskeln während der Angstattacke zu entspannen.
- Versuchen Sie Ihr inneres Erregungsniveau möglichst niedrig zu halten. Empfehlenswert sind ausreichende und regelmäßige Bewegung, Yoga und anderen aus Asien bekannten Entspannungstechniken und Kampfsportarten.
- Verstärken Sie nicht die Angst vor der Angst, indem Sie sich zwingen, Situationen aufzusuchen, die Panikanfälle auslösen, um dann festzustellen, dass Sie es doch nicht aushalten. Dadurch wird die Angst immer schlimmer.

Pilzerkrankungen

Grundsätzlich werden die Pilze, die beim Menschen eine Erkrankung (medizinisch Mykose) hervorrufen können, in drei verschiedene Pilzfamilien eingeteilt: Fadenpilze (Dermatophyten), Hefepilze (Candida) und Schimmelpilze.

Die meisten Haut- und Nagelpilzerkrankungen werden durch Dermatophyten verursacht. Dermatophyten finden an der Körperoberfläche ideale Lebensbedingungen: Sie mögen die in Haut, Haaren und Nägeln vorhandene Hornsubstanz, das Keratin. Außerdem lieben sie schweißfeuchte und warme Regionen wie Zehenzwischenräume, Leistenbeugen, Hautfalten und Achseln. In diesem feucht-warmen Treibhausklima können sie prächtig gedeihen und sich ausbreiten.

> Eine Pilzinfektion (Mykose) wird meist von Dermatophyten oder dem Hefepilz Candida albicans ausgelöst. Mykosen lassen sich gut behandeln und heilen in der Regel vollständig aus.

Bei den Hefepilzen ist vor allem Candida albicans für Infektionen verantwortlich. Auch dieser Pilz liebt es warm und feucht. Bei vielen Menschen lässt er sich im Magen-Darm-Trakt nachweisen, ohne dass es zu einer Candida-Infektion (Candidose) kommt,

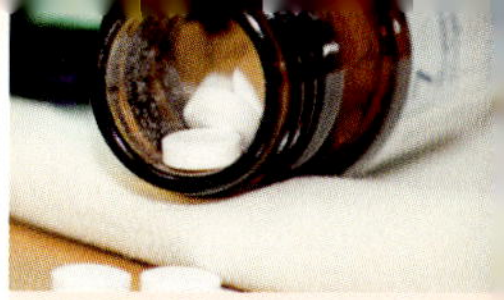

weil er in einem ausgewogenen Gleichgewicht mit allen anderen Mikroorganismen lebt. Wird dieses Gleichgewicht jedoch gestört oder das Immunsystem geschwächt, kann es zu einer übermäßigen Ausbreitung des Hefepilzes und zu einer Candidose der Haut, des Magen-Darm-Trakts, des Mund- und Rachenraums sowie in der Vagina kommen.
Schimmelpilze befallen in der Regel nicht die Haut, sondern haben sich als sehr gefährlich für die Schleimhäute der Atmungsorgane herausgestellt. Sie werden für Asthma und viele allergische Reaktionen verantwortlich gemacht.
Eine Pilzinfektion macht sich mit starkem Juckreiz, brennender, geröteter, schmerzhafter und entzündeter Haut bemerkbar. Sind die Nägel befallen, werden diese dicker und brüchig. Ein Befall des Magen-Darm-Trakts kann sich mit Bauchschmerzen und Blähungen äußern, eine Pilzinfektion der Vagina geht mit massivem Juckreiz und Ausfluss einher.

INFO

Bestens geschützt

Pilze, so besagt eine alte Regel, bekommt man nicht, man »holt« sie sich. Doch einem gesunden Organismus mit einem intakten Abwehrsystem können Pilze nichts anhaben. Wirkungsvolle Wächter tun unermüdlich ihren Dienst. Bakterien auf der Haut und den Schleimhäuten, aber auch der Säureschutzmantel der Haut sorgen dafür, dass Pilze nicht in die Haut eindringen können, sondern sofort vernichtet werden. Sollte es einem Übeltäter dennoch gelingen, diese Wachsysteme zu überlisten, bekommt er es mit dem Immunsystem zu tun, das ihn massiv angreift und zerstört. Ist die Haut jedoch geschädigt oder das Abwehr- und Immunsystem geschwächt, können sich Pilze und Bakterien leicht ansiedeln und ausbreiten.

Welches Schüßler-Salz kann angewendet werden?

Pilzinfektionen können mit Schüßler-Salzen begleitend zu einer Anti-Pilztherapie im Doppelpack behandelt werden: von Innen und von außen. Begleitend zur Tabletteneinnahme wird die jeweilige Funktionssalbe oder ein entsprechender Tablettenbrei direkt auf die betroffenen Stellen aufgetragen.

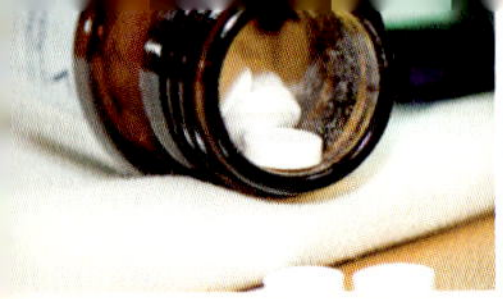

Stärkt die Haut: Nr. 6 Kalium sulfuricum D6

Der Schwefelanteil des Salzes Nr. 6 bekämpft das Pilzgeflecht, das sich in Haut- oder Schleimhäuten eingenistet hat. Gleichzeitig unterstützt es die gesunden Hautzellen in ihrer Funktion und bei der Zellerneuerung durch seine Fähigkeit, sie mit Sauerstoff zu beliefern.

Bei Darmbefall: Nr. 10 Natrium sulfuricum D6

Hat sich eine Candidose im Darm entwickelt, unterstützt Salz Nr. 10 die Ausscheidung der Hefepilze, da es die Darmtätigkeit anregt. Gleichzeitig werden die Giftstoffe, die durch die übermäßige Ausbreitung eines Hefepilzes entstehen, von Natriumsulfat gebunden, sodass sie sich nicht in den geschädigten und geschwächten Schleimhäuten einlagern.

Ergänzungsmittel: Nr. 21 Zincum chloratum D6

Zinkchlorid ist ein wichtiger Bestandteil der Immunabwehr und kann damit sehr wirksam bei der Pilzbekämpfung eingesetzt werden.

INFO

Hausmittel zur Pilzbekämpfung

Synthetische Antimykotika wirken zuverlässig und schnell, doch auch die Hausmedizin hat einige sehr wirksame Pilzbekämpfer zu bieten:

- Das Öl des aus Australien stammenden Teebaums (Melaleuca alternifolia) wirkt stark fungizid (pilztötend) und ist ein äußerst wirksames Mittel gegen Pilzerkrankungen. Das Öl bekämpft nicht nur Pilze, sondern auch Bakterien und Viren. Eingesetzt wird Teebaumöl zur Behandlung von Fuß- und Hautpilz, bei Juckreiz, Wunden, Ekzemen, Akne, Verbrennungen, Blasen, Herpes, Insektenstichen, Masern, Windpocken, Erkältungen, Grippe, Bronchitis, Scheidenpilzen und Zahnfleischentzündung.
- Knoblauch hat ebenfalls eine antimykotische (pilztötende) Wirksamkeit. Mehrere Knoblauchzehen zerdrücken und diese 30 Minuten lang ruhen lassen. Diese Paste wird mehrmals täglich auf die betroffenen Hautpartien gestrichen.
- Apfel- und Thymianessig lindern Juckreiz und Brennen, die durch die Pilzinfektion verursacht werden. Außerdem wirken sie keimtötend.

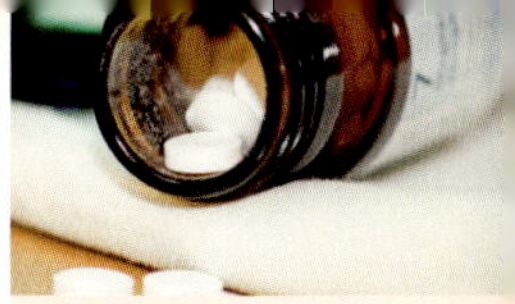

- In der Volksmedizin gilt Honig als ein wirksames Antipilzmittel. Dazu fest gewordenen Honig auf die betroffenen Stellen auftragen und einwirken lassen.
- Backpulverpaste hilft gegen Jucken und raubt nachwachsenden Pilzen ihre Lebensgrundlage. Dazu Backpulver mit lauwarmem Wasser verrühren, auf die betroffenen Hautstellen auftragen, drei Minuten einwirken lassen und anschließend abspülen.

Was muss beachtet werden?

Die sicherste Methode, eine Pilzerkrankung schnell und vollständig zu heilen, sind speziell zur Pilzbekämpfung entwickelte Medikamente, die Antimykotika. Wesentlich länger und aufwendiger ist eine Behandlung mit natürlichen Mitteln. Beiden gemeinsam ist jedoch: Die Behandlung muss regelmäßig und gewissenhaft so lange durchgeführt werden, bis alle Pilze und Pilzsporen abgetötet sind. Wird die Behandlung zu früh abgebrochen, »blüht« die Pilzinfektion erneut auf. Als Faustregel gilt: Nach Abklingen der Beschwerden sollte die Behandlung zwei bis drei Wochen weiter durchgeführt werden.

Vorsicht: Wann Sie zum Arzt müssen

Zu einem Hautarzt sollten Sie unbedingt gehen, wenn

- die Selbstbehandlung keinen Erfolg zeigt, um die Ursache für die Pilzinfektion abklären zu lassen
- sich die Haut schnell verändert, heiß oder rot wird,
- Fieber oder Blutungen auftreten.

Was Sie noch tun können

- Da Pilzsporen sehr leicht übertragen werden, sollten Sie während der Pilzinfektion auf Schwimmbad- und Saunabesuche verzichten, da sich Pilzsporen in diesem Umfeld besonders gut vermehren.

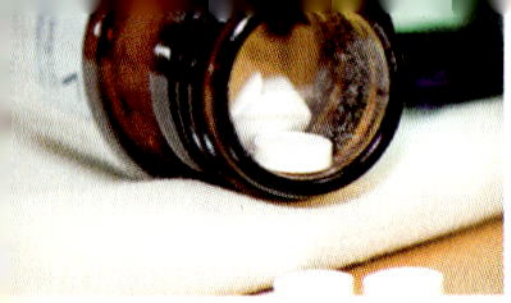

- Tragen Sie nur Wäsche, die mit mindestens 60 °C gewaschen werden kann. Besser ist es, sie zu kochen, damit alle Pilzsporen abgetötet werden und Sie sich nicht erneut und zusätzlich an weiteren Stellen infizieren.
- Handtücher und Bettwäsche häufig wechseln und im Kochwaschgang waschen.
- Stärken Sie Ihr Immunsystem und vermeiden Sie alles, was dieses schwächen könnte.
- Achten Sie darauf, dass Ihre Haut immer trocken ist. Lassen Sie immer genügend Luft an Ihre Haut, das mögen Pilze nicht.
- Es gibt keine spezielle Anti-Pilz-Diät, denn Pilze lassen sich nicht aushungern. Übermäßiger Genuss von Zucker, Weißmehl und konzentrierten Nahrungsmitteln begünstig jedoch das Wachstum von Pilzen, die sich – wie der Hefepilz Candida albicans – von Glukose ernähren.

Reflux

Von einem Reflux oder einer Refluxerkrankung wird dann gesprochen, wenn der Mageninhalt zurück in die Speiseröhre gelangt und diese durch die Magensäure angegriffen und geschädigt wird. Normalerweise verhindert der untere Ösophagussphinkter wie ein Einbahnstraßentor den Rückfluss von Magensäure und Mageninhalt in die Speiseröhre. Wird dieses »Tor« jedoch beschädigt, kann es seine Schutzfunktion nicht mehr wahrnehmen, und der Speisebrei schwappt ungehindert in die Speiseröhre. Die Schädigung des Ösophagussphinkters ist wahrscheinlich ein Resultat unserer Lebensweise, hier spielen einseitige Ernährung, Stress, Angst, Rauchen und Alkohol eine Rolle, aber auch Medikamente lassen die Magensäure auf pH-Werte unter 4 absinken, wodurch es in rund 80 Prozent der Fälle zu einer Entzündung der Speiseröhre kommt.

> Reflux bedeutet, dass der Mageninhalt in die Speiseröhre zurückfließt. Da diese, anders als der Magen, nicht mit einer vor Säure schützenden Schleimhaut ausgekleidet ist, greift die Magensäure das Gewebe der Speiseröhre an, wodurch es zu Entzündungen und Schmerzen kommt.

Klassische Symptome einer Refluxerkrankung sind Sodbrennen, saures

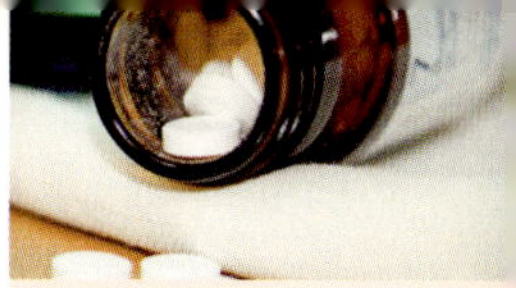

Aufstoßen und brennende Schmerzen hinter dem Brustbein, die bis ins Gesicht ausstrahlen können. Gewöhnlich treten diese Symptome nach dem Essen oder Hinlegen verstärkt auf. Daneben können jedoch auch Beschwerden im Oberbauch, chronischer Husten und Heiserkeit, Schluckbeschwerden und Schlafstörungen als begleitendes oder alleiniges Symptom einer Refluxerkrankung auftreten.

Welches Schüßler-Salz kann angewendet werden?

Ziel der Behandlung ist die Reduzierung der Magensäure, damit sie die Speiseröhre nicht in Mitleidenschaft zieht und bestehende Entzündungen der Speiseröhre abheilen können.

Das Entsäuerungsmittel: Nr. 9 Natrium phosphoricum D6

Als basisches Salz ist die Nr. 9 in der Lage, die Magensäure zu binden, und kann damit die Beschwerden und Entzündungen, die durch den Angriff der Magensäure auf das ungeschützte Gewebe der Speiseröhre ausgelöst werden, reduzieren. Gleichzeitig bessern sich Symptome wie Sodbrennen und saures Aufstoßen.

Das Ergänzungsmittel: Nr. 23 Natrium bicarbonicum D6

Natrium bicarbonicum, auch Natron genannt, wird seit langem bei Beschwerden eingesetzt, die durch Übersäuerung des Magens entstehen. Das Salz bindet überschüssige Säure und ist dadurch in der Lage, Sodbrennen und Refluxbeschwerden zu reduzieren.

Zusätzlich eingesetzt werden können:

Liegen bereits Entzündungen vor, sollte zusätzlich Salz Nr. 3 Ferrum phosphoricum, Nr. 4 Kalium chloratum oder Nr. 6 Kalium sulfuricum eingenommen werden.

Vorsicht: Wann Sie zum Arzt müssen

Leichte Formen einer Refluxerkrankung können Sie selbst gut behandeln. Eine schwere Form und die Abklärung anderer Ursachen für die

Beschwerden gehört jedoch grundsätzlich in die Hand eines Arztes. Diesen sollten Sie auch dann aufsuchen, wenn

- die Beschwerden trotz Selbstbehandlung nicht besser werden,
- starke Schmerzen oder Schluckbeschwerden auftreten,
- starke Blutungen auftreten, da dies meist eine Notfallsituation ist, die sofort operiert werden muss.

Was Sie noch tun können

- Stellen Sie das Kopfende des Bettes höher, damit es nachts nicht zum Rückfluss kommt.
- Vermeiden Sie alles, was den Magen »sauer« macht. Hierzu gehören Stress, Alkohol und Kaffee ebenso wie stark gewürzte Speisen.
- Sie sollten Ihre Ernährung auf eine basische Kost umstellen und fette, schwer verdauliche Speisen sowie Süßigkeiten meiden.
- Langsam essen und nach dem Essen auf keinen Fall hinlegen.

R

Restless leg Syndrom

Das Restless leg Syndrom, auch »unruhige Beine« genannt, ist eine Erkrankung des Zentralen Nervensystems, von der etwa jeder 10. Bundesbürger zumindest gelegentlich betroffen ist. Bei den unruhigen Beinen zappeln die Beine nicht herum, sondern sie verursachen ein unangenehmes, kaum auszuhaltendes und schwer zu beschreibendes Missempfinden. Im Inneren der Beine zieht, kribbelt und zerrt es, sodass man aufstehen und umhergehen muss. Durch das Gehen lässt das Missempfinden sofort nach, setzt aber sofort wieder ein, wenn die Beine ruhig gehalten werden. Vor allem abends und in der Nacht nehmen die Symptome deutlich zu und hindern am Ein- und Durchschlafen. Immer wieder müssen die Betroffenen aufstehen und umhergehen oder die Beine im Bett bewegen, weil das unbeschreib-

> Ein nur schwer auszuhaltendes Missempfinden in den Beinen und der Drang, sich zu bewegen, sind die wichtigsten Symptome des Restless leg Syndroms. Die Beschwerden treten nur in Ruhe auf und verschlimmern sich abends und in der Nacht.

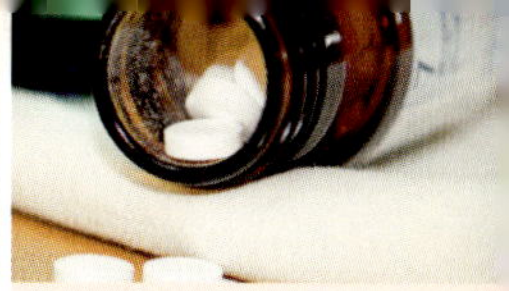

liche, unangenehme Gefühl sie aufweckt, nicht mehr einschlafen lässt und einfach nicht auszuhalten ist. Entsprechend unausgeschlafen sind sie am nächsten Tag. Wer an einem Restless leg Syndrom leidet, hat es nicht einfach, Hilfe zu finden. Einerseits ist die Erkrankung vielen nicht bekannt, andererseits ist es sehr schwierig, sie zu beschreiben. Deshalb werden viele Betroffene nicht ernst genommen oder als überempfindlich abgestempelt. Auch ist es nicht selten, dass fälschlich eine Schlafstörung diagnostiziert und behandelt wird.

INFO

Eisenmangel macht Beine unruhig

Woher ein primäres Restless leg Syndrom kommt, weiß man nicht genau. Auffällig ist jedoch, dass bei vielen Betroffenen ein Eisenmangel vorliegt und die Symptome sich vollständig zurückbilden, wenn dieser behoben wird. Entsprechend langsam entstehen auch die Beschwerden, denn bei einer ausgewogenen Ernährung nimmt der Körper täglich ein bis zwei Milligramm Eisen auf. Das entspricht etwa der Menge, die er am Tag auf natürliche Weise verliert. Die Menge ist so gering, weil der Körper den größten Teil des Eisens immer wieder zurückgewinnt, indem das Eisen von abgestorbenen Blutkörperchen ins Knochenmark zurückgebracht und dort für die Produktion neuer Blutzellen verwendet wird. Allerdings ist diese Eisenreserve nicht sehr groß und hält bei einem erhöhten Eisenbedarf oder Eisenverlust nicht lange vor. Blutverlust durch Verletzung oder starke Monatsblutungen, aber auch Schwangerschaft sowie einseitige eisenarme Ernährung und Diäten können zu einem Eisenmangel führen, der sich durch ständige Müdigkeit, Kurzatmigkeit, Konzentrationsschwierigkeiten und eben auch mit einem Restless leg Syndrom bemerkbar macht.

Welches Schüßler-Salz kann angewendet werden?

Wenn die Eisenreserven des Körpers erschöpft sind, reicht die Nahrung nicht aus, um das Depot wieder zu füllen. Neben dem Salz Nr. 3 Ferrum phosphoricum sollten zusätzlich Eisenpräparate eingenommen werden, um das starke Defizit schnell wieder auszugleichen.

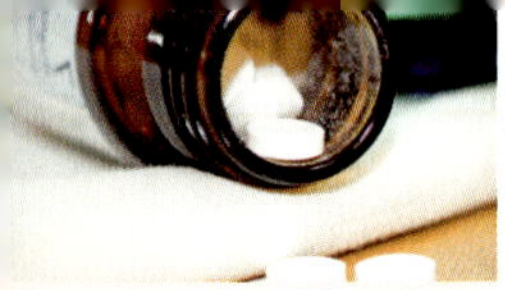

Gleicht Eisenmangel aus: Nr. 3 Ferrum phosphoricum D6

Salz Nr. 3 ist so wichtig, weil es die Sauerstoffbindung des Sauerstofftransporters Hämoglobin erhöht, sodass die Muskelzellen in den Beinen wieder mit ausreichend Sauerstoff versorgt werden. Diesen brauchen die Muskelzellen ganz dringend, weil sie nur mit Hilfe von Sauerstoff in ihren Kraftwerken, den Mitochondrien, Glukose verbrennen und die Energie herstellen können, die sie für ihre eigene Versorgung brauchen. Reicht der Sauerstoff hingegen nicht aus, geht der Zelle »das Licht aus«, denn ohne diese Energie kann sie nicht arbeiten. Es kommt zu vielseitigen Störungen in der Zelle und in der Zellkommunikation, sodass ganze Muskelfasern und Muskelgruppen nicht mehr richtig arbeiten und Beschwerden verursachen.

Stoffwechsel: Nr. 9 Natrium phosphoricum D6

Salz Nr. 9 sorgt dafür, dass die gestörten Stoffwechselprozesse in der Beinmuskulatur wieder ins Gleichgewicht kommen, und hält die mikrozelluläre Durchblutung aufrecht. Darüber hinaus bindet es die Säure, die durch die gestörten Stoffwechselprozesse überreichlich entstand, und unterstützt den Körper dabei, diese auszuscheiden.

Ergänzungsmittel: Nr. 21 Zincum chloratum D6

Während Salz Nr. 3 für die Sauerstoffversorgung der Zellen zuständig ist, ist Zinkchlorid ein wichtiger Baustein vieler Enzyme und kurbelt die Stoffwechselaktivitäten der Muskelzellen an. Bei »unruhigen Beinen« unterstützt Zinkchlorid die Zellen, aus Nahrungsenergie die Energie zu gewinnen, die sie für die Zellversorgung benötigen.

INFO

Tabletten mit Bedacht einsetzen

Zur Behandlung der unruhigen Beine werden heute die gleichen Medikamente eingesetzt wie zur Therapie der Parkinson Erkrankung: L-Dopa und Dopaminagonisten. Von diesen ist bekannt, dass sie in der Langzeittherapie zu sehr gravierenden Bewegungsstörungen führen können und nicht unerhebliche Nebenwirkungen haben. Sie werden beim Restless leg Syndrom in niedrigerer Dosierung eingesetzt und beseitigen am Anfang auch sofort alle Beschwerden.

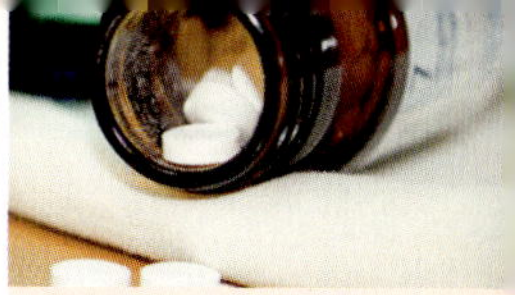

Werden sie jedoch längere Zeit eingenommen, tritt häufig eine Augmentation auf. Das bedeutet, dass das Beschwerdebild sich massiv verschlechtert und die Beschwerden schlimmer werden, als sie vor der Behandlung waren. Sie beginnen früher am Tag und sind intensiver, sie treten auch an anderen Körperstellen wie den Armen oder im Schulterbereich auf, und die Zeit, in der gesessen oder geschlafen werden kann, wird deutlich kürzer. Deshalb sollte man genau überlegen, ob man diese Medikamente einnehmen möchte. Hilfreich können sie jedoch dann sein, wenn bei einem Beinbruch der Gips zum Folterinstrument wird. Oder auch dann, wenn die Beschwerden so stark sind, dass ein normales Leben nicht mehr möglich ist.

Vorsicht: Wann Sie zum Arzt müssen

Das Restless leg Syndrom kann durch verschiedene Krankheiten und Medikamente ausgelöst werden. Um hier Sicherheit zu haben, sollten Sie einen Arzt aufsuchen und solche Ursachen abklären lassen. Auslöser können sein:

- Krankheiten: Niereninsuffizienz, Schilddrüsenfunktionsstörungen, rheumatoide Arthritis, Polyneuropathie,
- Medikamente: trizyklische Antidepressiva, Neuroleptika, Antiemetika, Lithium, Koffein.

Was Sie noch tun können

- Regelmäßige Massagen und Bürstenbehandlungen der Beine bringen in vielen Fällen Erleichterung.
- Vermeiden Sie alle Einflussfaktoren wie Alkohol, Kaffee, Wärme, Stress und schwere körperliche Arbeit, denn sie können die Symptome verstärken.
- Bewegung tut unruhigen Beinen gut, fördert die Durchblutung und damit die Sauerstoffversorgung der Zellen. Mit Spaziergängen und Radfahren an der frischen Luft lässt sich die lästige Problematik oft gut beherrschen.

S

Sonnenallergie

Rund 20 Prozent der Nordeuropäer leiden unter einer Sonnenallergie, in der medizinischen Fachsprache polymorphe Lichtdermatose genannt. Vor allem Frauen im Alter von 16 bis 60 Jahren sind betroffen. Anders als beim Sonnenbrand entsteht eine Sonnenallergie unabhängig vom Hauttyp. Vielmehr muss eine »allergische« Bereitschaft vorliegen. Das heißt, dass manche Menschen – wahrscheinlich durch Vererbung – eher dazu neigen, eine Sonnenallergie zu bekommen als Personen, die diese »Anfälligkeit« nicht haben. Betroffen ist immer die Haut und nie die Schleimhäute. Verantwortlich für die Sonnenallergie sind langwellige UV-A-Strahlen, die in den Hautzellen eine übersteigerte Immunreaktion auslösen; diese führt wiederum zu den typischen Symptomen der Sonnenallergie wie starker Juckreiz, intensives Brennen der Haut, Quaddeln, Pusteln, Bläschen, polsterartige Verdickungen und Hautrötungen. Besonders betroffen sind die Stirn, der Hals, das Dekolleté, der Nacken und der Schulterbereich. Interessant ist, dass das ganze Spektrum an Beschwerden nie zusammen vorkommt, sondern bei einem Sonnenallergiker immer der gleiche Typ von Hautveränderungen auftritt, sodass er fast schon von »seinen« Symptomen sprechen kann. Ungeklärt ist hingegen, weshalb die Haut oft erst Stunden, nachdem sie der Sonnenbestrahlung ausgesetzt wurde, allergisch reagiert. Lesen Sie dazu auch:

UV-A-Strahlen sind besonders heimtückisch, da sie praktisch immer vorhanden sind. Sie sind die Auslöser für eine Sonnenallergie, verstärken die schädigende Wirkung der UV-B-Strahlen und lassen die Haut schneller altern.

→ Allergien, Seite 136
→ Urtikaria, Seite 234

Welches Schüßler-Salz kann angewendet werden?

Bei Sonnenallergie hilft nur eins: raus aus der Sonne, die Haut vor Sonnenstrahlen schützen und auf vornehme Blässe setzen. Damit sich die Haut möglichst schnell wieder von der überschießenden Immunattacke erholen kann, stehen jedoch mehrere Salze zur Verfügung, deren Dosierung sich an einer akuten Erkrankung orientiert. Sind die Schmerzen stark, können diese mit der »Heißen Sieben« gelindert werden.

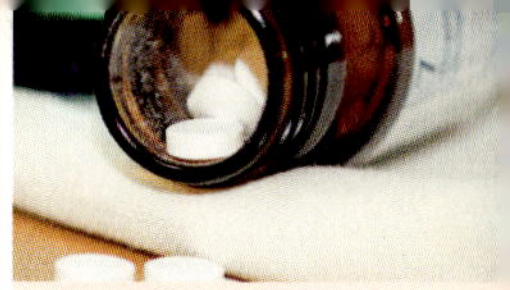

INFO

Schutz der Haut

Die einfachste und sicherste Möglichkeit, die Haut zu schützen, ist: jede direkte Sonneneinstrahlung vermeiden. Lange, sonnenundurchlässige Kleidung und breitkrempige Sonnenhüte leisten gute Dienste. Eine Mallorca-Akne können Sie vermeiden, indem Sie fettfreie Sonnenschutzmittel verwenden.

Bei einer Lichturtikaria oder einer Sonnenallergie nützen jedoch normale Sonnenschutzmittel nichts, da sie lediglich UV-B-Strahlungen filtern, aber die langwelligen UV-A-Strahlen nicht abhalten. Spezielle Sonnengels mit hohem UV-A-Schutz können hier helfen. Nicht vergessen: UV-A-Strahlen dringen auch durch Fensterscheiben und Wolken, deshalb kann auch während der Autofahrt oder im Schatten auf das Eincremen nicht verzichtet werden. Eine Vorbereitung der Haut mit Betakarotin, Kalzium oder Bestrahlungen mit UV-Licht wirkt bei manchen Betroffenen recht gut und sollte durchaus einmal ausprobiert werden.

Hautschutz: Nr. 2 Calcium phosphoricum D6

Bei der Signalübertragung von Zellen spielt Kalzium eine bedeutende Rolle. Dies ist wahrscheinlich der Grund, dass Kalzium dazu beitragen kann, eine Sonnenallergie zu verhindern. Vorbeugend sollte das Salz Nr. 2 bereits mehrere Wochen lang eingenommen werden, bevor man sich einer intensiveren Sonnenbestrahlung aussetzt.

Regeneration: Nr. 6 Kalium sulfuricum D6

Salz Nr. 6 ist ein wichtiges Mittel zur Regeneration der Haut, die durch die Allergie und die Belastungen der UVB-Strahlen geschädigt wurde. Es gewährleistet die Sauerstoffversorgung der Hautzellen, kurbelt deren Stoffwechsel wieder an und unterstützt zudem die Neubildung von Hautzellen. Der Schwefelanteil sorgt dafür, dass sich Giftstoffe nicht einlagern können.

Versorgung der Haut: Nr. 8 Natrium chloratum D6

Salz Nr. 8 ist für die Nährstoffversorgung der Hautzellen zuständig, deren Stoffwechsel- und Aufbauprozesse jetzt auf Hochtouren laufen,

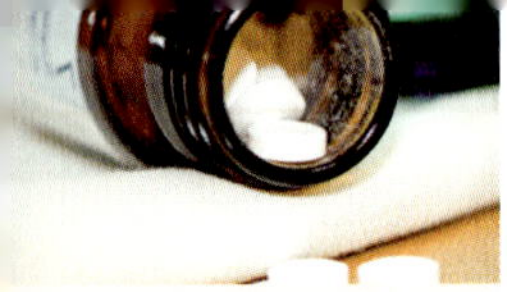

um die Hautschäden der Sonnenallergie auszugleichen. Da das Salz gleichzeitig Gifte und Abfallstoffe aus den Zellen binden und abtransportieren kann, verhindert es eine zusätzliche Belastung des Bindegewebes.

Wasserbindung: Nr. 10 Natrium sulfuricum D6

Quaddeln und Bläschen, die bei einer Sonnenallergie entstehen, sind voll mit Flüssigkeit. Durch seine Fähigkeit, Wasser zu binden, löst Salz Nr. 10 diese Wasseransammlungen auf und unterstützt die Haut bei ihrer Ausscheidungsarbeit. Unterstützend sollte hierzu die Salbe Nr. 10 Natrium-sulfuricum-Salbe auf die betroffenen Hautstellen aufgetragen werden.

INFO

Mallorca-Akne

Der Volksmund zählt auch die so genannte Mallorca-Akne zu den Sonnenallergien. Bei ihr handelt es sich jedoch nicht um eine Allergie, sondern um eine Unverträglichkeit, bei der Sonneneinstrahlung und fetthaltige Sonnenschutzmittel eine unglückliche Verbindung eingehen.

Der akneähnliche Hautausschlag am oberen Rücken, an den Schultern und am Dekolleté kommt bei der Mallorca-Akne dadurch zustande, dass freie Radikale, die durch die Sonne in den Zellen entstehen, und die Fette des Sonnenschutzmittels sich in unglücklicher Weise vereinen. Durch die freien Radikale reißen die Talkdrüsenfollikel an den Haarwurzeln ein. Da der Talg nicht abfließen kann, weil dies das Sonnenschutzmittel verhindert, kommt es zu den typischen Pickeln und Entzündungen, wie sie auch bei einer Akne zu finden sind.

Vorsicht: Wann Sie zum Arzt müssen

Eine Sonnenallergie muss nicht von einem Arzt behandelt werden. Ihre Symptome bleiben meist gleich und klingen von alleine ab, wenn die Haut vor Sonnenstrahlen geschützt wird. Ein Arztbesuch ist jedoch notwendig, wenn die Sonnenallergie anhält und sie sich entzündet.

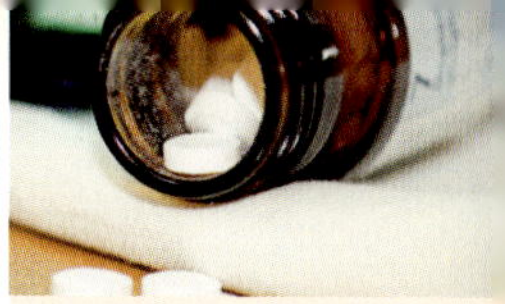

Was Sie noch tun können

- Kühle Kompressen auf die betroffenen Hautstellen auflegen. Dazu ein Tuch aus Leinen oder Baumwolle in kühles Wasser, in dem Sie auch Schüßler-Salze zur besseren Linderung auflösen können, eintauchen, auswringen und auflegen. Achten Sie darauf, dass die Kompresse nicht zu kalt ist, weil dies die Haut nur unnötig belastet.
- Nur speziellen Sonnenschutz ohne Konservierungsstoffe verwenden, um die Haut nicht zusätzlich zu belasten.
- Immer Sonnenschutz mit hohem Lichtschutzfaktor und einem besonderen UV-A-Schutz einsetzen.
- Die Lichtschutzmittel auch bei Bewölkung und im Schatten auftragen, da UV-A-Strahlen nicht durch Wolken, Sonnenschirme oder Fensterglas abgehalten werden.
- UV-undurchlässige Stoffe bieten einen besseren Schutz als »normale« Kleidung. Sie sind deshalb für Sonnenallergiker besonders geeignet.
- Sehr viel trinken, jedoch auf Getränke, die Zucker oder Alkohol enthalten, vollständig verzichten.

Tinnitus

Immer mehr Menschen in Deutschland leiden unter einem Tinnitus, der vielen das Leben zur Hölle macht. Ohne eine äußere Geräuschquelle hören die Betroffenen stunden- und tagelang, viele sogar jahrelang ein dumpfes Rauschen, schrilles Pfeifen, Summen, Zischen oder Klingeln in den Ohren. Diese Geräusche können so laut sein, dass Unterhaltungen und die Wahrnehmung von realen Tönen massiv gestört werden. Die ständigen Geräusche belasten jedoch nicht nur das Leben am Tag, sondern sie belästigen den Menschen auch die ganze Nacht hindurch. Sie hindern am Einschlafen und erschweren das Durchschlafen, sodass die Betroffenen am Morgen wie gerädert aufwachen.

> Tinnitus ist eine sehr belastende Erkrankung, weil die Geräusche nicht abzustellen sind und niemals Ruhe eintritt. Viele Betroffene werden deshalb psychisch krank.

Wodurch diese Geräuschkulisse entsteht, ist bisher nicht eindeutig geklärt. Entsprechend kann Tinnitus nicht geheilt werden. Wissenschaftliche Untersuchungen weisen jedoch darauf hin, dass eine gestörte Durchblutung zu den Geräuschen führen könnte. Aber auch Anspannung und Verspannungen der Gesichts- und Kiefermuskulatur sowie Stress und Zähneknirschen scheinen eine wichtige Rolle zu spielen.
Als Akutphase werden beim Tinnitus die ersten drei bis sechs Monate der Erkrankung bezeichnet. Sie sind entscheidend für den weiteren Krankheitsverlauf. Gelingt es in dieser Zeit nicht, die Geräusche durch Verhaltensumstellung und durchblutungsfördernde Maßnahmen zu beseitigen, spricht man von einem chronischen Tinnitus, der sehr schwer zu behandeln ist.

Welches Schüßler-Salz kann angewendet werden?

In erster Linie kommen alle Salze zur Anwendung, die die Durchblutung fördern und Zellen mit Sauerstoff- und Nährstoffen versorgen, damit sie wieder richtig arbeiten können. Um die Verspannungen zu reduzieren, sind Salze günstig, die beruhigend auf die Muskulatur einwirken. Bei der Salzauswahl sollten Sie auf weitere Anzeichen achten, die auf einen Mangel hinweisen.

Die Feuerwehr: Nr. 3 Ferrum phosphoricum D12

Salz Nr. 3 versorgt die Zellen mit reichlich Sauerstoff und regt die Durchblutung an. In Kombination mit Salz Nr. 4, das ebenfalls für die Sauerstoffversorgung zuständig ist, aber gleichzeitig Entzündungs- und Giftstoffe neutralisiert, haben Sie hier eine gute Abwehrstrategie, wenn die Ohrgeräusche auftreten.

Entspannung: Nr. 5 Kalium phosphoricum D6 und Nr. 7 Magnesium phosphoricum D6

Kalium wirkt entspannend und beruhigend auf die Reizweiterleitung ein. Auch das Nervensalz Nr. 7 beruhigt überreizte Nerven und die überspannte Muskulatur im Gesichts- und Kiefernbereich. Gleichzeitig stärkt der Phosphatanteil der beiden Salze die Zellen und unterstützt deren Versorgung mit Nährstoffen.

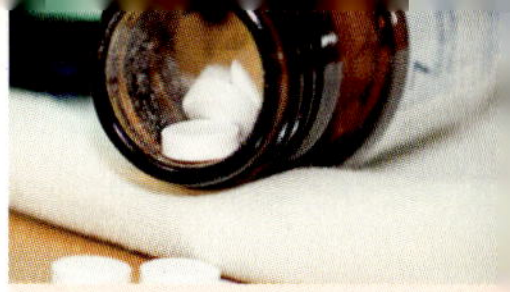

Was Ihnen zusätzlich hilft

- Aus homöopathischer Sicht kann ein Behandlungsversuch mit dem Komplexmittel Kalium jodatum Oligoplex durchaus erfolgreich sein, um die lästigen Geräusche zu mildern.
- Aus der Apotheke: Extrakte aus Ginkgo biloba sollen die Durchblutung fördern.
- Psychotherapie: Ein wesentliches Element bei Tinnitus sind krankmachende Verhaltensstrukturen. Deshalb sollte jede körperbezogene Behandlung von verhaltenstherapeutischen Elementen begleitet werden, da hierdurch die Heilungschancen der Ohrgeräusche ganz deutlich erhöht werden.

Vorsicht: Wann Sie zum Arzt müssen

Ein Tinnitus sollte nicht in Eigenregie behandelt werden. Treten Geräusche im Ohr auf, sollten Sie auf jeden Fall einen Ohrenarzt aufsuchen:

- damit die Chance, eine Chronifizierung zu verhindern, nicht verspielt wird, und
- um lebensgefährliche Erkrankungen auszuschließen, wie etwa einen Gehirntumor oder Tumoren im Bereich des Gehörgangs.

Was Sie noch tun können

- Zum Zahnarzt und Kieferorthopäden gehen, um Zahn- und Kieferstellung überprüfen zu lassen. Manchmal kann eine Knirschschiene Entlastung bringen.
- Strategien zur Stressbewältigung erlernen, um das Zusammenbeißen der Zähne zu verhindern und die Muskulatur auch in Stresssituationen nicht unwillkürlich anzuspannen.
- Für sehr viel Bewegung an der frischen Luft sorgen, da hierdurch die Durchblutung angeregt und die Zellen gut mit Sauerstoff versorgt werden.
- Für ausreichende Ruhepausen und genügend Schlaf sorgen.

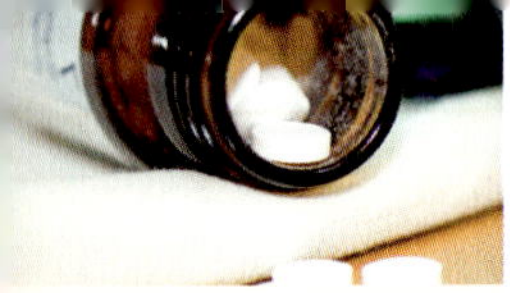

Tonsillitis

Eine durch Streptokokken, seltener durch Viren verursachte Entzündung der Gaumenmandeln wird Tonsillitis (auch Mandelentzündung oder Angina) genannt. Die Mandeln sind geschwollen, blutunterlaufen und oft vereitert. Übertragen wird die Tonsillitis durch Tröpfcheninfektion.

Halsschmerzen und Schluckbeschwerden sind ganz typische Symptome, wobei die Halsschmerzen bis zu den Ohren ausstrahlen können. Fieber, Schüttelfrost, Kopfschmerzen, Erbrechen und ein mäßig bis schweres allgemeines Krankheitsgefühl kommen sehr häufig hinzu. Für Kinder ist eine Mandelentzündung besonders schlimm, weil sie Schmerzen noch nicht zuordnen können. Kinder haben keine Schmerzen – sie sind Schmerzen.

INFO

Antibiotika?

Wird die Tonsillitis durch eine Streptokokkeninfektion, also durch Bakterien verursacht, wird der Arzt zu einer Antibiotikabehandlung raten. Dabei müssen die Tabletten unbedingt bis zum Ende der vorgeschriebenen Anzahl eingenommen werden, auch dann, wenn die Beschwerden abgeklungen sind. Ansonsten besteht die Gefahr, dass nicht alle Bakterien abgetötet wurden, die Entzündung neu entsteht, aber die Bakterien resistent (unempfindlich) auf das Antibiotikum reagieren. Da Antibiotika nur Bakterien vernichten können, macht es keinen Sinn, ein Antibiotikum einzunehmen, wenn die Tonsillitis durch eine Vireninfektion entstanden ist.

Welches Schüßler-Salz kann angewendet werden?

Die Auswahl des Salzes orientiert sich an den Krankheitsphasen und den Beschwerden. Hier nur die drei wichtigsten Salze:

Unterstützung der Abwehr: Nr. 3 Ferrum phosphoricum D12

Die Nr. 3 ist das Erste-Hilfe-Mittel bei akuten, entzündlichen Erkrankungen wie der Tonsillitis. Sobald sich die ersten Anzeichen bemerkbar

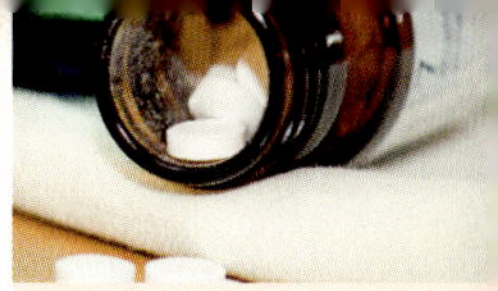

machen, sollte die Nr. 3 fünfmal täglich als kalter Mineraldrink eingenommen werden. Dazu jeweils 10 Tabletten in kühlem Wasser auflösen und das Ganze kauend in kleinen Schlucken trinken.

Ohne Eiterabfluss: Nr. 11 Silicea D12

Salz Nr. 11 kann unabhängig davon eingesetzt werden, ob eine Tonsillitis durch Bakterien oder Viren verursacht wurde. Es kann nämlich beide unschädlich machen, indem es die Bildung der weißen Blutkörperchen aktiviert. Diese schlagkräftige Abwehrtruppe bekämpft die Entzündung und lässt sie abklingen.

Mit Eiterabfluss: Nr. 12 Calcium sulfuricum D6

Sobald der Eiter bei einer Tonsillitis abfließen kann, sollte Salz Nr. 12 eingesetzt werden. Es reinigt die Schleimhäute der Mandeln, indem es alle Abfallstoffe und Zellbautrümmer, die durch die Entzündung entstanden sind, entfernt, sodass sich diese nicht einlagern.

Vorsicht: Wann Sie zum Arzt müssen

Zum Arzt sollten Sie selbst oder mit Ihrem erkrankten Kind auf jeden Fall dann gehen, wenn

- das Fieber über 39 °C steigt,
- sich Rachen oder Mandeln gelblich-weiß oder grünlich-weiß verfärben,
- die Mandeln stark angeschwollen sind,
- die Halsschmerzen sehr stark werden.

Was Sie noch tun können

- Gurgeln mit warmem Salzwasser lindert die Halsbeschwerden.
- Essen Sie Speiseeis: Es ist ideal zur Kühlung der Entzündung.
- Wie bei jeder Entzündung sollten Sie viel trinken, um den Körper bei der Ausscheidung von Giftstoffen zu unterstützen.
- Mit lauwarmem Kamillentee oder Kamillenextrakt regelmäßig Mund und Rachen ausspülen.

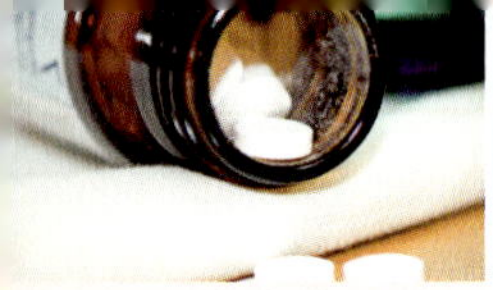

U

Urtikaria

Sie ist alles andere als selten, die Urtikaria oder Nesselsucht. Ihren Namen erhielt die allergische Hauterkrankung aufgrund der typischen Beschwerden, mit denen sie auftritt: über die Haut verteilte Quaddeln, ähnlich denjenigen, die Brennnesseln verursachen. Im Anfangsstadium sind an den betroffenen Hautstellen zunächst kleine, klar abgegrenzte, rote Stellen zu sehen, die sich innerhalb kurzer Zeit zu Quaddeln und Angioödemen entwickeln; diese können ineinander übergehen, sodass der Eindruck einer geschwollenen Orangenhaut entsteht. Neben den Quaddeln tritt bei einer Urtikaria ein intensiver Juckreiz auf, der sich anfühlt, als wäre man von Mücken zerstochen. Dieser Juckreiz erreicht oft eine solche Stärke, dass es den Betroffenen fast unmöglich ist, sich nicht zu kratzen. Mit dem Resultat, dass die äußerst empfindliche Haut schmerzt und schnell zu bluten beginnt, der Juckreiz aber nicht abklingt. Hervorgerufen werden die allergischen Symptome der Urtikaria durch den Kontakt mit einem Allergen und der hierdurch erfolgten Histaminausschüttung der Mastzellen. Deshalb ist es sehr wichtig, die Auslöser für einen Symptomschub (Rezidiv) zu kennen und jeden Kontakt mit ihnen vollständig zu vermeiden.

Bei einer Urtikaria treten Quaddeln und Juckreiz auf, die sich auf einzelne Hautpartien beschränken, aber auch über die ganze Körperoberfläche verteilt sein können. Zwischen den Rezidiven (Schüben mit Symptomen) treten keinerlei Krankheitszeichen auf.

INFO

Auslöser von Nesselsucht

Die Symptome der Urtikaria können durch Kälte, Wärme, Druck auf die Haut und Licht ausgelöst werden. Bekannt sind ferner die Formen der cholinergischen, adrenergischen und aquagenen Urtikaria. Auch Medikamente wie Acetylsalicylsäure können zu Symptomen führen. Selten ist hingegen, dass ein Urtikariarezidiv durch Lebensmittel ausgelöst wird. Allerdings ist es so, dass Menschen, die unter Nesselsucht leiden, häufiger auch auf Pollen oder verschiedene Lebensmittel allergisch reagieren. Bisher ist nicht geklärt, wie es dazu kommt, dass manche Menschen eine Urtikaria bekommen – und genauso wenig weiß man, weshalb sie bei den meisten Betroffenen von alleine wieder vollständig ausheilt.

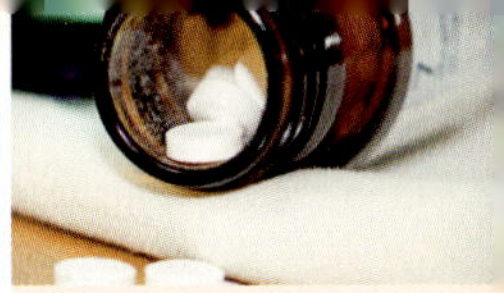

Da dies bei einer Urtikaria in vielen Fällen jedoch nicht möglich ist, raten Experten dazu, den umgekehrten Weg zu versuchen: Die Haut ständig oder in kurzen Abständen mit dem Auslöser zu konfrontieren. Hintergrund dieser Empfehlung ist, dass Mastzellen, nachdem sie Histamin ausgeschüttet haben, eine gewisse Zeit brauchen, um erneut Histamin speichern zu können. Werden sie hingegen ständig zur Histaminausschüttung angeregt, kann Histamin nicht mehr gespeichert und in großem Mengen ausgeschüttet werden. Lesen Sie hierzu auch:

→ Allergien, Seite 136
→ Sonnenallergie, Seite 226

Welches Schüßler-Salz kann angewendet werden?

Wie alle Allergien ist auch Urtikaria bisher nicht heilbar. Der Einsatz von Schüßler-Salzen trägt dazu bei, die Beschwerden zu lindern und die Funktionsfähigkeit gesunder Zellen zu erhalten.

Hautzellen: Nr. 2 Calcium phosphoricum D6

Kalziumphosphat wirkt auf die Zellkommunikation beruhigend ein und kann dadurch erhöhte Aktivitäten, wie sie bei Urtikaria vorliegen, herunterregulieren. Da Salz Nr. 2 zudem die Bildung der roten Blutkörperchen anregt und den Säure-Basen-Haushalt ins Gleichgewicht bringt, kann sich die Haut nach einem »Urtikariaanfall« schnell wieder erholen.

Juckreiz: Nr. 7 Magnesium phosphoricum D6

Da Magnesium phosphoricum beruhigend und dämpfend auf die erhöhte Aktivität der Reizübertragung der Nervenzellen einwirkt, wird der Juckreiz, der bei der Urtikaria als besonders belästigend empfunden wird, gemildert. In manchen Fällen kann er sogar vollständig weggehen. Während der akuten Phase sollte dazu die »Heiße Sieben« mehrmals am Tag in kurzen Abständen kauend getrunken werden.

Wasserbindung: Nr. 10 Natrium sulfuricum D6

Die Quaddeln, die bei der Urtikaria entstehen, können den ganzen Körper bedecken und ineinander laufen, sodass die Haut aussieht, als wäre

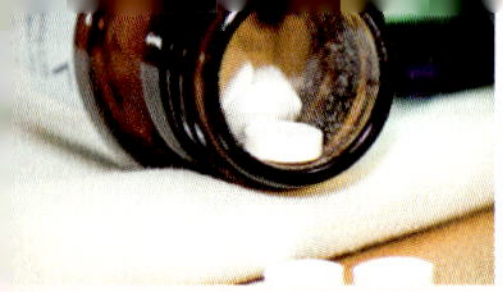

sie mit einer Orangenhaut überzogen. Da Natriumsulfat in der Lage ist, verstärkt Wasser zu binden, kann es diese Wasseransammlungen auflösen, sodass die Hautzellen ihre Funktionsfähigkeit zurückerhalten.

INFO

Gang zum Allergologen

Im Normalfall klingt jeder Krankheitsschub einer Urtikaria wieder von allein ab. Und wenn man die Auslöser vermeidet, kann ein beschwerdefreies Leben geführt werden. Das ist jedoch leichter gesagt als getan, denn oft ist es nicht möglich, die Auslöser zu umgehen wie bei der Lichturtikaria oder einer cholinergischen Urtikaria. Hält die Urtikaria länger an oder sind die Beschwerden sehr intensiv, sollte ein Allergologe aufgesucht werden, der die Auslöser genau spezifiziert und gegebenenfalls Medikamente verordnet. Der Juckreiz kann heute mit Antihistaminika, die in höherer Dosis als beim Heuschnupfen eingesetzt werden, gelindert werden. Allerdings sollten Sie darauf achten, dass Sie nur neuere Präparate einnehmen, die nicht müde machen. Kortison ist hingegen nicht empfehlenswert, weil die Beschwerden sich nur kurzzeitig bessern und dann umso stärker wieder einsetzen.

Vorsicht: Wann Sie zum Arzt müssen

Eine Urtikaria muss nicht von einem Arzt behandelt werden. Ihre Symptome bleiben meist gleich und klingen immer wieder von alleine ab. Ein Arzt kann hierauf keinen Einfluss nehmen, sondern lediglich Antihistaminika verschreiben, die den Juckreiz lindern.

Was Sie noch tun können

→ Lässt sich der Auslöser einer Urtikaria nicht vermeiden, versuchen Sie es einmal damit, die Haut in kurzen Abständen dem Auslöser auszusetzen. Allerdings muss man ein wenig herumprobieren, bis man die optimale Zeitspanne gefunden hat, in der sich die Mastzellen nicht mehr mit Histamin füllen können.

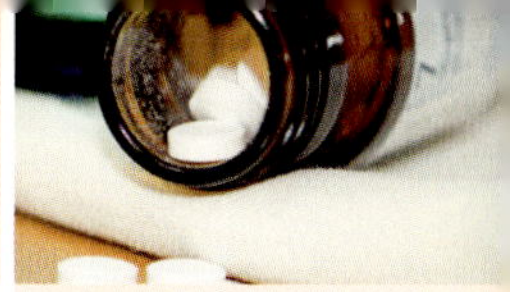

- Ansonsten gilt: Vermeiden Sie jeden Kontakt mit dem Auslöser.
- Vermeiden Sie Hektik und Stress, weil beide ebenfalls eine Urtikaria auslösen können, bei der die Symptome länger und schwerer ausfallen.
- Achten Sie darauf, welche Lebensmittel Sie nicht vertragen oder auf welche Sie allergisch reagieren, um Ihr Immunsystem nicht noch zusätzlich zu belasten.
- Eine Kartoffel-Reis-Wasser-Diät, die eine Woche lang durchgeführt wird, soll hartnäckig anhaltenden Juckreiz vollkommen abklingen lassen. Es lohnt sich ein Versuch.
- Da vermutet wird, dass Helicobacter pylori, ein Bakterium, das sich in der Magenschleimhaut ansiedelt, eine Urtikaria unterhält, empfiehlt es sich, zur Sicherheit eine Magenspiegelung durchführen zu lassen.
- Achten Sie darauf, dass Sie keine Pilzerkrankungen oder Infektionen übersehen, da diese die Urtikaria verschlimmern.

Warzen

Warzen sind gutartige, scharf begrenzte Hautwucherungen, die durch eine Papillomaviren-Infektion ausgelöst werden. Das Aussehen und die Größe einer Warze hängt davon ab, von welchem der über 80 verschiedenen Papillomaviren sie verursacht wurde und an welcher Stelle sie sitzt.

Die am häufigsten vorkommende vulgäre Warze (Verrucae vulgares) bekommt fast jeder Mensch einmal in seinem Leben. Ihre runde Form hat ein »blumenkohlähnliches« Aussehen, sie ist hart, gräulich, gelb oder braun und hat in der Regel einen Durchmesser von weniger als einem Zentimeter. Besonders gerne siedelt sie sich an Stellen an, die Verletzungen ausgesetzt sind, wie an Fingern, Handrücken, Knien, Gesicht und Kopfhaut. Nur an Stellen, an denen die Haut verletzt ist, kann das Virus eindringen und sich vermehren. Die natürlichen

> Warzen sind durch Papillomaviren hervorgerufene harmlose Hautveränderungen. Ansteckungsgefahr besteht besonders in feuchten, warmen Bereichen wie Sauna und Schwimmbad.

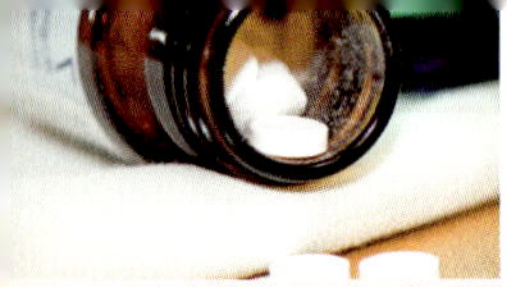

Abwehrkräfte des Körpers sind jedoch in der Lage, diese Vireninfektion wirksam zu bekämpfen, sodass die meisten vulgären Warzen wieder von alleine abheilen.

Dornwarzen, auch Plantarwarzen genannt, bilden sich vor allem an Druckstellen der Fußsohle, am Fußballen, an der Zehenunterseite oder an der Ferse. Durch den Druck des Körpergewichtes auf die Warze wächst diese nach innen und kann sehr schmerzhaft werden.

Warzen können sich vermehren und auf andere Stellen ausweiten. Sie sehen nicht schön aus und manche können sehr schmerzhaft werden, aber sie sind in keinem Fall bösartig. Die auslösenden Viren werden von Mensch zu Mensch übertragen, sind jedoch nicht sehr ansteckend – mit Ausnahme der Viren, die Feigwarzen verursachen, und des Virus, das Dellwarzen hervorruft. Diese werden durch sexuellen Kontakt übertragen und sind sehr ansteckend.

INFO

Kinder sind leichte Beute

Im Gegensatz zu Erwachsenen ist das Abwehrsystem von Kindern noch nicht voll entwickelt, sodass Kinder besonders anfällig für Warzen sind. Schätzungen gehen davon aus, dass jeder zehnte Vier- bis Sechsjährige und jeder fünfte Jugendliche eine oder mehrere Warzen hat. Doch auch ältere Menschen sind überproportional betroffen, da mit dem Alter die natürlichen Abwehrkräfte des Körpers abnehmen, wenn sie nicht gestärkt werden.

Welches Schüßler-Salz kann angewendet werden?

Warzen können mit Schüßler-Salzen gleichzeitig von innen und außen bekämpft werden. Für die äußere Anwendung kommen die entsprechenden Salbenzubereitungen zum Einsatz. Aus den Tabletten kann ein Brei hergestellt und vorsichtig auf die Warze aufgetragen werden.

Macht harte Strukturen wieder weich: Nr. 1 Calcium fluoratum D12

Neben der inneren Anwendung sollte in regelmäßigen Abständen Salbe Nr. 1 auf die Warze aufgetragen werden. Ein aus den Tabletten hergestellter Brei, der abends aufgetragen wird, beschleunigt die Wirkung.

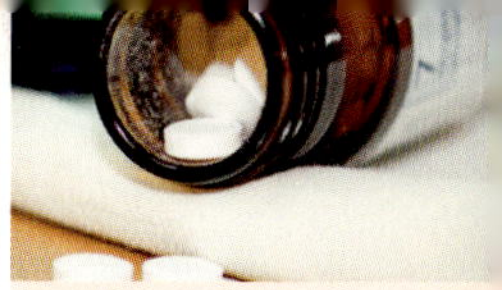

Bekämpft den Virus: Nr. 4 Kalium chloratum D6

Salz Nr. 4 regt die Produktion der Abwehrzellen in den Lymphknoten an, sodass das Abwehrsystem in seiner Schlagkraft zunimmt und den Papillomavirus effektiv bekämpfen kann. Zudem bindet Kaliumchlorid den Krankheitskeim und unterstützt seine Ausscheidung aus dem Körper.

Aktiviert weiße Blutkörperchen: Nr. 11 Silicea D12

Silicea aktiviert weiße Blutkörperchen und unterstützt somit ebenfalls die körpereigene Abwehr bei der Bekämpfung der Infektion. Mit seiner hohen Bindungskraft gegenüber Viren trägt das Salz zur Abheilung der Warze bei. Gleichzeitig macht die Nr. 11 die Haut widerstandsfähiger, sodass ein erneuter Virenbefall verhindert wird.

Vorsicht: Wann Sie zum Arzt müssen

Einen Arzt sollten Sie aufsuchen, wenn

- die Selbstbehandlung keinen Erfolg zeigt,
- die Warze schmerzhaft ist oder sich in Form, Farbe und Aussehen verändert,
- Sie nicht sicher sind, ob es sich um eine Warze handelt, damit eine bösartige Hautveränderung rechtzeitig erkannt und behandelt werden kann.

Was Sie noch tun können

- Stärken Sie Ihr Immunsystem. Viel Bewegung an der frischen Luft, viel Obst und Gemüse sind jetzt richtig.
- Vermeiden Sie alles, was das Immunsystem belastet, damit es sich ausschließlich auf die Bekämpfung der Warze konzentrieren kann.
- Achten Sie auf psychische Ausgeglichenheit. Die Erfahrung zeigt, dass Warzen eng mit der Psyche zusammenhängen. Stress begünstigt ihr Wachstum. Interessanterweise gehen Warzen weg, wenn sie »besprochen« werden. Allerdings nur bei Menschen, die daran glauben.

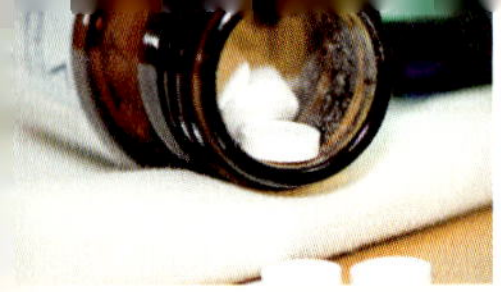

Z

Zehennägel

Sie können so schmerzhaft werden, dass man kaum noch gehen kann: eingewachsene Zehennägel. Ursache kann ein verformter Zehennagel sein, der in die Haut einwächst, aber auch die Haut kann wuchern und dadurch die Ränder des Nagels umschließen. Enge, schlecht sitzende Schuhe oder rund statt gerade geschnittene Nägel können das Einwachsen des Nagels ebenfalls verursachen. Wer jedoch rechtzeitig handelt, kann schmerzhafte Zustände leicht verhindern. Denn zunächst schmerzt der Nagel nur, wenn auf ihn Druck ausgeübt wird. Der ihn umgebende Bereich ist gerötet und fühlt sich warm an. Wird nun nicht gehandelt, droht eine Infektion, die den ganzen betroffenen Bereich anschwellen lässt. Er wird rot, heiß und äußerst schmerzhaft. Nicht selten bilden sich mit Eiter gefüllte Blasen, die sehr leicht an ihrer gelblichen Färbung zu erkennen sind. Spätestens jetzt wird jeder Schritt zur Qual.

Von einem eingewachsenen Zehennagel spricht man dann, wenn die Ränder des Nagels in die ihn umgebende Haut einwachsen.

Bei leicht eingewachsenen Nägeln kann eine Selbstbehandlung versucht werden. Dazu werden die Nägel frei geschnitten, indem man die Nagelränder leicht anhebt. Anschließend vorsichtig sterilen Mull unter die Ränder schieben und abwarten, bis die Entzündung abgeklungen ist. In schweren Fällen kann hingegen nur der Arzt helfen. Dieser betäubt den Zeh und schneidet den eingewachsenen Bereich heraus.

Welches Schüßler-Salz kann angewendet werden?

Eingewachsene Zehennägel und die durch sie verursachte Entzündung können sowohl mit Tabletten als auch äußerlich durch Auftragen der biochemischen Salben behandelt werden.

Abwehr der Entzündung: Nr. 3 Ferrum phosphoricum D12

Sobald sich ein eingewachsener Zehennagel mit Rötungen der Haut an seinen Rändern bemerkbar macht, sollten Sie zur Abwehr einer nachfolgenden Entzündung Salz Nr. 3 einnehmen und die entsprechende Salbe (Nr. 3) auf die Haut auftragen. Durch die Fähigkeit, Ent-

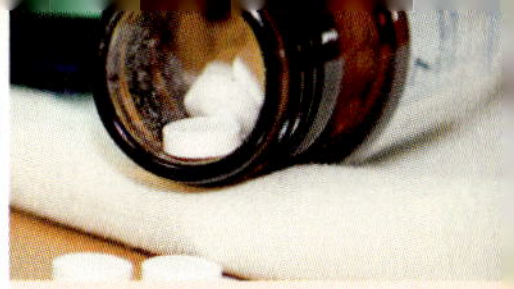

zündungen über die Aktivierung des Abwehrsystems zu bekämpfen, kann Ferrum phosphoricum verhindern, dass die Entzündung immer schmerzhafter wird.

Bei Eiterbildung: Nr. 11 Silicea D12

Haben sich unter der Haut an den Nagelrändern bereits Eiterblasen gebildet, kommt Salz Nr. 11 zum Einsatz. Durch seinen engen Bezug zu den weißen Blutkörperchen und seine hohe Bindungskraft gegenüber Entzündungserregern unterstützt Silicea die körpereigene Abwehr bei der Bekämpfung der Entzündung und regt an, den Eiter auszuscheiden.

Wenn der Eiter abfließt: Nr. 12 Calcium sulfuricum D6

Die Nr. 12 kommt dann zum Einsatz, wenn der Eiter bereits abfließt. Calcium sulfuricum unterstützt den Körper, den gesamten Eiter auszuscheiden, sodass der entzündete Bereich schnell und vollständig ausheilen kann.

Was Sie noch tun können

- Schneiden Sie die Zehennägel immer ganz gerade und feilen Sie diese anschließen nach. Auf diese Weise verhindern Sie, dass Zehennägel schnell einwachsen.
- Schneiden Sie die Zehennägel nicht zu kurz, denn dies begünstigt das Einwachsen an den Rändern.
- Achten Sie auf Fußhygiene. Untersuchen Sie regelmäßig Ihre Zehennägel und die Haut, die die Nägel umgibt. Denn es muss nicht zu einer Infektion kommen, wenn Sie rechtzeitig eingreifen.
- Vermeiden Sie enges, schlecht sitzendes Schuhwerk – und wenn es noch so modern ist. Die Zehen brauchen Platz, um sich richtig bewegen zu können, und die Zehennägel brauchen Raum, um in die richtige Richtung wachsen zu können.
- Wenn Sie zu eingewachsenen Zehennägeln neigen, können auch Fußbäder recht nützlich sein, die die Haut etwas aufweichen. Ist die Haut weich, lassen sich die Ränder der Nägel leichter anheben und mit Mull unterlegen.

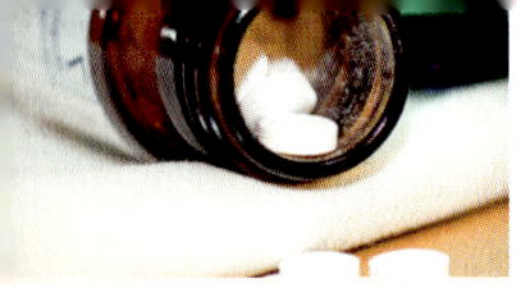

Z

Zwangsstörungen

Die Grenze zwischen »normalem« Verhalten und einer Zwangsstörung ist fließend. Von einer Zwangsstörung wird dann gesprochen, wenn Handlungen und Rituale immer wieder durchgeführt werden müssen, ohne dass man dies willentlich beeinflussen kann.

Manche Menschen waschen und schrubben sich ständig die Hände, selbst dann noch, wenn die Haut schon ganz zerstört ist und das Händewaschen große Schmerzen verursacht. Andere können nicht aus dem Haus gehen, ohne jedes elektrische Gerät mehrmals zu kontrollieren, ob es wirklich aus ist. Manche wiederum zählen alle Zahlen zusammen, die sie sehen, oder putzen selbst das kleinste Staubflöckchen von ihrer Kleidung. Gemeinsam ist ihnen: Sie leiden unter einer Zwangsstörung. Das wesentliche Kennzeichen einer Zwangsstörung sind immer wiederkehrende Zwangsgedanken, Zwangshandlungen oder Zwangsrituale, die von den Betroffenen meist als quälend und sinnlos erlebt werden, die sie aber trotzdem nicht abstellen können. Sie müssen sie zwanghaft immer wieder durchführen, auch dann, wenn sie so überhand nehmen, dass für alle anderen Aktivitäten keine Zeit mehr bleibt. Die meisten Zwangshandlungen und Zwangsrituale beziehen sich auf Reinlichkeit, übertriebene Ordnung und Sauberkeit oder werden zur Kontrolle von vermuteten gefährlichen Situationen durchgeführt. In der Regel wird erkannt, dass die zwanghaften Rituale ein wirkungsloser und sinnloser Versuch sind, Gefahren abzuwenden. Aber die Furcht vor der Gefahr, die für sich selbst oder für andere entstehen könnte, wenn das Ritual nicht durchgeführt wird, ist größer als alle Logik. Vielmehr ist der einzige Weg, Angst und Panik zu reduzieren, für Menschen mit einer Zwangsstörung, die »bewährten« Handlungen in immer gleicher Weise durchzuführen.

INFO

Was tun bei einer Zwangsstörung?

Lange Zeit glaubte man, dass Zwangsstörungen nicht behandelt werden können. In den letzten Jahren konnten jedoch mit der Konfrontationstherapie (Fooding-Verfahren) sehr gute Erfolge erzielt werden. Die Betroffenen werden bei dieser Form der Verhaltenstherapie nach einer entsprechenden Vorbereitungsphase mit den Zwang auslösenden Reizen wie Schmutz konfrontiert; die Angst reduzierenden

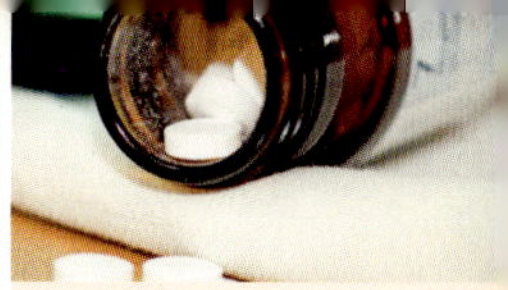

Zwangshandlungen werden unterbunden, damit neue, realistische Erfahrungen gemacht werden können. Die Behandlung ist schwierig und langwierig, weil viele Handlungsstrategien »umgelernt« werden müssen. Aber die Mühe lohnt sich, da die meisten Betroffenen nach der Therapie ohne die Einschränkungen durch ihre Zwänge leben können.

Welches Schüßler-Salz kann angewendet werden?

Die Behandlung einer Zwangsstörung braucht Fachkompetenz und Zeit. Sie kann nie in Eigenregie behandelt werden. Allerdings können Schüßler-Salze die Psychotherapie sinnvoll unterstützen. Zur Anwendung kommen die gleichen Salze wie bei der Panikstörung (siehe Seite 211).

Vorsicht: Wann Sie zum Arzt müssen

Ein Hausarzt kann eine Zwangsstörung nicht behandeln. Bei manchen Zwangshandlungen ist es jedoch sinnvoll, von ihm abklären zu lassen, ob nicht eine organische Ursache vorliegt:

- So können für ständiges Kratzen Hautpilze verantwortlich sein.
- Für Missempfindungen auf der Haut kann eine Erkrankung oder ein Medikament die Ursache sein.

Was Sie noch tun können

- Eine Entspannungstechnik erlernen, um den Druck durch die Zwänge besser ausgleichen zu können.
- Die beste Vorbeugung für eine Zwangsstörung ist, sich der Gefahr bewusst zu sein und gewohnte Rituale immer wieder bewusst zu durchbrechen. Also mal nicht die Hände waschen, nachdem man ein Tier angefasst hat, oder nicht zurück in die Wohnung eilen, weil man glaubt, die Kaffeemaschine angelassen zu haben.

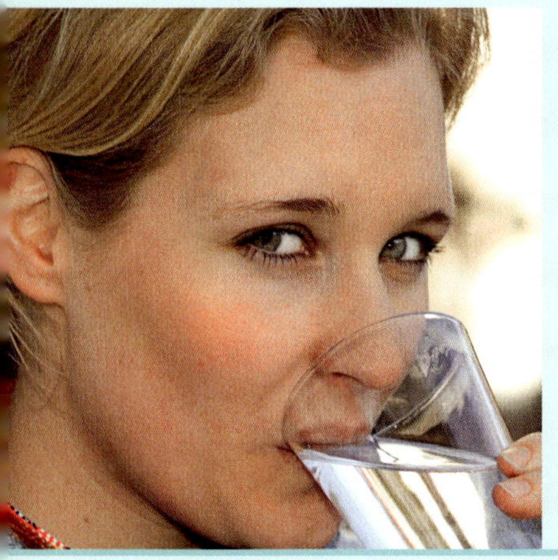

Special:

Abnehmen mit Schüßler-Salzen

Sie möchten auf gesunde Weise ein paar Pfunde verlieren? Dann sind Schüßler-Salze die ideale Ergänzung zur Umstellung des Ernährungs- und Bewegungsverhaltens. Sie gleichen Mangelerscheinungen aus, entschlacken und entgiften den Körper, bringen gestörte Stoffwechselprozesse wieder ins Gleichgewicht und sorgen dafür, dass Sie sich rundum wohl fühlen, fit und schlank werden.

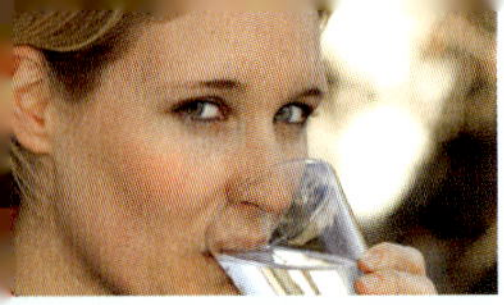

Schlank und fit mit Schüßler-Salzen

Übergewicht oder einige Pfunde zu viel auf Hüften und Bauch sind zwar keine Erkrankung, aber Ausdruck von gestörten Stoffwechselprozessen. Sie sind das sicht- und fühlbare Ergebnis von Notprogrammen, die der Körper aktiviert, um mit überschüssiger Nahrungsenergie fertig zu werden, indem er sie für Zeiten speichert, in denen diese Reserven gebraucht werden. Zunächst unsichtbar und nicht zu spüren, dafür aber umso fataler für die Gesundheit sind die Folgen, die sich langfristig und unaufhaltsam aus diesen Stoffwechselstörungen ergeben können: Bluthochdruck, Arteriosklerose, Typ-2-Diabetes, Herzinfarkt, Schlaganfall und Gicht.

Lebenssalze für die Figur

Schüßler-Salze wirken an der Basis des Lebens, an der Zelle. Sie bringen die gestörten Stoffwechselprozesse wieder ins Gleichgewicht, gleichen Mangelerscheinungen aus, entgiften und entschlacken den Körper. Damit beugen sie nicht nur Wohlstandserkrankungen vor, sondern können wesentlich dazu beitragen, dass Sie wieder fit und schlank durchs Leben gehen. Zudem können Sie leichter abnehmen, wenn Sie auf Ihren Körper und auf die Signale achten, die durch einen Mineralstoffmangel hervorgerufen werden.

Hungern macht schlapp

Eigentlich ist Abnehmen ganz einfach, denn es folgt einer bisher unumstößlichen biologischen Gesetzmäßigkeit. Man nimmt nur ab, wenn dem Körper weniger Energie zugeführt wird, als er verbraucht. Oder andersherum gesagt: Man nimmt ab, wenn mehr Energie verbraucht als zugeführt wird.

Die meisten Menschen versuchen abzunehmen, indem sie eine Diät machen (weniger Energie zuführen) und wundern sich, dass diese nicht funktioniert. Sie nehmen zwar schnell einige Pfunde ab, doch dann folgt der Gewichtsstillstand. Das Ergebnis von Diäten ist wissenschaftlich gut

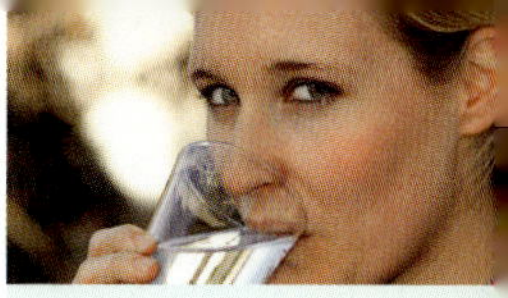

untersucht und durchgehend frustrierend: Trotz aller Kasteiung, trotz Verzicht und Qual wird mit einer Diät langfristig meist zu- und nicht abgenommen.

Diäten führen zu Mangelerscheinungen

Diäten sind in der Regel eine mineralstoffarme Ernährungsweise, sodass die bereits gestörten Stoffwechselprozesse noch weiter aus dem Gleichgewicht geraten. Mit dem Ergebnis: Man fühlt sich müde, schlapp, unausgeglichen. Die Gedanken werden träge und kreisen ständig ums Essen.
Es lässt sich nicht ändern: Der Körper wehrt sich mit allen ihm zur Verfügung stehenden Mitteln gegen diese Misshandlung und den immer größer werdenden Mineralstoffmangel.

Hunger lässt sich nicht ignorieren

Hunger gehört zu den Grundbedürfnissen, die so stark zum Handeln motivieren, dass psychisch gesunde Menschen ihn nicht ignorieren können. Da nützt auch der »beste Wille« nichts. Wer Hunger hat, muss essen – und tut dies auch. Da Hunger ein so massiv unangenehmes Gefühl ist, essen Menschen jedoch nicht nur, um Hunger zu stillen, sondern auch, um Hunger zu vermeiden.
Hunger muss niemand lernen, er ist angeboren und superwichtig: Durch ihn wird sichergestellt, dass immer genügend Nahrungsenergie vorhanden ist, um die Körperfunktionen und die Bewegungsfähigkeit zu erhalten. Gelernt wird hingegen, womit und wie der Hunger gestillt werden kann. Was gegessen wird und welches Essen schmeckt, lernt jeder Mensch von Kindesbeinen an. Und er lernt, dass ihm Lebensmittel schmecken, die in der jeweiligen Kultur als schmackhaft gelten. Interkulturell scheint hingegen die Vorliebe für Süßes zu sein. Ob diese Vorliebe angeboren oder ebenfalls erlernt ist, darüber streiten sich die Wissenschaftler. Sicher ist hingegen: Muttermilch schmeckt süßlich. Und selbst kleine Kinder lächeln glücklich, wenn man ihnen Zucker gibt.

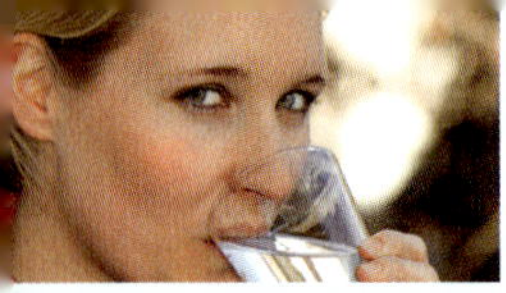

Richtig essen macht schlank

Wenn die Pfunde schmelzen sollen, reicht es nicht aus, einfach weniger zu essen, denn dies hält zum Glück niemand allzu lange durch. Die Mangelsituationen im Körper, die körpereigenen Bio-Programme und der Hunger machen dem ein Ende, bevor es zu nicht wieder gut zu machenden Störungen kommt. Dauerhaft schlank werden und bleiben kann nur derjenige, der seine Ernährung so umstellt, dass dem Körper gesunde Nahrungsenergie in ausreichender Menge zugeführt und gleichzeitig über mehr Bewegung der Energieverbrauch gesteigert wird.

> Hunger beherrscht den ganzen Menschen. Er macht aggressiv und übellaunig. Er verursacht Schwindel und Bauchkrämpfe und dominiert das gesamte Denken. Wird hingegen gegessen, stellen sich sofort ein wohliges Gefühl und gute Laune ein.

Warum dies so ist, ist relativ leicht nachzuvollziehen, wenn man sich einmal klar macht, wofür das leckere Essen, das wir täglich zu uns nehmen, im Körper gebraucht wird. Um die körpereigenen Funktionen aufrecht zu erhalten, benötigt der Körper am wenigsten Energie, die er zudem aus seinen Reserven aktivieren kann. Deshalb können Menschen auch recht lange hungern, bevor es zu ernsthaften, irreparablen Schäden kommt. Der Löwenanteil der aufgenommenen Nahrungsenergie wird für die Versorgung des Gehirns und für die körperliche Bewegung verwendet.

Das Selbstverständliche wird nicht geschätzt

Körperliche Bewegung ist kein anderes Wort für Sport – wie viele glauben -, sondern die eigentliche Aufgabe des Körpers. Nur dadurch, dass der Körper sich bewegen kann, sind wir in der Lage, morgens aus dem Bett aufzustehen, uns zu waschen, die Zähne zu putzen und uns anzuziehen. Auch das Blinzeln des Augenlids, das Schlagen des Herzens, die Darmtätigkeit und das Atmen sind Bewegung, ebenfalls Kauen, Schlucken, Tanzen, Lächeln oder Sex. Kurz gesagt: Ohne die Fähigkeit sich zu bewegen, ist der Mensch alleine nicht überlebensfähig, und die Gattung Mensch würde aussterben. Leider wissen die meisten Menschen erst dann die Fähigkeit der Bewegung zu schätzen, wenn sie in ihrer Bewegungsmöglichkeit eingeschränkt sind. Dann würden sie gerne den Spaziergang machen, den sie zuvor jahrelang verschmäht haben.

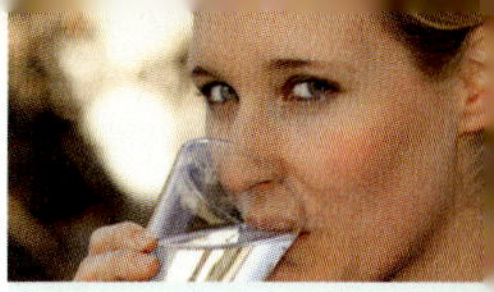

So viel Nahrungsenergie steckt drin

Die Energie, die Sie Ihrem Körper über die Nahrung zuführen, wird in Kilokalorien (kcal) oder Kilojoule berechnet. Fette sind wahre Kalorienbomben und damit die idealen Energielieferanten. So stecken in einem Gramm Fett 9 Kilokalorien, während in einem Gramm Kohlenhydrate oder Eiweiß lediglich 4 Kilokalorien enthalten sind. Doch nicht nur die Menge bestimmt die Energie, sondern auch ihre Konzentration, Zusammensetzung und Beschaffenheit. Konzentrierte Kohlenhydrate, wie sie im Haushaltszucker zu finden sind, machen sehr viel schneller dick als die langen Kohlenhydratketten von Obst und Gemüse. Kombinationen aus konzentrierter Glukose und Fett, wie sie beispielsweise in jedem Kuchen und in Schokolade enthalten sind, sind das reinste Hüftgold.

Aus Nahrungsenergie wird Bewegungsenergie

Eigentlich weiß der Körper sehr genau, was ihm fehlt und welche Stoffe er benötigt. Doch die meisten Menschen haben verlernt, auf seine Signale zu achten. Stattdessen greifen sie zu chemisch aufgepeppten und meist übersüßten Fertigprodukten, die jede Menge tote Kilokalorien und kaum Stoffe enthalten, die der Körper mit seinen seit Millionen von Jahren festgelegten Bio-Programmen in sinnvoller Weise verwerten kann.

> Bewegung ist für Menschen so zentral und überlebensnotwendig, dass der größte Teil der Energie, die über die Nahrung aufgenommen wird, ausschließlich für körperliche Bewegung bereitgestellt wird.

Um gesund und fit zu bleiben, benötigt der Körper Kohlenhydrate, Fette, Eiweiße, Mineralstoffe, Vitamine und Ballaststoffe. Im Idealfall werden diese in einer ausgewogenen Mischung über natürliche und naturbelassene Lebensmittel aufgenommen, im Mund mechanisch zerkleinert und im Magen-Darm-Trakt mit Hilfe der Magensäure, der Galle und sehr vielen verschiedenen Enzyme in ihre kleinsten Bestandteile zerlegt.

Auf diese Weise werden aus Kohlenhydraten einzelne Glukosemoleküle, aus langen Eiweißketten kleine Eiweißbausteine (Aminosäuren) und aus Fetten Cholesterin und Triglyzeride.

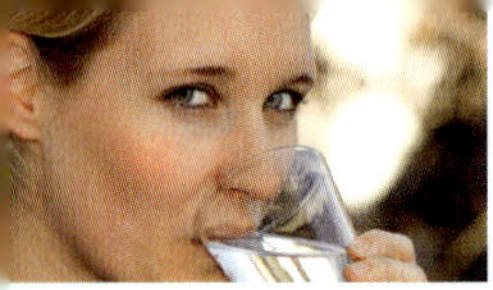

Durch die Darmwand ab zur Zelle

Nur diese kleinsten Nahrungsbestandteile sowie die Mineralstoffe und Vitamine können durch die kleinen Durchgänge der Darmwand aus dem Darm ins Blut gelangen, während die Ballaststoffe dafür sorgen, dass Abfallstoffe über den Darm aus dem Körper ausgeschieden werden. Über das Blut gelangen die kleinen Energiepakete zu den Zellen und werden von diesen in den Mitochondrien in Bewegungsenergie umgewandelt oder als Zellbestandteile eingebaut. Die Nahrungsenergie, die übrig bleibt, wenn Sie sich nicht ausreichend bewegen, wird in den Depots der Fettzellen oder in den Glukoselagern gebunkert. Und genau diese Depots an Ihren Hüften würden Sie gerne wieder loswerden, denn dies sind die Pfunde, die Sie unnötig jeden Tag mit sich herumschleppen.

INFO

Die Zellen

Zellen sind die kleinste Lebenseinheit. Doch sie selbst sind ebenfalls aus vielen winzig-kleinen Einheiten aufgebaut, die alle eine bestimmte Funktion erfüllen. Und damit sie diese Funktionen erfüllen können, sind Mineralstoffe unerlässlich.

Umgeben ist jede Zelle mit einer Membran, in der kleine Türchen, die so genannten Rezeptoren sitzen. Über diese Rezeptoren, zu deren Bau Mineralstoffe notwendig sind, gelangen alle Stoffe, die die Zelle benötigt, in ihr Inneres und Abfallstoffe aus ihr heraus. Im Inneren der Zelle befindet sich der Zellkern, der die Produktion von Eiweiß steuert und die zelleigene DNA enthält, außerdem Zytoplasma mit seiner Flüssigkeit und Organellen. Ribosomen stellen Eiweiß her, während die Mitochondrien für die Energieversorgung zuständig sind.

Bewegung verbraucht Energie

Es gibt einen wirkungsvollen Weg, wie Sie die Depots in den Fettzellen wieder loswerden: Sie müssen sich mehr bewegen und die von den Zellen hergestellte Bewegungsenergie verbrauchen. Das Fatale bei einem Mineralstoffmangel ist jedoch, dass er zu Antriebsarmut und

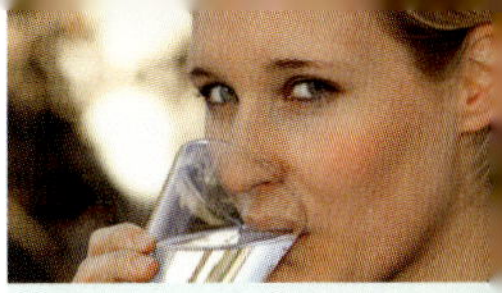

Schwächegefühlen führt; diese tragen dazu bei, dass gerade das, was jetzt besonders notwendig ist, auch besonders schwer fällt. Hinzu kommt, dass alle Ihre Zellen zwar bereit sind, Fettdepots abzubauen und vermehrt Bewegungsenergie herzustellen, aber ohne genügend Mineralstoffe sehr schnell verschlacken und übersäuern – und Ihnen in Form von Muskelkater und Muskelkrämpfen jede Freude an der Bewegung verderben.

Aus diesem Teufelskreis führt lediglich eine mineralstoffreiche Ernährung heraus, deren Wirksamkeit Sie mit Schüßler-Salzen sinnvoll unterstützen können. Auf diese Weise schaffen Sie die Basis, auf der die Zellen wieder reibungslos arbeiten, und sichern sich die Freude und den Spaß an mehr Bewegung.

Schlank und gesund mit Schüßler-Salzen

Da Mineralsalze in ganzheitlicher Weise auf Körper, Geist und Psyche reinwirken, können Sie mit Schüßler-Salzen nicht nur Ihre Gesundheit erhalten und wieder herstellen, sondern die Einnahme der Lebenssalze ist auch bestens zum Abnehmen geeignet. Sie mildern Essanfälle und Heißhunger, verhindern den »Abnehmstopp« und die Übersäuerung des Körpers, unterstützen Ihre Willenskraft und erhalten Ihre gute Laune und Fitness. Je nach individuellem Bedürfnis oder Mangel können während des Abnehmens mehrere Salze gleichzeitig eingenommen werden.

Die Auswahl der Salze bleibt dabei Ihnen überlassen. Jedoch sollten Sie darauf achten, nicht mehr als sechs der nachfolgenden vorgestellten schüßler-Salze gleichzeitig einzunehmen. Empfehlenswert ist, die Einnahme auf morgens, mittags und abends zu verteilen, wobei es bei der Einnahme von mehreren Tabletten meist angenehmer ist, wenn Sie sie in Wasser auflösen und kauend trinken.

Nr. 1 Calcium fluoratum

Jedes Essverhalten wird in der zentralen Schaltstelle, dem Gehirn, gesteuert. Bei ihm laufen alle Informationen über Botenstoffe und Nerven-

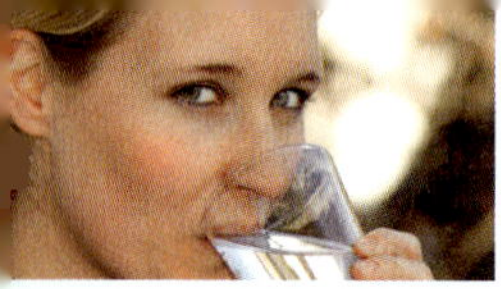

impulse des Körpers ein, die melden, ob Nahrungsnachschub gebraucht wird oder bereits genügend vorhanden ist. Hier entstehen Hunger und Sättigungsgefühle. Nach aktuellen medizinischen Erkenntnissen spielt das Serotonin-System bei der Regulierung des Essverhaltens eine zentrale Rolle. Ein Mangel des Neurotransmitters Serotonin im synaptischen Spalt kann sogar so weit führen, dass sich eine Essstörung entwickelt. Salz Nr. 1 Calcium fluoratum trägt dazu bei, dass die Nervenzellen vermehrt Serotonin in den synaptischen Spalt ausschütten und damit das Essverhalten wieder ins Gleichgewicht kommt. In der Folge werden Heißhunger- und Essanfälle gemildert, und das Sättigungsgefühl wird gestärkt.

In Körper aktiviert die Nr. 1 eine Vielzahl an Enzymen und Hormonen, die den Stoffwechsel anregen, aus der Nahrungsenergie Bewegungsenergie herzustellen. Damit Sie sich gefahrlos mehr bewegen können, stärkt Kalziumfluorid die Bänder und Sehnen der Gelenke und unterstützt die Ernährung der Gelenkknorpel.

Darüber hinaus erhöht die Nr. 1 Calcium fluoratum die Elastizität der Blutgefäßwände. Dies ist wichtig, wenn Sie wieder in Bewegung kommen und durch die körperliche Aktivität der Blutdruck vorübergehend ansteigt. Elastische Blutgefäßwände werden damit leichter fertig und wirken ausgleichend, während unelastische einer erhöhten Verletzungsgefahr ausgesetzt sind.

Nr. 2 Calcium phosphoricum

Mit seinem Phosphatanteil stellt Salz Nr. 2 einen guten Puffer im Säure-Basen-Haushalt dar und ist wesentlich an der Steuerung der Eiweißregulation beteiligt.

Zudem unterstützt Calcium phosphoricum die Bildung von roten Blutkörperchen, die Sauerstoff binden und zu den Zellen transportieren. Dieser wird hier dringend gebraucht, weil ohne ihn die Nahrungsenergie nicht umgewandelt werden kann.

Wenn Sie immer wieder Heißhunger auf pikante Speisen, auf stark Gesalzenes oder Fleisch haben, kann dieser mit Kalziumphosphat beseitigt werden, da er nicht selten durch einen Mangel an Salz Nr. 2 hervorgerufen wird.

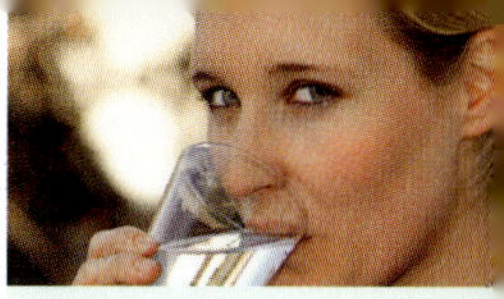

INFO

Die Rolle von Sauerstoff

Die über das Blut ankommende Nahrungsenergie wird in den Mitochondrien der Zellen verarbeitet. Mitochondrien sind kleine »Brennöfen«, in denen Glukose, Aminosäuren und Fette mit Hilfe von Sauerstoff verbrannt und dadurch in eine andere Energieform umgewandelt werden. Fehlt Sauerstoff, geht den Zellen buchstäblich das Feuer aus. Da in den Mitochondrien jedoch nicht nur Bewegungsenergie hergestellt wird, sondern auch die Energie, die die Zellen für ihr eigenes Überleben benötigen, kann Sauerstoffmangel zu schwerwiegenden Folgen führen. So sterben Gehirnzellen selbst bei einer kurzen Unterbrechung der Blut- und damit der Sauerstoffzufuhr sofort ab und sind für immer verloren.

Transporter Hämoglobin

Hämoglobin ist für den Transport von Sauerstoff aus der Lunge zu den Zellen zuständig. Mithilfe von Eisenatomen kann das Protein Sauerstoffmoleküle binden, diese durchs Blut transportieren und bei den Zellen abliefern. Damit der Transporter Hämoglobin nicht leer zur Lunge zurückkehren muss, bindet er Kohlendioxid an sich, das durch die Verbrennung in den Mitochondrien entstand, und schafft dieses zur Lunge, sodass es ausgeatmet werden kann. Ausgelöst werden die Aufnahme und Abgabe dieser unterschiedlichen Gase durch Temperatur und Säuregrad der jeweiligen Umgebung. Im sauerstoffarmen Gewebe ist es wärmer und saurer als in der Lunge, dadurch nimmt die Bindung der Sauerstoffmoleküle an Hämoglobin ab und dessen Bindungsfähigkeit für Kohlendioxid steigt.

Nr. 3 Ferrum phosphoricum

Sie fühlen sich schlapp und kraftlos, haben ständig kalte Hände und an körperliche Anstrengung ist gar nicht zu denken? Dies deutet auf einen Mangel an Salz Nr. 3 hin. Ferrum phosphoricum unterstützt Sie beim Abnehmen auf zweifache Weise. Eisen erhöht die Sauerstoffbindung des Hämoglobins, sodass Gehirn- und Muskelzellen wieder ausreichend mit Sauerstoff versorgt werden. Dadurch lässt einerseits die Antriebslosigkeit nach und andererseits wird die Muskelzellaktivität angekurbelt. Es fällt Ihnen dadurch leichter, eine Ausdauersportart zu beginnen und durchzuführen. Gleichzeitig wird mehr Nahrungsenergie aus den Fettdepots verbrannt – und dies ganz ohne Muskelkater.

Nr. 4 Kalium chloratum

Kalium kommt im Inneren der Zelle vor und spielt dort eine wichtige Rolle beim Eiweiß- und Glukosestoffwechsel, indem es die Glukoseverbrennung in den Mitochondrien und die Ribosomen bei der Herstellung von körpereigenem Eiweiß unterstützt.
Gleichzeitig ist Kaliumchlorid in der Lage, Abbauprodukte aus der erhöhten Zellaktivität an sich zu binden und unterstützt den Körper bei deren Ausscheidung, sodass diese sich nicht im Bindegewebe einlagern. Mit seinem günstigen Einfluss auf den Säure-Basen-Haushalt wirkt Salz Nr. 4 zusätzlich unterstützend auf den Abnehmprozess. Zudem bessert sich das durch den Mangel an Kalium chloratum hervorgerufene Gefühl von Kraftlosigkeit und Niedergeschlagenheit, sodass es leichter fällt, wieder Bewegung in das eigene Leben zu bringen.

Nr. 5 Kalium phosphoricum

Dieses bedeutende Anregungsmittel ist unverzichtbar für die Aktionspotentiale der Muskelzellen und die Impulsweiterleitung der Nervenzellen. Für untrainierte Muskeln ist es wichtig, da es die Energie bereitstellt, die die Zellen zur Regeneration benötigen. Der Herzmuskel und die Adern werden gestärkt, sodass sie fit für sportliche Tätigkeiten sind. Ein nicht zu unterschätzender Effekt beim Abnehmen: Die Sättigungsbotschaft des Körpers ans Gehirn wird wieder normalisiert, wodurch das Gefühl von ständigem Hunger nachlässt.
Da es bei der Ernährungsumstellung zu anfänglichen Darmträgheiten kommen kann, ist Salz Nr. 5 die richtige Vorbeugemaßnahme. Zudem unterstützt es die Entgiftung des Körpers, damit sich keine Schlacken und Abfallprodukte im Gewebe einlagern.

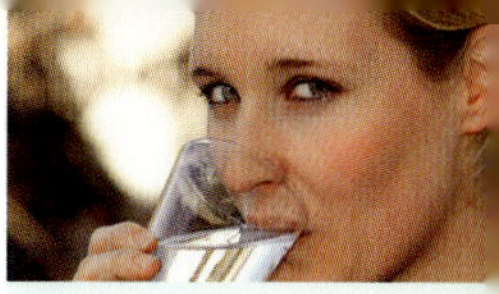

INFO

Glukoseverbrennung macht schlank

Pflanzen und unsere gesamte pflanzliche Nahrung bestehen vorwiegend aus Kohlenhydraten. Kohlenhydrate sind nichts anderes als unterschiedlich lange Verbindungen von Glukosemolekülen, die wie eine Perlenkette aneinander gereiht sind. Durch die Zubereitung der Nahrung und beim Kauen werden die langen Ketten in kürzere zerteilt.

Im Darm spalten Enzyme jede Kette so lange auf, bis nur noch einzelne Perlen, die Glukosemoleküle, vorliegen. Diese schlüpfen sehr schnell durch die Darmwand ins Blut, wobei gleichzeitig an die Beta-Zellen der Bauchspeicheldrüse gemeldet wird, wie groß der Glukoseandrang ist, damit diese eine entsprechende Menge Insulin produzieren können. Ohne das Hormon Insulin ist es der Glukose nicht möglich, in eine Zelle hineinzugelangen.

Glukosestoffwechsel

Während die Glukosemoleküle nun vom Blut zu den Zellen transportiert werden, strömt das Insulin ebenfalls aus und »klopft« bei den Muskelzellen an, um nachzufragen, ob sie Glukose für ihre »Brennöfen« brauchen. Benötigt eine Zelle neues Brennmaterial, öffnet sie ihr Zuckertürchen, und Glukose kann so lange einströmen, bis das Glukosevorratslager der Zelle gefüllt ist. Dann schließt sie ihr Türchen und beginnt mit der Verbrennung, um aus der Nahrungsenergie Bewegungsenergie herzustellen. Sind alle Zellen mit Glukose gefüllt und noch Glukose im Blut, wird diese vom Insulin in den Fettzellen und den Glukosespeichern Leber und Muskel als Glykogen gelagert, damit bei Bedarf genügend Glukose aktiviert werden kann. Gehirn- und Nervenzellen stellen ihren Energiebedarf ausschließlich aus der Glukose her, können diese jedoch im Gegensatz zu den Muskelzellen nicht speichern, sondern müssen immer direkt vom Blut versorgt werden.

Entsprechend wichtig ist es, dass stets genügend Glukose im Blut vorhanden ist. Sinkt der Blutzuckerspiegel zu stark, macht sich dies durch Konzentrationsschwierigkeiten, Schwindel und vor allem durch Heißhunger bemerkbar.

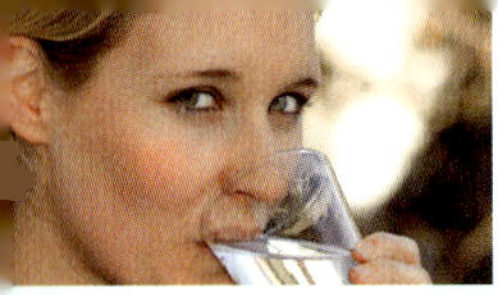

Nr. 6 Kalium sulfuricum

Schwefel ist nicht nur ein wesentlicher Bestandteil des körpereigenen Eiweißes, sondern räumt im Körper kräftig mit Giftstoffen auf. Darüber hinaus stärkt Salz Nr. 6 die Gelenke und die Gelenkschmiere, daher können Sie beim vermehrten Spazierengehen gleichzeitig einer Arthrose vorbeugen. Durch seinen engen Bezug zur Leber und Milz unterstützt das Salz die Ausscheidung von Giftstoffen und Schlacken; und durch den engen Bezug zur Bauchspeicheldrüse wird diese einerseits bei der Produktion von Verdauungsenzymen unterstützt, und andererseits erleichtert die Anwesenheit des Salzes den Beta-Zellen die Produktion von Insulin, das notwendig ist, damit Glukose in die Muskelzellen gelangen kann (vgl. Kasten Seite 255).

Nr. 7 Magnesium phosphoricum

Salz Nr. 7 trägt dazu bei, erhöhte Cholesterinwerte und die Tätigkeit der Beta-Zellen der Bauchspeicheldrüse zu normalisieren. Es ist unerlässlich für jede Muskeltätigkeit, auch für die des Herzens, der Ader- und Darmwände. Ohne Magnesium phosphoricum stehen die wichtigsten Enzyme, die für die Verdauung und den Stoffwechsel notwendig sind, nicht zur Verfügung. Durch seine enge Verbindung zu Kalzium kann es dazu beitragen, Kalziummangel vorzubeugen. In diesem Doppelpack wird Muskelkrämpfen, Muskelkater und Muskelschwächen so wirkungsvoll vorgebeugt, dass Sie lange Sport betreiben können, ohne hinterher über Schmerzen klagen zu müssen. Jede Umstellung macht nervös, weil viele vertraute Gewohnheiten wegfallen. Wenn Sie sich gereizt und unausgeglichen fühlen, greifen Sie zur »Heißen Sieben«, dem Beruhigungssalz für Körper, Geist und Psyche.

Nr. 8 Natrium chloratum

Natriumchlorid (Kochsalz) ist beim Abnehmen ein sehr zweischneidiges Schwert, da wir in der Regel über die Ernährung wesentlich mehr Kochsalz aufnehmen, als es für den Körper sinnvoll ist. Ohne Zweifel

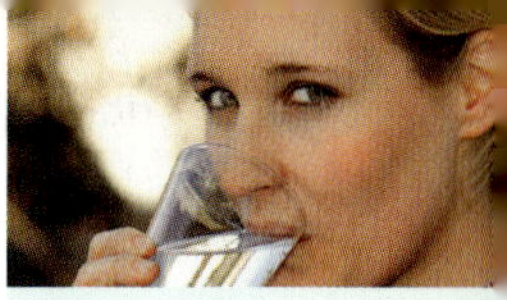

ist dieses Salz sehr notwendig für die Regulierung des Wasserhaushaltes und für die Entstehung von Aktionspotentialen der Zellen. Zudem wird es für die Zellneubildung dringend gebraucht und übernimmt eine wichtige Funktion bei der Entgiftung des Körpers. Alles Eigenschaften, die Sie beim Abnehmen wirksam unterstützen. Trotzdem sollte mit Kochsalz höchst vorsichtig umgegangen werden, denn eine zu hohe Natriumionen-Konzentration führt dazu, das das Blutvolumen ansteigt, die Ausscheidung von Schadstoffen über die Niere reduziert wird und sich Flüssigkeit in den Füßen und Beinen einlagert.

Nr. 9 Natrium phosphoricum

Jede Zellaktivität führt dazu, dass bei der Verbrennung der Nährstoffe Eiweiß, Kohlenhydrate und Fett nicht nur Bewegungsenergie und die von der Zelle benötigte Energie entstehen, sondern wie bei allen Verbrennungsvorgängen auch Kohlendioxid und »Asche«. Die sauren Abfallstoffe scheidet die Zelle über ihre Türchen, die Rezeptoren, in den sie umgebenden extrazellulären Raum aus. Hier bindet Natrimphosphat die Abfallstoffe an sich, sodass sie vom Blut zu den Ausscheidungsorganen transportiert und ausgeschieden werden können. Fehlt Salz Nr. 9 oder kann es, weil bereits zu viele Abfallstoffe im Bindegewebe abgelagert wurden, seiner Aufgabe nicht richtig nachkommen, führt dies zu einer Übersäuerung und damit zur Störung des Stoffwechsels. Mit der Folge: Sie nehmen nicht weiter ab, weil der Körper Gegenmaßnahmen für die drohende Übersäuerung ergreift. Puffersysteme werden aktiviert, die Stoffwechselprozesse heruntergefahren, die Glukose- und Fettverbrennung gedrosselt und die Ausatmung erhöht, um vermehrt Säure auszuscheiden. Durch die Einnahme des Schüßler-Salzes Natrium phosphoricum unterstützen Sie den Körper, den Säure-Basen-Haushalt wieder ins Gleichgewicht zu bringen, und sorgen für einen reibungslos arbeitenden Stoffwechsel. Damit können die Nährstoffe, die Sie durch die Nahrung aufnehmen, wieder schneller verstoffwechselt werden – und Sie nehmen ab. Unterstützend sollten Sie jedoch darauf achten, durch die Auswahl der Nahrungsmittel (siehe Liste im Anhang) ausgleichend auf den Säure-Basen-Haushalt einzuwirken.
Ein Tipp: Salz Nr. 9 zusammen mit Salz Nr. 7 vor und nach dem Sport

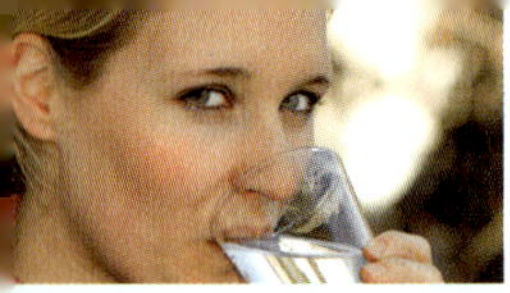

eingenommen, verhindert Muskelkater bei bisher Unsportlichen. Dadurch, dass Ihr Stoffwechsel noch nicht auf die erhöhte Aktivität der Muskelzellen eingestellt ist, werden die vermehrt anfallenden Abfallstoffe in Form von Milchsäure nicht so schnell abtransportiert. Salz Nr. 9 kann Milchsäure aufspalten und den Körper bei der Ausscheidung unterstützen, sodass sie erst gar nicht den gefürchteten Muskelkater hervorrufen kann.

INFO

Heißhunger und verstärkter Appetit

Das Abnehmen wird oft durch Heißhungerattacken und einen fast unbezähmbaren Appetit erschwert. Wenn Sie ständig Heißhunger oder ganz besonderen Appetit auf bestimmte Speisen und Getränke haben, kann dies ein Anzeichen für einen Mineralstoffmangel sein. Deshalb sollten Sie zunächst versuchen, diesen Mangel auszugleichen.

- → Heißhunger auf pikante Speisen, stark gesalzenes Fleisch, Salz Nr. 2
- → Verlangen nach alkoholischen Getränken, Salz Nr. 4
- → Ein ständiges Hungergefühl, auch direkt nach dem Essen, Salz Nr. 5
- → Heißhunger auf Schokolade, Salz Nr. 7
- → Heißhunger auf Salziges, Essig, Senf usw., Salz Nr. 8
- → Appetit auf Kuchen, Süßes, Limonade, Cola, Salz Nr. 9
- → Heißhunger auf Süßigkeiten, Salz Nr. 11

Nr. 10 Natrium sulfuricum

Um gesund abzunehmen, ist Salz Nr. 10, das Mineralsalz für Entschlackung und Entgiftung, unverzichtbar. Im extrazellulären Raum und im Bindegewebe bindet es Schlacken und schädliche Stoffe, die durch den Abbau der Fettdepots frei werden, und reinigt so den Körper von innen. Wie gut oder schlecht die Abfallstoffe der Zellen, Schlacken und Gifte aus dem Körper ausgeschieden werden, hängt wesentlich von der reibungslosen Arbeit der Ausscheidungsorgane Haut, Niere, Darm,

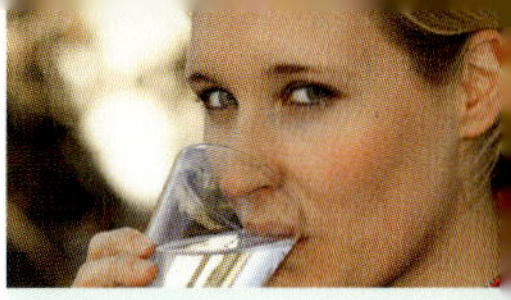

Leber und Blase ab. Natrium sulfuricum sorgt dafür, dass hier vorliegende Störungen behoben werden. Die Nr. 10 unterstützt Leber und Niere bei ihrer Entgiftungsarbeit, wirkt signalgebend auf die Blase und regt die Darmbewegungen an, sodass Schlacken und Gifte schneller ausgeschieden werden. Und durch seine Fähigkeit, Wasser zu binden, verhindert diese Mineralstoffverbindung Wassereinlagerungen im Bindegewebe; auf diese Weise können die Stoffwechselprozesse ungestört ablaufen und Sie schlank machen.

Nr. 11 Silicea

Schrumpfen die prall gefüllten Fettzellen beim Abnehmen, sieht die Haut schnell müde und faltig aus. Häufig tritt auch die so genannte Orangenhaut, medizinisch Cellulite (vgl. Kasten), an Oberschenkeln und Po noch deutlicher hervor, anstatt sich zu bessern. Ein wesentlicher Grund hierfür ist ein schwaches Bindegewebe. Silicea stärkt das Bindegewebe durch seine Fähigkeit, die Kollagen- und Elastinbildung anzuregen. Gleichzeitig verleiht es der Haut wieder neue Spannkraft und ein glattes Aussehen, indem es den Stoffwechsel der Hautzellen aktiviert, sodass sich diese vermehrt teilen und sich die Haut schneller den neuen, »dünnen« Verhältnissen anpassen kann. Um straffes Bindegewebe zu erhalten, müssen Sie sich unbedingt mehr bewegen. Und damit Sie Ausdauersportarten ohne Schaden und mit purem Gewinn durchführen können, stärkt Silicea die Sehnen und Bänder, schmiert die Gelenke und verbessert die Knochenstruktur. Ihre Haltung bekommt wieder Anmut, und Ihre Haare erstrahlen in neuem Glanz, Fingernägel werden wieder fester und feine Fältchen wieder glatt. Schön und schlank – Silicea kann viel dazu beitragen.

Biochemische Ergänzungsmittel

Auch einige der biochemischen Ergänzungsmittel können sehr nützlich sein, wenn Sie abnehmen wollen. Besonders in Jodmangelgebieten unterstützt Salz Nr. 15 Kalium jodatum die Schilddrüse bei der Produktion von Schilddrüsenhormonen, die wesentlich zur Gewichts-

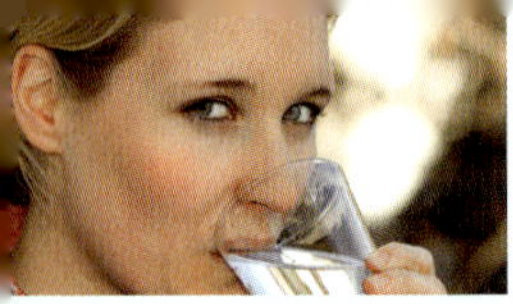

bildung beitragen. So führt eine Schilddrüsenunterfunktion zur Reduktion der Stoffwechselprozesse, macht schlapp, müde, kraftlos und dick. Die Nr. 15 greift hier regulierend ein.
Salz Nr. 17 Manganum sulfuricum mildert Durchblutungsstörungen und sorgt zusammen mit Salz Nr. 3 für die Sauerstoffversorgung der Zellen, sodass diese wieder in vermehrtem Maß Nährstoffe und Fett verbrennen können. Ein sehr wichtiges Ergänzungsmittel ist die Nr. 21 Zincum chloratum, das nicht nur wichtiger Baustein vieler Enzyme ist, sondern auch an vielen Stoffwechselaktivitäten in der Gewebeflüssigkeit mitwirkt. Ein wichtiger Säurepuffer ist hingegen Salz Nr. 23 Natrium bicarbonicum, das bei einer Übersäuerung den Säure-Basen-Haushalt wieder ins Gleichgewicht bringt, sodass die Zellen reibungslos arbeiten, Fett verbrennen und Sie schön schlank machen können.

Wasser braucht der Mensch

Mineralsalze werden auch Elektrolyte genannt, weil sie im Wasser zu positiv geladenen Anionen und negativ geladenen Kationen zerfallen. Nur als Ionen können sie ihre wichtigen Aufgaben im Körper übernehmen. Deshalb ist es sehr wichtig, dass Sie während der Einnahme von Schüßler-Salzen sehr viel trinken, denn sonst können die positiven Eigenschaften der Salze nicht zum Einsatz kommen, und es besteht die Gefahr, dass sie mehr schaden als nützen.
Ohne Wasser kann der Mensch nicht leben, da er selbst zum größten Teil aus Wasser besteht, das immer wieder neu aufgefüllt werden muss. Rund 70 Prozent des Wassers befinden sich innerhalb der Zellen, 20 Prozent in den Zellzwischenräumen und rund 10 Prozent im Blutkreislauf. Dabei steht die Wassermenge in einer direkten Beziehung zu den in ihr gelösten Mineralien. Beispielsweise ist die Konzentration an Natriumionen ein Maß, an dem der Körper seine Wasserregulation ausrichtet. Ist diese zu hoch, bekommt man Durst. Ist hingegen das Blutvolumen zu niedrig, schüttet die Hirnanhangdrüse das so genannte antidiuretische Hormon aus, das die Niere dazu veranlasst, so viel Wasser wie möglich zurückzuhalten. Gleichzeitig fließt aus dem Inneren der Zellen Wasser ins Blut, um den Blutkreislauf und den Blutdruck aufrecht zu erhalten.

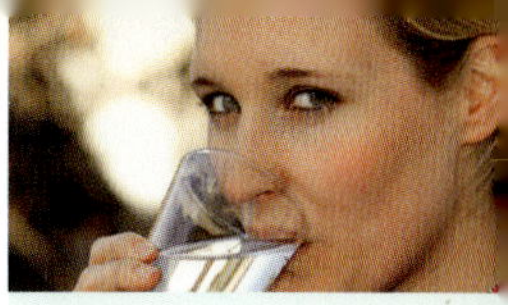

Trinken, bevor der Durst kommt

Wer abnehmen will, muss sehr viel trinken – und zwar lange bevor sich der Durst einstellt. Denn Durst tritt erst dann auf, wenn der Wasserhaushalt schon so weit abgesunken ist, dass der Körper Gegenregulationsmaßnahmen ergreifen muss. Diese schützen den Körper zwar vor Austrocknung, aber hindern ihn gleichzeitig daran, Giftstoffe, Schlacken und überschüssige Mineralien auszuscheiden, sodass diese im Bindegewebe und in den Fettdepots eingelagert werden. Auf diese Weise werden erneut Abnehmbarrieren aufgebaut, die zudem müde und schlapp machen.

Wasser, Wasser und nochmals Wasser

Um Körper und Geist leistungsfähig und »sauber« zu halten, sollten Sie mindestens 2 bis 3 Liter am Tag trinken. Ideal ist jede Form von Wasser ohne Kohlensäure. Hier gilt: je mehr, desto besser. Alle anderen Getränke – mit Ausnahme von gezuckerten und alkoholischen Getränken – können Sie unbesehen in kleineren Mengen trinken, um den Tagesbedarf an Flüssigkeit zu decken, ohne dabei zu viele Kilokalorien aufzunehmen.

> An Trinken zu denken, ohne Durst zu haben, ist nicht immer einfach. Ein guter Trick: Stellen Sie sich ein Glas Wasser in Sicht- und Greifnähe. Dann denken Sie ans Trinken und greifen öfter ganz automatisch zum Glas.

- → Kaffee und schwarzer Tee, in Maßen genossen, machen munter und wach.
- → Gemüsesäfte bringen Fitness in den Alltag und liefern Mineralstoffe, sollten aber nicht in großen Mengen getrunken werden.
- → Früchte- und Kräutertees können Sie in beliebiger Menge trinken.
- → Tees aus Heilkräutern wie Pfefferminze, Kamille oder Johanniskraut sollten Sie jedoch immer nur in Maßen trinken. Ihre heilende Wirkung kann bei übermäßigem Genuss durchaus schädlich sein.
- → Wahre Power-Drinks sind Fruchtsäfte aus frisch gepresstem Obst.
- → Gute und gesunde Durstlöscher sind alle Arten von Saftschorlen aus frisch gepressten Fruchtsäften und Mineralwasser.
- → Milch ist eigentlich kein Getränk, sondern ein Nahrungsmittel. Sie ist ein guter Eiweiß- und Kalziumlieferant, enthält aber Milchzucker und Fett. Deshalb auf die Menge achten.

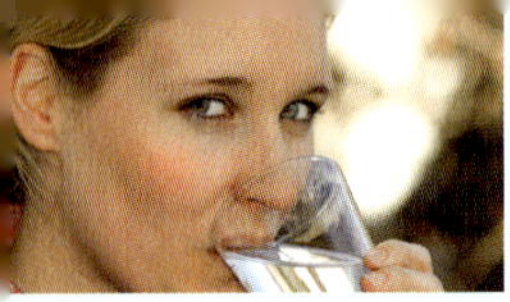

Der große Verführer

Was nützen die besten Vorsätze und das umfangreichste Wissen, wenn sie nicht in die Tat umgesetzt werden? Doch genau hieran scheitern die meisten Versuche, sein Leben von dick und faul auf fit, schlank und gesund umzustellen. Schuld daran ist der »dicke Dackel Emil«, den viele fälschlich »inneren Schweinehund« nennen. Doch dieser große Verführer hat viel mehr mit einem gemütlichen Dackel gemein, der es gerne bequem und beschaulich hat, denn der dicke Dackel Emil möchte nicht, dass Sie sich abquälen oder gar Sport machen. Er weiß ganz genau, dass dies nur schädlich für Sie sein kann. Hingegen ein Stückchen Kuchen oder »ausnahmsweise« einen leckeren Schweinebraten, dazu rät er Ihnen mit Vehemenz.

> Tricksen Sie den dicken Dackel Emil einfach aus, indem Sie sich fragen, was dagegen spricht, einen Spaziergang jetzt gleich zu machen. Sie werden feststellen, dass Sie nur zu faul sind, um aufzustehen. Rufen Sie sich energisch zur Ordnung und gehen sofort los. Das wirkt meist recht gut.

»Einmal ist keinmal« oder »was Du heute kannst besorgen, das verschiebe schnell auf morgen«, so seine einschmeichelnde Stimme. Und weil niemand Sie besser austricksen kann, als Sie sich selbst, treffen die Argumente des dicken Dackel Emils immer ins Schwarze.

Nr.1 und Nr. 2 stärken die Willenskraft und machen gute Laune

Diese beiden Schüßler-Salze unterstützen Sie darin, Ihr Vorhaben, endlich einige Pfunde loszuwerden und sich wieder mehr zu bewegen, in die Tat umzusetzen. Denn Abnehmen und mehr Bewegung beginnen in Kopf – und dazu brauchen sie aktive, leistungsfähige Gehirnzellen. Kalzium verbessert die Kommunikation der Gehirnzellen und regt die Ausschüttung des Neurotransmitters Serotonin an, der für gute Laune sorgt.

Zudem machen diese Salze zusammen mit Silicea eine schöne Haut, wirken der Faltenbildung entgegen und halten Haar und Fingernägel elastisch und stabil. Gute Laune von innen und Schönheit von außen sind die ideale Kombination, um Sie beim Durchhalten Ihres Vorhabens zu unterstützen.

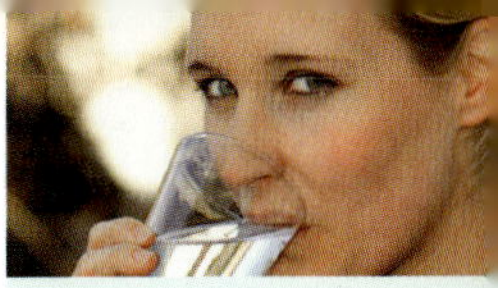

Mit klaren Zielen sind Sie der Sieger

Es macht wenig Sinn, sich ständig selbst zu bekämpfen. Und im Kampf gegen den dicken Dackel Emil bleiben wage Wünsche nach einem gesünderen und schlankeren Leben meist auf der Strecke. Machen Sie sich deshalb einmal klar (am besten Sie schreiben es sich auf einem großen Zettel auf), was Sie wirklich wollen. Es gibt Menschen, die liebäugeln zwar damit, einige Pfunde loszuwerden, aber ihnen ist es wichtiger, nichts in ihrem Leben zu verändern. Deshalb werden sie ihre bisherige Lebensweise beibehalten und ständig vergeblich gegen die Pfunde kämpfen. Wenn Sie jedoch für sich selbst feststellen, dass Sie wirklich abnehmen und ein gesünderes Leben führen wollen, dann haben Sie Ihr erstes Langzeitziel bereits gefunden.

Schrittweise zur gesunden Ernährung

Der nächste Schritt, den Sie jetzt machen sollten, wäre genau zu überlegen, in welchen Etappen Sie dieses Langzeitziel erreichen können. Je konkreter und erreichbarer die einzelnen Teilziele sind, umso größer ist die Wahrscheinlichkeit, dass Sie diese auch schaffen. Ein solches Ziel könnte beispielsweise sein, dass Sie keine Fertigprodukte mehr kaufen und diese auch nicht mehr essen. Dadurch müssen Sie weder hungern noch auf etwas verzichten, sondern lernen wie von selbst, wieder bewusster zu essen. Zudem haben Sie sich damit die Möglichkeit eröffnet, wieder Einfluss auf das zu nehmen, was Sie essen.

> Wenn Sie langfristig schlank, gesund und fit bleiben wollen, nützen Schnellschussaktionen wenig. Mit diesen quälen Sie sich unnötig und vergeblich, denn schlank werden und schlank bleiben kann nur derjenige, der seine dick- und krankmachenden Gewohnheiten verändert.

Und jetzt können Sie mogeln. Und zwar Schritt für Schritt alles herausmogeln, was die Zellen mit Nahrungsenergie überschwemmt. Am einfachsten ist es, tierische Fette zu vermeiden, denn das nehmen die Geschmacksnerven nicht krumm. Ersetzen Sie Butter und Schmalz durch ungehärtetes Pflanzenfett und Pflanzenöle, fetten Braten durch mageres Fleisch und Wurst durch Schinken.

Ihr nächstes Ziel könnte der weitgehende Verzicht auf Zucker und Weißmehl sein. Dieser Schritt ist schon sehr viel größer, weil er Sie

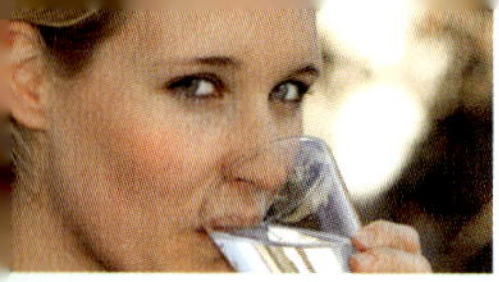

zwingt, noch bewusster auf Ihre Ernährung zu achten. Natürlich werden Sie irgendwann Appetit auf etwas Süßes bekommen, aber zu diesem Zeitpunkt sind Ihre Geschmacksnerven bereits wieder auf natürliche Geschmacksstoffe geschult. Süße Feigen oder Obst reichen bereits aus, um Ihr natürliches Bedürfnis nach Süßem zu stillen.

Neue Gewohnheiten etablieren

Der Mensch ist ein Gewohnheitstier, denn Gewohnheiten entlasten und halten den Kopf frei für wichtige Dinge. Beispielsweise kauft man immer beim gleichen Bäcker ein, nimmt immer den gleichen Weg zur Arbeit, legt den Schlüssel immer an den gleichen Platz. So wichtig Gewohnheiten sind, so schädlich können Sie für Ihre Figur sein. Gewohnheiten erfordern nämlich keine Denkleistung mehr, weil Handlungen so oft wiederholt wurden, dass sie automatisch ablaufen. Etwa der Griff zur Praline, wenn man sich traurig fühlt, der Griff zu Knabbergebäck vor dem Fernseher, das Stückchen Kuchen zum Nachmittagskaffee, der Wein abends zur Entspannung. Das fiese an Gewohnheiten ist: Wenn sie wegfallen, hinterlassen sie eine Leere, die ihr Fehlen schmerzlich bemerkbar macht. Hier hilft nur: Bauen Sie sich neue, schlank machende Gewohnheiten auf.

Schlankwerden beginnt beim Einkauf

Das, was Sie einkaufen, werden Sie auch essen. Unter Zeitdruck und in Eile greifen Sie – ganz Ihrer Gewohnheit folgend – immer wieder zu den gleichen Produkten. In der Werbung wird dies Kundenbindung genannt und mit einem sehr großen finanziellen Aufwand gefördert. Schließlich sichert dies der Industrie ihre Umsätze. Sie sichern sich lediglich Ihre Pfunde mit einem solchen Verhalten.
Gewöhnen Sie sich an, vor jedem Einkauf eine Liste zu machen von den Dingen, die Sie benötigen. Und vor allem: Notieren Sie sich gleichzeitig, in welchem Laden sie welche Produkte kaufen. Gleichzeitig sollten Sie sich nicht nur Läden suchen, in denen Sie Bio-Produkte und frisches Obst und Gemüse kaufen können, sondern nur noch solche Lä-

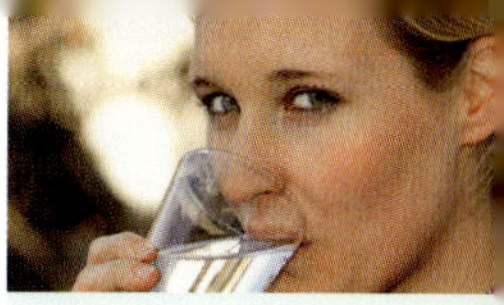

den aufsuchen. Damit verhindern Sie, dass Ihre alten Gewohnheiten erneut zuschlagen und Sie Dinge kaufen, die Sie gar nicht mehr essen möchten.

Alles eine Frage des Preises?

Viele Menschen glauben, dass Lebensmittel, die noch zu Recht diese Bezeichnung tragen, sehr viel teurer sind als Nahrungsmittel bei Billigdiscountern. Dies stimmt jedoch nur bei oberflächlicher Betrachtung und beim Vergleich der Masse. Ohne Zweifel ist ein Paket Toastbrot im Supermarkt billiger als ein Bio-Brot beim Biobäcker. Allerdings müssen Sie von diesem Toastbrot auch ein halbes Paket essen, bevor Sie satt sind, und bekommen nach kurzer Zeit wieder Hunger. Denn mit dem Toastbrot haben Sie nicht nur Ihren Glukose- und Insulinspiegel in schwindelerregende Höhen getrieben und Ihre Fettdepots aufgefüllt, sondern auch jede Menge Abfallstoffe im Bindegewebe eingelagert. Anders beim Bio-Brot. Von ihm sind Sie nach ein bis zwei Scheiben satt und bleiben es für längere Zeit. Denn die langen Glukoseketten werden langsamer abgebaut, sodass die im Brot enthaltene Glukosc Sic lange satt hält. Zudem steigt der Insulinspiegel nur gemächlich an und sinkt langsamer, wodurch keine Heißhungerattacken auftreten. Bio-Brot macht Sie also nicht nur schlanker und trägt zu Ihrer Gesundheit bei, sondern ist letztendlich nicht teurer, weil Sie hiervon einfach weniger essen, ohne hungern zu müssen.

Obst und Gemüse der Saison

Gewöhnen Sie sich an, Ihr Obst und Gemüse immer danach zu wählen, wann es in Deutschland Saison hat. Dies schont Ihren Geldbeutel, fördert Ihre Gesundheit und erhält eine schlanke Figur. Nur Obst und Gemüse, das im reifen Zustand geerntet wird, enthält genügend lebensnotwenige Stoffe wie Mineralien und Vitamine – von dem ganz abgesehen, dass sie sehr viel besser schmecken. Achten Sie bei Obst und Gemüse ganz besonders darauf, dass Sie biologische Produkte kaufen, um Spritz- und Düngemittel zu vermeiden.

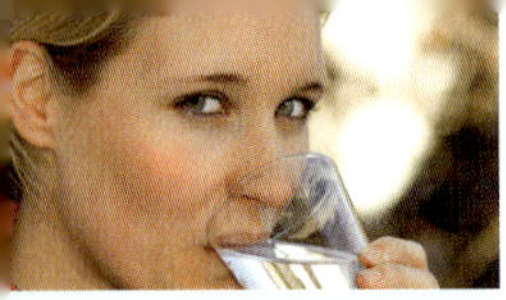

INFO

Essen wie glückliche Schlanke

Die moderne Industriegesellschaft hat das erreicht, von dem Menschen seit Anbeginn träumen: Das Schlaraffenland, in dem niemand mehr Hunger leiden muss, weil Lebensmittel ständig und im Überfluss vorhanden sind. Da diese Situation so neu ist, fehlen jedoch Vorbilder und Regeln, wie mit dem ständigen Überfluss sinnvoll umgegangen werden kann. Selbst schlanke Menschen sind hierzu nicht zwangsläufig geeignet. Schlanke Menschen lassen sich in zwei Gruppen aufteilen: In die große Gruppe der angestrengten Schlanken, die ständig Diät halten und alle Lebensmittel nach erlaubt und unerlaubt einteilen. Für sie ist Schlanksein eine harte Leistung, die sie täglich erbringen müssen, über die sie stundenlang reden können und die ihnen den Geschmack und die Freude am Essen verdirbt. Dann gibt es die kleinere Gruppe der glücklichen Schlanken, die sich rundum wohl fühlen. Fragt man nach, wie sie es machen, dass sie schlank bleiben, erhält man Antworten wie: »Eigentlich gar nichts.« »Ich esse alles, was mir schmeckt.« »Ich esse immer, wenn ich Hunger habe, und so viel, bis ich satt bin.«

Wie essen glückliche Schlanke?

Im Wesentlichen lässt sich das Verhalten, wie glückliche Schlanke essen (bitte dabei nicht wie und was verwechseln), in sechs zentralen Punkten zusammenfassen. Glückliche Schlanke essen:

- ohne schlechtes Gewissen
- mit Genuss und nur was ihnen schmeckt
- wenn sie Hunger haben
- bis sie satt sind
- mit großer Selbstverständlichkeit
- ohne Kaloriendruck

Leider haben viele Menschen verlernt, so zu essen. Mit schlechtem Gewissen und einem Kalorienrechner im Kopf essen sie »Verbotenes« – und verderben sich damit den Genuss. Ist jedoch der Genuss am Essen erst einmal abhanden gekommen, ist es bis zu einer Essstörung nicht mehr weit. Viele essen nicht, weil sie Hunger haben, sondern weil sie traurig sind oder sich mit Süßem belohnen.

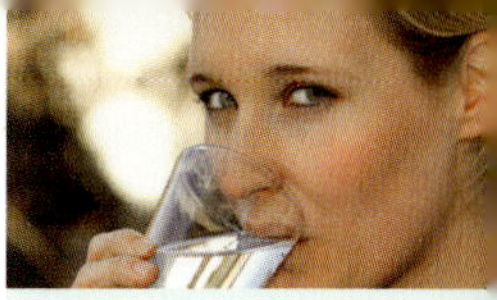

Sie werden schnell bemerken, dass es gar nicht so einfach ist, wieder wie ein glücklicher Schlanker zu essen. Doch wie bei allem, das mit Umlernen zu tun hat, gilt auch hier: lassen Sie sich Zeit und üben Sie jeden Tag. Möglichst so lange, bis Sie wieder ganz von selbst so essen können, wie ein glücklicher Schlanker. Holen Sie sich die Freude und den Genuss am Essen zurück. Das steht Ihnen zu!!!

Schritt für Schritt zur Sportskanone

Weder Schüßler-Salze noch eine gesunde Ernährung können Sie schlank machen, wenn Sie sich nicht mehr bewegen. Nur über Bewegung kann die von den Zellen hergestellte Bewegungsenergie verbraucht werden, können die Depots in den Fettzellen abgebaut werden.
Verabschieden Sie sich von Ihren großen Zielen, wenn Sie mehr Bewegung in Ihr Leben bekommen wollen. Kein Sesselsitzer und Bürohocker wird von heute auf morgen die große Sportskanone. Auch werden Sie nicht täglich ins Fitnesszentrum gehen. Das wissen auch Betreiber von Fitnesszentren und lassen ihre Mitglieder gleich Jahresverträge unterschreiben, denn die Erfahrung zeigt: Spätestens nach zwei Wochen sind die guten Vorsätze dahin geschmolzen – aber die Beiträge immer noch fällig.
Sparen Sie Geld und Frust und fangen Sie langsam an, sich wieder mehr zu bewegen. Und vor allem, fangen Sie dort an, wo Sie sich jeden Tag aufhalten: in Ihrem Alltag. Dieser hält viele Möglichkeiten für Bewegungen bereit, ohne dass Sie gleich in Schweiß ausbrechen müssen. Gehen Sie täglich vor oder nach der Arbeit länger spazieren, gewöhnen Sie sich an, statt Kollegen anzurufen, zu ihnen zu gehen, machen Sie einfache Bewegungsübungen im Büro, tanzen Sie durch die Wohnung. Es gibt so viele Möglichkeiten, die Sie ergreifen können. Und der Erfolg stellt sich recht schnell ein. Ihre Muskeln werden wieder lockerer, die Atmung wird freier, Ihre Gedanken fließen leichter, und die Pfunde schmelzen langsam, aber sicher wie Butter in der Sonne dahin.

Wer abnehmen und schlank bleiben möchte, muss sich täglich mehr bewegen. Nur wenn jeden Tag ein wenig mehr Energie verbraucht wird, als Sie dem Körper über die Nahrung zuführen, wird Ihr Körper die Fettdepots anzapfen und aufbrauchen.

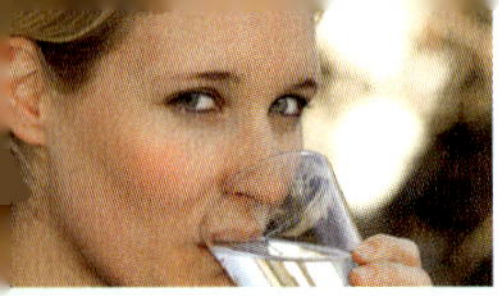

Das Finale für Könner

Nachdem Sie sich Schritt für Schritt wieder in Bewegung gebracht haben, können Sie zum Finale übergehen. Suchen Sie sich eine Sportart aus, die Ihnen wirklich Spaß macht. Wenn Sie nichts für sich finden können, dann lassen Sie lieber die Finger weg vom Sport. Sport muss Spaß machen, sonst wird er zur Eintagsfliege und bestätigt Sie lediglich darin, dass Sport Mord sei. Machen Sie stattdessen jeden Tag einen zügigen Spaziergang von 30 Minuten. Er ist nicht ganz so wirkungsvoll wie Sport, aber auch er bringt die Stoffwechselprozesse auf Trab, fördert die Durchblutung, versorgt Zellen und Organe mit zusätzlichem Sauerstoff, schützt vor Arthrose und unterstützt die Ausatmung von Giftstoffen.

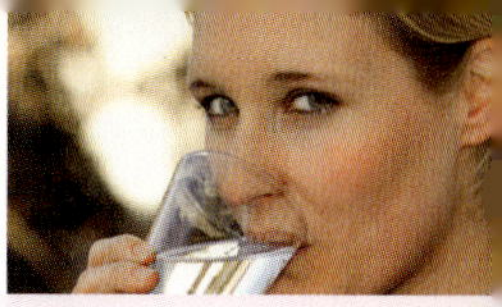

Register

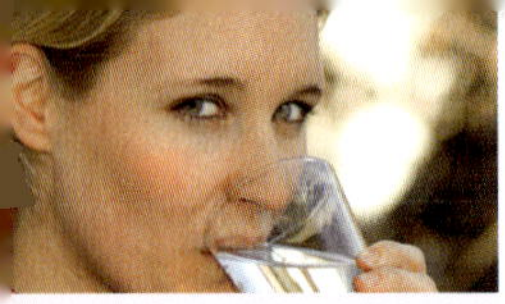

H

I

K

L

M

N

O

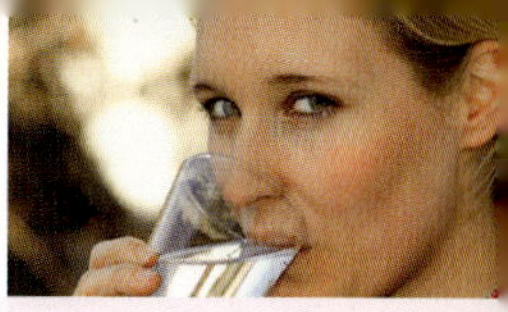

Impressum

Wichtiger Hinweis

Die im Buch veröffentlichten Ratschläge wurden mit größter Sorgfalt von Verfasserin und Verlag erarbeitet und geprüft. Eine Garantie kann jedoch nicht übernommen werden. Ebenso ist eine Haftung der Verfasserin bzw. des Verlages und seiner Beauftragten für Personen-, Sach- oder Vermögensschäden ausgeschlossen.

Bildnachweis

FinePic, München

Genehmigte Lizenzausgabe der Verlagsgruppe Weltbild GmbH,
Steinerne Furt, 86167 Augsburg

Ein Unternehmen der Droemerschen Verlagsanstalt
Th. Knaur Nachf. GmbH & Co. KG, München
Umschlaggestaltung: Atelier Seidel
Umschlagmotive: dock-stock, Stuttgart
Gesamtherstellung: Offizin Andersen Nexö Leipzig GmbH, Zwenkau
Printed in the EU

ISBN 978-3-8289-2202-0

2009 2008 2007
Die letzte Jahreszahl gibt die aktuelle Lizenzausgabe an.

Besuchen Sie uns im Internet: *www.weltbild.de*